W0322356

Karin Meyer

AB HEUTE BASENREICH

Anleitung zu einem gesünderen Leben voll Energie und Vitalität

ISBN 978-3-99025-431-8
© 2021 Freya Verlag GmbH

MIX
Papier aus verantwortungsvollen Quellen
FSC® C118234

printed by GPS-Group

Cover: freya_art, Alyssa Kamoun
Layout: freya_art, Regina Raml-Moldovan
Lektorat, Korrektorat: Maria Laussamayer, Dorothea Forster
Fotos: Sarah Steiner 184, 189 / Karin Meyer S. 40, 49, 93, 110 (Sprossen), 121, 152, 154–157, 160, 162, 164, 166, 168–171,173–175, 177, 179, 181, 182, 193, 195–197, 201, 202, 204, 205, 208, 211, 212, 214 u., 216–218, 221, 222, 224, 226, 228, 230, 231, 234, 235, 23, 239 / Erika Trunk 186, 187, 200, 206, 214 o.,
www.basenreich.at, info@basenreich.at, weitere siehe Seite 248

Allgemeine Hinweise zu gesundheitlichen und medizinischen Themen:
Aus Rechtsgründen wird darauf hingewiesen, dass die Inhalte dieses Buches keinen Ersatz für einen ärztlichen Rat oder eine medizinische Behandlung darstellen und nicht als Grundlage zur eigenständigen Diagnose und für Beginn, Änderung oder Beendigung einer Behandlung von Krankheiten verwendet werden dürfen. Musst du Medikamente einnehmen, leidest du an einer Krankheit, hast du eine Operation hinter dir, leidest du unter einer Essstörung, befindest du dich in einer labilen oder schwermütigen psychischen Situation oder bist du dir nicht sicher, ob du zu den Gesunden gehörst, dann konsultiere bitte zuvor einen Arzt. Solltest du während der Ernährungsumstellung starke Schmerzen bekommen, dir sehr übel werden oder du sonst irgendwelche Anzeichen von starkem Unwohlsein bekommen, dann konsultiere bitte umgehend einen Arzt.

Die hier dargestellten Inhalte dienen ausschließlich der neutralen Information und allgemeinen Weiterbildung. Sie stellen keine Empfehlung oder Bewerbung der beschriebenen oder erwähnten diagnostischen Methoden, Behandlungen oder Arzneimittel dar. Sämtliche Aussagen in diesem Buch wurden sorgfältig recherchiert und nach bestem Wissen und Gewissen ausgewählt, um ein objektives Bild aller Sachverhalte zu liefern. Ernährungswissenschaftliche Erkenntnisse können sich im Verlauf der Zeit allerdings ändern und trotz des aktiven Bemühens, alle Inhalte stets auf dem neuesten Stand zu halten, kann dafür keine Gewährleistung übernommen werden.

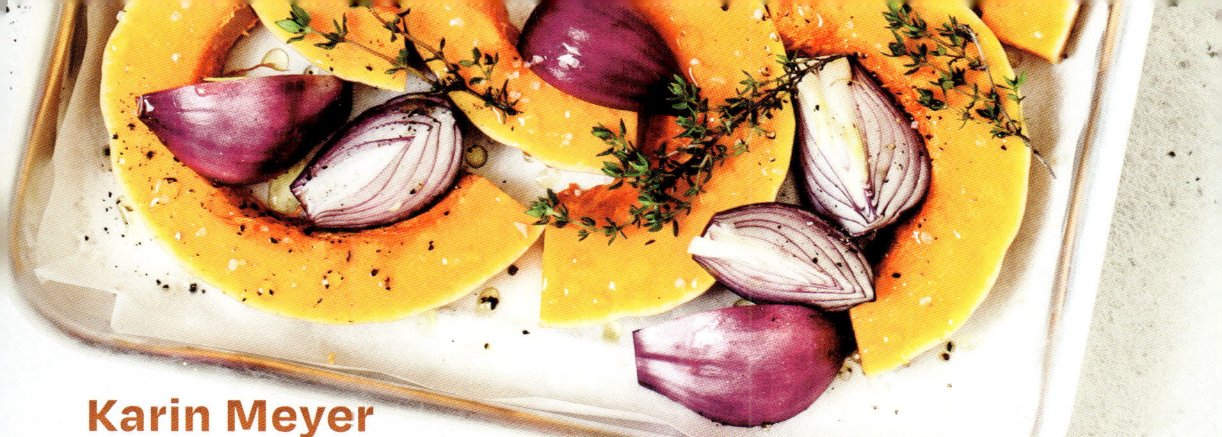

Karin Meyer

AB HEUTE BASENREICH

Anleitung zu einem **gesünderen Leben** voll **Energie** und **Vitalität**

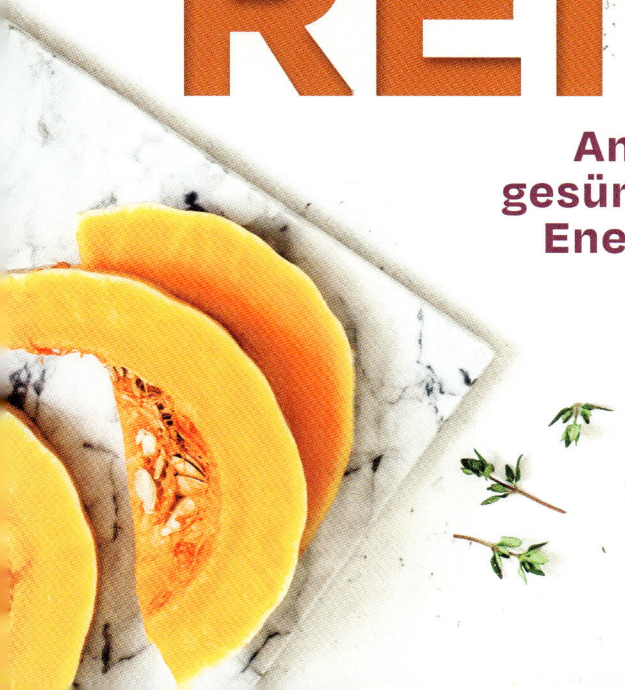

… mit 80 leckeren Rezepten fürs Basenfasten und die Zeit danach

freya

VORWORT 9

EINLEITUNG 10

MEIN EIGENER WEG 12

BASENREICH LEBEN – SO GEHT'S 14

Unterschied basische und basenreiche Ernährung 14

Basisch: 100 % basisch 14
Basenreich: 80 % Basen – 20 % Säuren 14

Basenreich leben – es ist nie zu spät 15

Im Prinzip ist es ganz einfach 15
Es kommt auf die Summe der Einzelteile an 19

ÜBERSÄUERUNG UND DAS SÄURE-BASEN-VERHÄLTNIS 21

Ernährung früher und heute 21

Wie kommt es zu einer Übersäuerung 22

Ein bisschen Chemie muss sein 24

Was es mit dem pH-Wert auf sich hat 24
Zusammensetzung des Körpers 25
Wie äußert sich eine Übersäuerung 27

Diese Faktoren solltest du unbedingt meiden 29

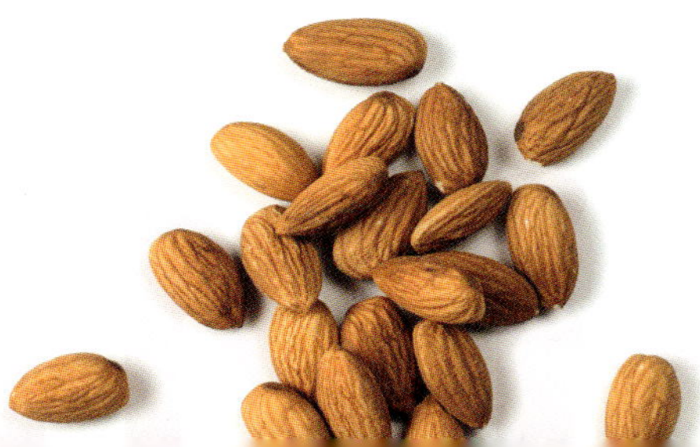

UNSER NÄHRSTOFFBEDARF 32

Ausflug in die Makronährstoffkunde 33

Kohlenhydrate 33
Eiweiß 35
Fette 41

Ausflug in die Mikronährstoffkunde 47

Vitamine 47
Exkurs Vitamin B12 50
Mineralstoffe und Spurenelemente 53
Sekundäre Pflanzenstoffe 54

Warum ausreichend Enzyme so wichtig für unsere Gesundheit sind 55

BENEFITS DER BASENREICHEN ERNÄHRUNG 57

Schlacken ausscheiden und ins Säure-Basen-Gleichgewicht kommen 58

Mineralstoffdepots auffüllen 59

Abnehmen und sich wohlfühlen 59

Dauerhaft schlank 61

Dauerhaft gesund und vital 62

Klimaschutz 63

HÜRDEN 64

Herausforderung Kinder 64

Mithelfen 65
Obst und Gemüse 66
Nudeln und Reis 66
Brot 67
Naschereien 67

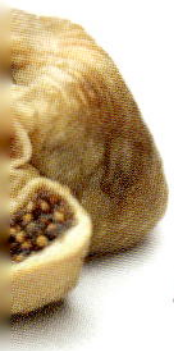

Auswärts essen 68

In der Arbeit 68

Unterwegs 68

Bei Freunden 69

Im Restaurant 70

Im Urlaub 71

Wenn's mal danebengeht 71

UMSTELLUNG – SO GELINGT DER EINSTIEG 72

Sich darauf einlassen – reine Kopfsache 72

Darauf einstimmen – Ruhe und Entspannung 73

Kleine Schritte sind besser als keine Schritte 74

Motivation – In der Gruppe macht's noch mehr Spaß 75

Gesundheit ist nicht alles, aber ohne Gesundheit ist alles nichts 75

Entsäuern – entgiften – neu durchstarten 76

Ist eine Darmreinigung nötig? 77

Glaubersalz / Bittersalz 78

Sauerkrautsaft 78

Zeolith, Bentonit, Heilerde 79

Ölziehen 79

Leberwickel 80

Sauna und Basenbäder 81

Meditation und Besinnung 82

Bewegung 84

Heilreaktionen 87

Für die Eiligen 88

Kurzer knackiger Überblick 89

100 % basisch – Basenfasten 89

80:20 Dauerhaft basenreich 92

Säure-Basen-Tabelle 94

Basenlieferanten – davon benötigen wir jede Menge – 80 % 94

Neutrale Nahrungsmittel – gut und nötig – sparsam verwenden 98

Gute Säurebildner – wichtige Makronährstoffquellen – 20 % 99

Schlechte Säurebildner – das solltest du meiden 100

Was ist der Unterschied zwischen guten und schlechten Säurebildnern? 102

Gewohnte Lebensmittel Schritt für Schritt austauschen 103

Essig 103

Öl 103

Salz 104

Zucker 105

Weizen 109

Keime und Sprossen 110

Kräuter 110

Milch 111

Käse 112

Topfen (Quark) 113

Joghurt 113

Schlagobers (Schlagsahne) 113

Sauerrahm 113

Butter 114

Mayonnaise 114

Eischnee (geschlagenes Eiweiß) 114

Eier 114

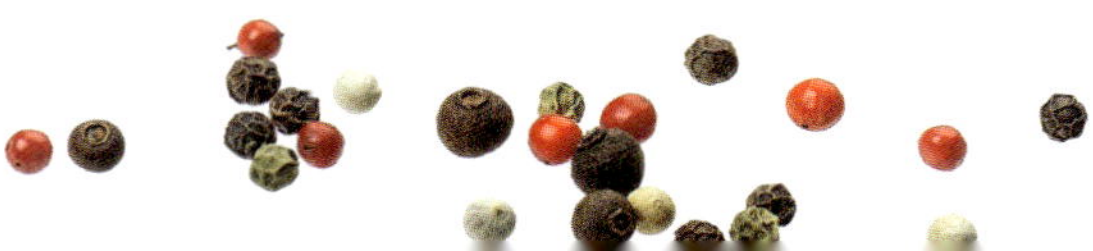

Bindemittel für Saucen 115
Bindemittel für Teig, Kuchen, Palatschinken (Pfannkuchen), Obstmus 115
Mehl 115
Fisch 116
Fleisch 116
Faschiertes (Hack) 116
Honig 117
Schokolade 117
Gelatine 117
Wein 117

Die Basics – was du immer zu Hause haben solltest 118

Woher bekomme ich alles Nötige? ... 120

Praktische Tipps zur Zubereitung 120

Gemüse im Topf richtig zubereiten 120
Keimen – Für die, die keine Zeit und Mühe scheuen 121
Gemüse im Dampfgarer zubereiten 122
Eingelegt, vorgegart und tiefgefroren 122
Hülsenfrüchte richtig kochen 123
Kokosmilch selbst herstellen 124
Zwiebel gesundheitsfördernd verwenden 126

Nützliche Helfer in der Küche 126

Entsafter 127
Standmixer 127
Dampfgarer 128
Spiralschneider 128
Gemüse-/Gurkenreibe 128
Pürierstab 129
Kleine Haushaltswaage 129
Zitruspresse 129

JETZT GEHT'S LOS – AUF INS BASENREICH 132

Das ist wichtig für die Rezepte 132

PHASE 1 – Entlastungstage 136

PHASE 2 – 100 % basisch – das Basenfasten 137

Basenfasten im schnellen Überblick 137
Sattmacher-Woche (100 % basisch) 138
Suppen-Salat-Woche (100 % basisch) 146

PHASE 3 – Basenreich mit der 80/20 Regel 189

Wenn's mal schnell gehen muss und für zwischendurch 240

WIE GEHT'S NUN WEITER 242

Sachregister 243

Empfehlenswerte Literatur 245

Quellenverzeichnis 246

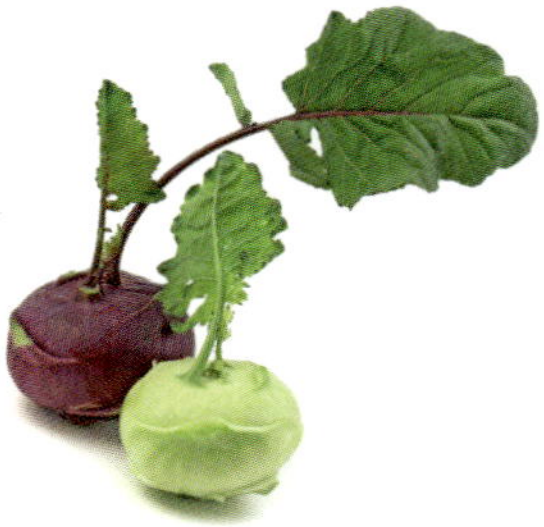

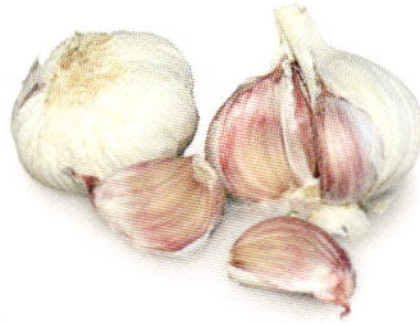

Rezepte für die Basenfasten-Woche

FRÜHSTÜCK

- *Müsli* 151
- *Smoothie* 153
- *Gepresste Säfte* 154
- *Gekeimter Hirsebrei* 154

SUPPEN

- *Karfiolsuppe mit Tomaten und Ingwer* 155
- *Kalte Karotten-Orangen-Suppe* 156
- *Exotische Kürbis-Kokos-Suppe* 157
- *Kohlrabi-Petersilien-Suppe* 158
- *Die klassische Gemüsesuppe* 159
- *Kalte Kräutercremesuppe* 160
- *Zucchinicremesuppe* 161
- *Kartoffelcremesuppe mit Lauch* 162

SALATE

- *Kartoffel-Gurken-Salat* 163
- *Brokkoli-Salat mit dreierlei Dressing* 165
- *Feldsalat mit Orangen* 166
- *Karotten-Rote-Rüben-Salat* 167
- *Warmer Endivien-Kartoffel-Salat* 167
- *Süßkartoffel-Spinat-Salat* 169
- *Antipasti to go* 170

HAUPTSPEISEN

- *Müsli* 171
- *Blattspinat mit Kartoffelschmarrn* 172
- *Karotten-Kartoffelpüree mit Kohlsprossen* 173
- *Marokkanische Tajine mit Aprikosen* 174
- *Gemüsecurry mit Kartoffeln* 175
- *Zucchininudeln mit Tomatensauce* 176
- *Ofenkartoffeln mit zweierlei Saucen* 178
- *Ofengemüse easy cheesy* 179
- *Kartoffelpuffer mit Kohlrabi* 181
- *Gefüllte Melanzani mit Pilzen* 182
- *Kartoffelgulasch* 183

NACHSPEISEN

- *Kokos-Bananen-Kugeln* 185
- *Kokos-Ananas-Traum* 185
- *Bratäpfel in Vanillesauce* 186
- *Orangenpudding mit Himbeersauce* 187

GETRÄNKE 188

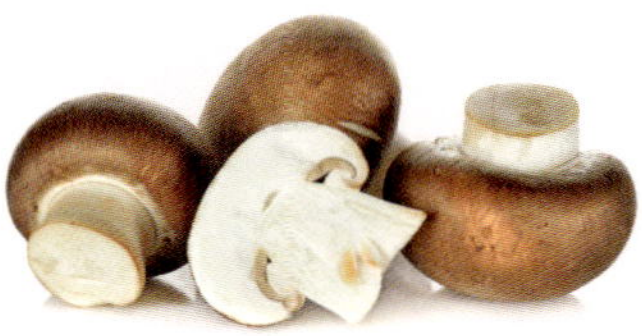

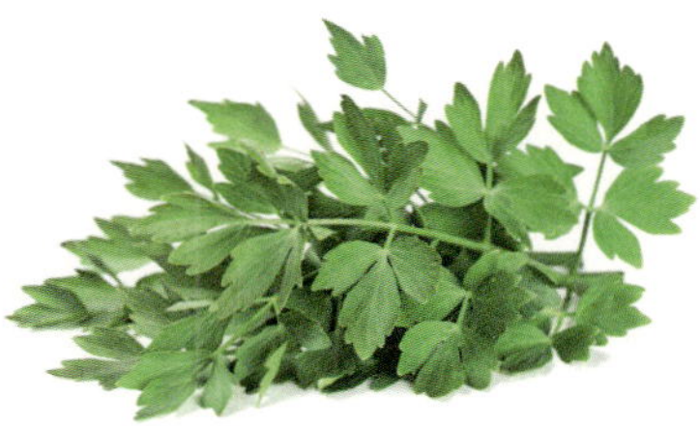

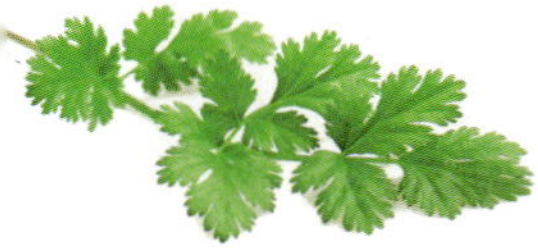

Rezepte für die basenreiche Woche

FRÜHSTÜCK / JAUSE

- *Müsli basenreich* ... 190
- *Smoothie* ... 191
- *Hirsebrei* ... 191
- *Gekeimtes Brot und Gebäck* ... 192
- *Ungekeimtes Brot und Gebäck* ... 192
- *Linsenaufstrich variantenreich* ... 193
- *Trauben-Nuss-Aufstrich* ... 194
- *Beerenaufstrich* ... 194
- *Hummus* ... 195
- *Avocadoaufstrich* ... 196
- *Guacamole* ... 196
- *Kartoffelkäse* ... 197
- *Gemüseaufstrich* ... 198
- *Tomatenaufstrich* ... 198
- *Weitere Brotbeläge* ... 199

SUPPEN

- *Süßkartoffelsuppe mexicana* ... 200
- *Kürbiscremesuppe* ... 201
- *Kastanien-Kartoffel-Suppe* ... 202
- *Linsensuppe orientalisch* ... 203
- *Schnelle Minestrone* ... 204
- *Kartoffel-Schwammerl-Suppe* ... 205
- *Tomatensuppe mit Süßkartoffeln* ... 206
- *Knoblauchcremesuppe* ... 207

SALATE

- *Bunter Nudelsalat mit veganer Mayonnaise* ... 209
- *Quinoasalat* ... 210
- *Tomaten mit veganem Mozzarella* ... 211
- *Eiweißreicher Nudelsalat* ... 212
- *Frühlingskräutersalat* ... 213
- *Gemischter Sommersalat mit mariniertem Räuchertofu* ... 215
- *Mexikanischer Bohnensalat* ... 216

HAUPTSPEISEN

- *Ofensüßkartoffeln mit dreierlei Saucen* ... 217
- *Brokkoli auf Hirsebett mit Cashewsauce* ... 219
- *Linsen-Gemüse-Gratin* ... 220
- *Erdäpfelnudeln mit Zucchini und Rahm* ... 221
- *Vegane Eierspeise (Rührei)* ... 222
- *Nudelvariationen* ... 223
- *Spargel mit Kartoffeln und veganer Käsesauce* ... 224
- *Hascheeknödel mit Sauerkraut und Bratensauce* ... 226
- *Chili sin Carne indisch* ... 228
- *Gemüsereispfanne* ... 229
- *Kidneybohnenlaibchen mit Kartoffelpüree* ... 231
- *Schwammerlgulasch* ... 233

NACHSPEISEN

- *Chiapudding mit Mangomus* ... 235
- *Kokos-Nuss-Bällchen* ... 236
- *Bananenmuffins* ... 236
- *Schoko-Bananencreme* ... 238
- *Weißer Kokosnussshake* ... 238
- *Schoko-Nuss-Kugeln* ... 239

GETRÄNKE ... 240

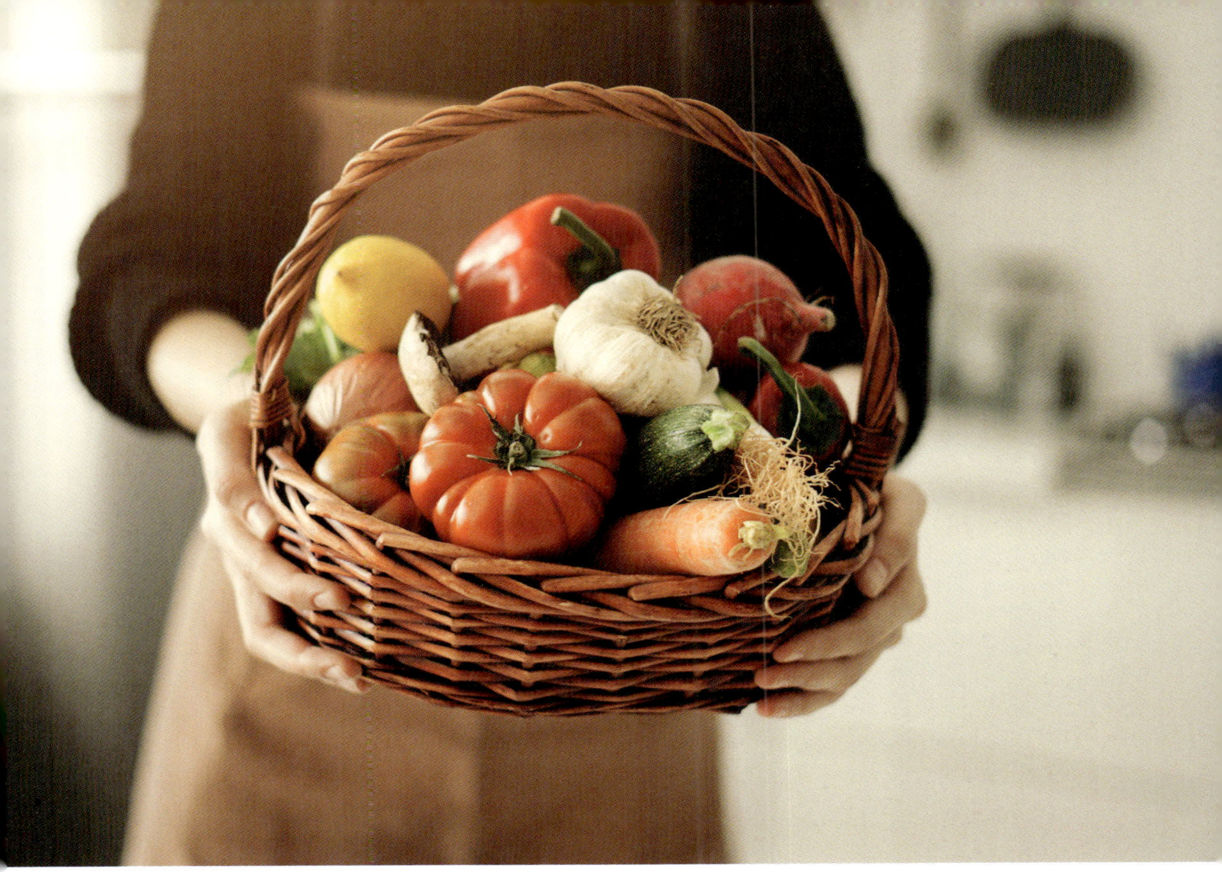

VORWORT

Ich habe mit diesem Buch einen Leitfaden erstellt, der es erleichtert, einen Weg in die gesunde Ernährung zu finden. Aufgrund meiner eigenen Erfahrungen und Anfragen von Freunden wurde mir bewusst, dass es hier viel Potenzial gibt und dass sich mehr und mehr Menschen gesund ernähren wollen. Es ist aber für jemanden, der nicht unbedingt aus gesundheitlichen Gründen dazu gezwungen ist, oft nicht einfach, sich dem inneren Schweinehund zu stellen, aus der Komfortzone rauszukommen, sich aufzuraffen, sich selbst Gedanken zu machen und nicht ins alte Muster zurückzufallen. Die Industrie- und Konsumgesellschaft arbeitet leider dagegen, für deren eigene Interessen und macht es einem auch nicht gerade einfach.

EINLEITUNG

Zu Beginn bekommst du eine Einführung in die Thematik. Ich erkläre dir, was es mit dem Säure-Basen-Haushalt auf sich hat, wie es zu einer Übersäuerung kommt, warum das Säure-Basen-Gleichgewicht wichtig ist, wie du wieder ins Gleichgewicht kommst und welche Faktoren du daher zukünftig meiden solltest. Und dann starten wir Schritt für Schritt ins Basenreich!

Du erhältst alle wissenswerten Informationen und Rezepte, die du brauchst, um deine Lebensweise und Ernährung dauerhaft umzustellen. Du solltest zuerst für wenigstens sieben Tage deinen Körper mit den 100 % basischen Rezepten entsäuern, also basenfasten, um dich rundherum wohlzufühlen und dir Gutes zu tun. Wenn du gerne noch länger entgiften möchtest, verwendest du entweder die Rezepte der zweiten Vorschlagswoche zum Basenfasten oder wiederholst die Rezepte der ersten Woche. Du kannst aber auch deiner Fantasie freien Lauf lassen und eigene Rezepte kreieren. Danach bist du bestens vorbereitet auf die dauerhafte basenreiche Ernährung.

Möchtest du erst einmal die basenreiche Kost nur ausprobieren, dann solltest du für wenigstens eine Woche deinen Körper mit den Rezepten der basenreichen Woche oder idealerweise mit den Rezepten der 100 % basischen Woche entsäuern, um dir Gutes zu tun.

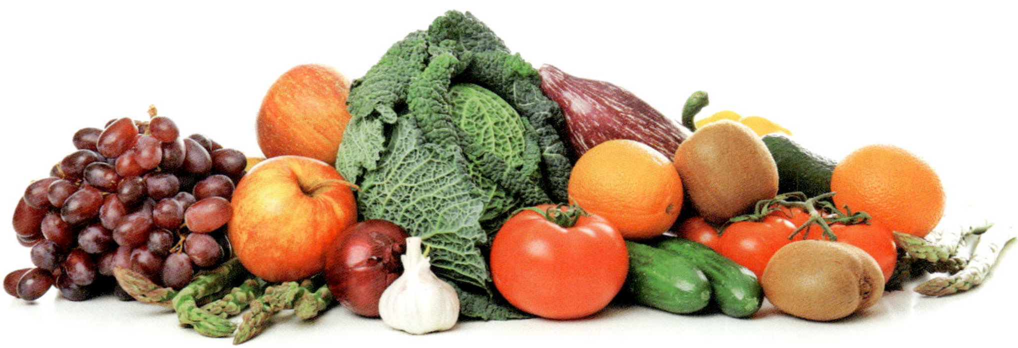

Wenn du gerne, wie ich hoffe, deine Ernährung dauerhaft umstellen möchtest, wiederholst du entweder die Rezepte der basenreichen Woche zu einer weiteren Entsäuerungswoche oder kombinierst diese mit den Rezepten aus der basischen Woche. Die Rezepte kannst du beliebig wiederholen oder selbst kreativ werden. Welche Lebensmittel dafür geeignet sind, kannst du in der Säure-Basen-Tabelle nachlesen. Da du aber nach diesem Buch bereits weißt, worauf es ankommst, kannst du auch viele Rezepte aus deinem bisherigen Alltag einbauen und mit ein paar kleinen Änderungen in eine basenreiche Mahlzeit umwandeln. Es gibt auch schon einige gute Kochbücher zur basischen Küche im Internet zu finden.

Auch auf meiner Webseite findest du immer wieder neue Rezepte: *www.basenreich.at*. Ein eigenes Kochbuch zur basenreichen Küche steht noch auf meiner To-do-Liste.

MIR IST BESONDERS WICHTIG, DASS DU WEISST

- dass auch kleine Schritte ans Ziel führen und besser sind als gar keine Schritte
- dass Rückschläge kein Grund sind aufzugeben und ein Bewusstsein für gesunde Ernährung geschaffen wird
- dass mit den Anleitungen dieses Buches eine Umstellung auch Schritt für Schritt erfolgen kann
- wie wichtig gesunde Ernährung für deinen Körper ist
- welchen Einfluss dein Essverhalten auf deine Gesundheit hat
- welche Faktoren besonders wichtig sind, um sich gesünder zu ernähren
- wie man bereits mit wenigen einfachen Veränderungen Großes erreichen kann

Ich wünsche dir viel Spaß beim Lesen und natürlich viel Erfolg!

Karin Meyer

MEIN EIGENER WEG

Ich habe aufgrund gesundheitlicher Probleme im Frühjahr 2015 eine Woche basengefastet. Und weil es mir so gut ging, gleich eine zweite Woche drangehängt. Die sofort spürbaren Auswirkungen waren sensationell für mich und schließlich der Grund dafür, auf die dauerhafte basenreiche Ernährung umzustellen und diese beizubehalten:

- meine fast täglichen Kopfschmerzen sind verschwunden
- ich habe einen tieferen und festeren Schlaf, bin morgens richtig ausgeruht und benötige generell weniger Schlaf
- ich bin geistig fitter und aufnahmefähiger
- ich kann wieder richtig klar denken – vorher kam es mir zeitweise vor, als hätte mir jemand eine Decke über den Kopf gezogen
- körperliche Beschwerden sind verschwunden
- ich bin bestens gelaunt und es geht mir einfach blendend
- nebenbei habe ich noch 5 kg abgenommen

Dieses neu gewonnene Lebensgefühl und Wohlbefinden ist auch geblieben und möchte ich nicht mehr missen.

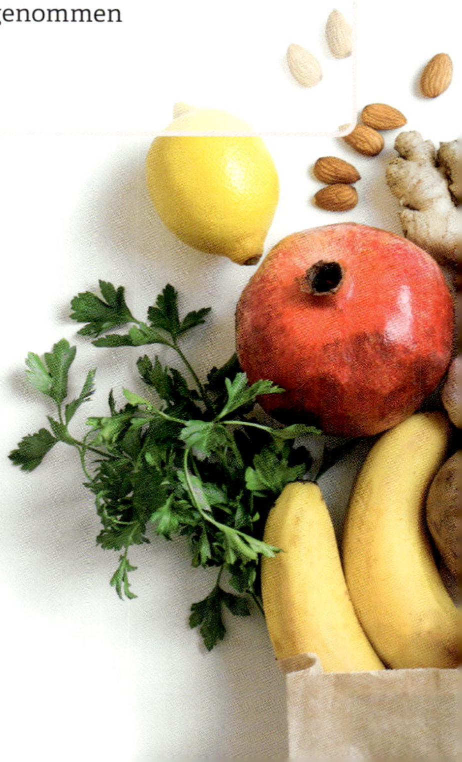

WAS ICH AM ANFANG NOCH NICHT WUSSTE

- Welche Lebensmittel sind basisch, welche sauer?
- Was sind gute und schlechte Säurebildner?
- Welche Lebensmittel sind empfehlenswert?
- Wo bekomme ich das alles her?
- Wie sieht es mit Fertigprodukten aus?
- Was ist mit Restaurantbesuchen?
- Und was koche ich jetzt?

Ich wollte es genau wissen und habe mich seit dieser Zeit sehr intensiv mit Ernährung auseinandergesetzt, viel Erfahrung und Wissen gesammelt und die Ausbildung zum Ernährungs- und Fastentrainer absolviert. Ich möchte dieses Wissen nun an all jene weitergeben, die auch vorhaben, mal eine Woche zu fasten, in die basenreiche Ernährung reinzuschnuppern, sich ein wenig schlau zu machen, das eine oder andere Rezept auszuprobieren oder wie ich, ihr Leben komplett umkrempeln wollen. Dabei soll dieser Leitfaden behilflich sein.

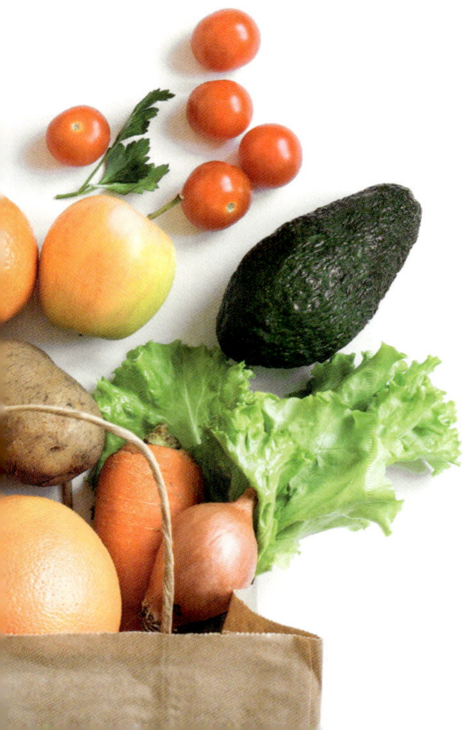

BASENREICH LEBEN – SO GEHT'S

Du hast die Wörter Basen, Säuren, basisch, sauer und Säure-Basen-Gleichgewicht sicher schon des Öfteren gehört. In letzter Zeit wahrscheinlich sogar verstärkt und du fragst dich: Aber was genau heißt das denn nun? Was bedeuten die Wörter genau? Warum ist denn das wichtig? Die Antworten auf diese Fragen erhältst du hier.

Unterschied basische und basenreiche Ernährung

Zuerst möchte ich aber auf die Worte basisch und basenreich eingehen. Was ist der Unterschied?

Basisch: 100 % basisch

Basisch wird gerne als Überbegriff für basische sowie basenreiche Ernährung verwendet. Dabei wird bei dem Begriff basisch oft nicht unterschieden, ob eine Mahlzeit zu 100 % basisch oder teils basisch, teils säurebildend verstoffwechselt wird. Dies ist für viele verwirrend.

Die zu 100 % basische Ernährung, die auch Basenfasten genannt wird, ist keine dauerhafte Ernährung, sondern eine sanfte Fastenmöglichkeit, um den Körper zu entgiften, und dies ohne zu hungern. Da die 100 % basische Ernährung nur einen relativ geringen Eiweißanteil aufweist, ist sie keine dauerhafte Ernährungsform.

Du kannst damit aber ohne Weiteres deinen Körper für einige Zeit, wie auch beim Fasten ohne Nahrungsaufnahme, entgiften und entsäuern. Ich empfehle, dabei die Dauer von 10 Wochen nicht zu überschreiten. Zusätzlich isst du dabei täglich eine kleine Handvoll Mandeln, Hanfsamen, frische Walnüsse oder Sesam, da diese sehr eiweißreich sind. Dies beugt einem Abbau von Muskelmasse vor. Ebenso sind Kräuter eine Eiweißquelle.

Basenreich: 80 % Basen – 20 % Säuren

Ein einzelnes Lebensmittel kann nur basisch oder säurebildend sein. Eine Mahlzeit aus der Summe der einzelnen Lebensmittel hingegen kann entweder zu 100 % basisch, zu einem großen Teil basisch, also basenüberschüssig und damit basenreich, oder säurebildend sein.

In der basenreichen, die auch basenüberschüssige Ernährung genannt wird, können wir aus der Fülle der Nahrungsmittel schöpfen, idealerweise mit einem Basen-Säure-Anteil von etwa 80 % Basen und 20 % Säuren, jedenfalls aber mehr als 50 % Basen. Diese Ernährungsform ist es, die wir dauerhaft anstreben.

Der Leitfaden wird dich in der ersten Woche durch die 100 % basische Ernährung begleiten. Anschließend steigst du in die dauerhafte basenreiche Ernährung ein.

Dazu erhältst du Rezepte für zwei basische und eine basenreiche Woche zum Losstarten.

Basenreich leben – es ist nie zu spät

Im Prinzip ist es ganz einfach

Die Beschäftigung mit Gesundheit und Ernährung ist ein Prozess der Veränderung und Verbesserung. Bereits kleine Schritte haben eine große Wirkung auf die Gesundheit. Du wirst sehen, es ist einfacher, als du denkst. Die basenreiche Ernährung lässt sich auf ein paar einfache sinnvolle Regeln herunterbrechen.

Auf Qualität setzen.

Biologisches, vollwertiges, saisonales und regionales Obst und Gemüse ist wesentlich nährstoffreicher als konventionelles und durch kürzere Transportwege oft auch günstiger. Es enthält viel mehr Mineralstoffe, Vitamine, sekundäre Pflanzenstoffe, Ballaststoffe und weitere Vitalstoffe und es ist pestizidfrei. Zudem wird es reif geerntet und kommt ohne lange Wege frisch ins Regal.

Gemüse als Grundlage.

Gemüse mit Nudeln statt Nudeln mit Gemüse: Vergib die Hauptrollen neu! Gemüse liefert nahezu alle nötigen Vitalstoffe (Mikronährstoffe) und sättigt kalorienarm.

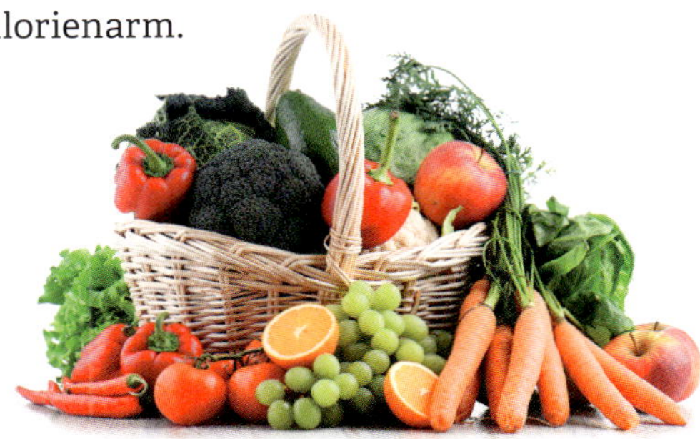

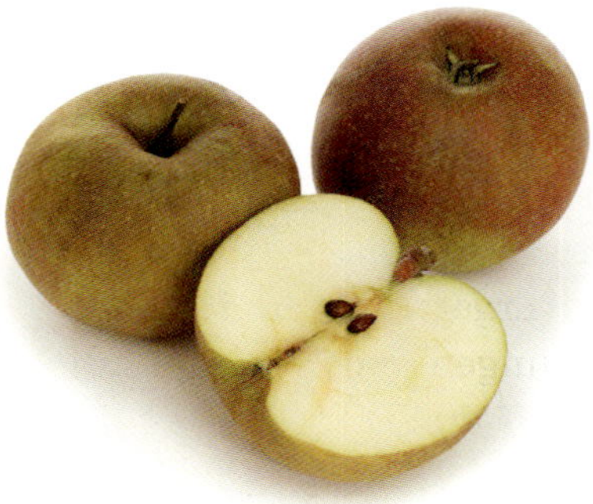

Frisch kochen.

Bereite deine Speisen selbst zu und vermeide Fertiggerichte, die so gut wie immer mit unnötigen und teils umstrittenen, bedenklichen Zusatzstoffen versehen sind und kaum Nährstoffe enthalten.

Alte Obst-, Gemüse- und Getreidesorten wählen.

In den alten Sorten sind noch viel mehr Mineralstoffe und Vitamine enthalten. Auch bei Allergien werden die alten Sorten mit ihrem unverfälschten Erbgut besser vertragen.

Bunt und abwechslungsreich essen.

Aus der ganzen Vielfalt der Regenbogenfarben wählen. Je vielfältiger, desto besser bist du mit den nötigen Vitalstoffen versorgt.

Lieber roh als gekocht, lieber dünsten statt zerkochen.

Nahrungsenzyme werden bei über 42 °C zerstört. Sie sind jedoch die Voraussetzung für die Nährstoffaufnahme. Aber auch viele Vitamine gehen beim (langen) Kochen verloren.

In Ruhe genießen.

Gut gekaut ist halb verdaut. Besonders bei Vollwertigem ist die Aufspaltung der komplexen Kohlenhydrate im Speichel unterstützend für die Verdauung.

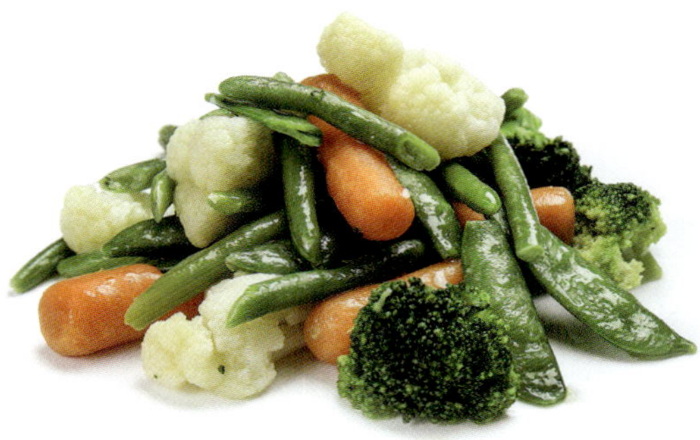

Gute Fette verwenden.

Bei den Ölen nur kalt gepresste (native Öle) verwenden. Für die kalte Küche auf einen hohen Omega-3-Anteil achten, wie bei Lein-, Leindotter-, Hanf-, Chia-, Walnussöl. Fürs Erhitzen Oliven-, Raps-, Kokosöl oder Ghee (nicht vegan) verwenden.

Vermeide raffinierten Zucker.

Haushaltszucker & Co verursachen Blutzuckerachterbahnen und sind mitverantwortlich für Diabetes und Dickdarmkrebs. Datteln, Rosinen und Kokosblütenzucker enthalten im Gegensatz zu Industriezucker Nährstoffe und werden langsamer verstoffwechselt, mit ihnen kann auf natürliche Art gesüßt werden. Dennoch nur in geringen Mengen verwenden.

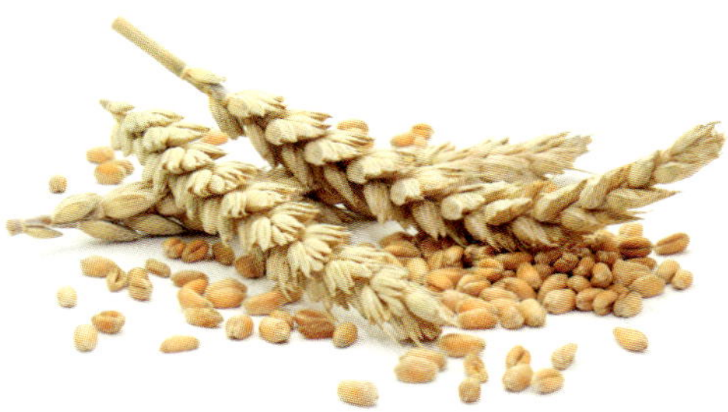

Vermeide Weizen.

Der heute erhältliche Weizen entspricht nicht mehr dem ursprünglichen Weizen vor 50 oder 100 Jahren. Er ist das Ergebnis von Hochleistungszüchtungen und hat den größten Teil der Nährstoffe verloren. Er erzeugt Blutzuckerspitzen, entzündliche Reaktionen und ist mitverantwortlich für Darmerkrankungen.[1]

Vermeide Zusatzstoffe.

Chemisch hergestellte (synthetische) oder isolierte Zusatzstoffe haben in der vollwertigen Küche nichts verloren. Sie sind Auslöser bzw. mitverantwortlich für gesundheitliche Beeinträchtigungen und Verhaltensauffälligkeiten, vor allem im Gehirn.[2]

Das ganze volle Korn verwenden.

Die meisten Vitamine, Mineralstoffe und Ballaststoffe des Getreides liegen in den Randschichten. Und genau diese sind wichtig und unentbehrlich für deinen Körper.

Keimen ist der Schlüssel zu den Nährstoffen.

Durchs Keimen werden wertvolle Mineralstoffe und Vitamine für den Körper erst verfügbar gemacht.

Iss dich satt, aber nicht übervoll.

Zu wenig essen bewirkt nur einen Jo-Jo-Effekt. In der basenreichen Ernährung kannst du ohne Reue genießen und schlemmen. Stoppe aber bei 80 % Sättigungsgefühl, spätestens beim ersten Aufstoßen. Der Magen braucht etwas Zeit, bis er die Satt-Meldung ans Gehirn leitet.

Wenn du abnehmen möchtest, verwende kleine Teller.

Die Portion wirkt größer und du bist nicht verleitet, den Teller mehr als nötig zu füllen.

Das richtige Säure-Basen-Verhältnis.

Verwende die Lebensmittel im Verhältnis 80 % basisch zu 20 % gute Säurebildner. Welche Lebensmittel basisch und sauer sind, findest du in der Säure-Basen-Tabelle (*siehe Seite 94*).

Ruhe und Bewegung.

Last but not least darf auch die Bewegung und die innere Ausgeglichenheit nicht vergessen werden. Diese helfen dir ganz besonders, im seelischen wie auch im körperlichen Gleichgewicht zu bleiben.

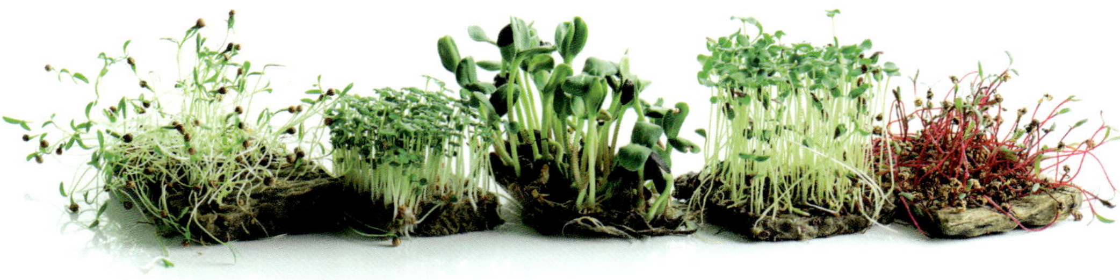

Es kommt auf die Summe der Einzelteile an

Es kommt nicht so sehr darauf an, ob ein Lebensmittel leicht säurebildend oder doch vielleicht schon etwas basenbildend ist, ob du nun genau 80 % oder weniger basenbildende Nahrungsmittel zu dir nimmst. Es muss nichts auf die Waagschale gelegt werden.

Kenne die problematischen Inhaltsstoffe

Es geht darum, ungefähr zu wissen, welche Lebensmittelgruppen problematisch sind und welche Inhaltsstoffe und Zusatzstoffe nicht förderlich auf deinen Körper wirken. Auch verstoffwechselt jeder Mensch individuell und hat nicht die gleichen Grundvoraussetzungen. Vererbung spielt ebenfalls eine Rolle, wenn auch nur in geringem Ausmaß.

Bewege dich regelmäßig

Es kommt auf die Summe der Einzelteile an. Nimmst du überwiegend die für den Körper lebensnotwendigen, essenziellen Vitamine, Mineralstoffe, Spurenelemente, Ballaststoffe, sekundären Pflanzenstoffe, Enzyme usw. auf? Bewegst du dich regelmäßig und ausreichend? Betreibst du Sport?

Habe Spaß am Leben

Stell dir folgende Fragen: Habe ich eine ausgeglichene Work-Life-Balance? Macht mir meine Arbeit Spaß? Bin ich meist gutgelaunt und stehe dem Leben positiv gegenüber? Oder ist genau das Gegenteil der Fall oder vielleicht etwas dazwischen?

Ausnahmen sind erlaubt

Wichtig ist es, die Eckpfeiler zu kennen. Es macht auch nichts, wenn du mal danebenschlägst. Wer sich den täglichen Nachmittagskaffee so gar nicht nehmen lassen möchte, der soll ihn auch weiterhin trinken. Oder vielleicht versuchst du mal Lupinenkaffee?

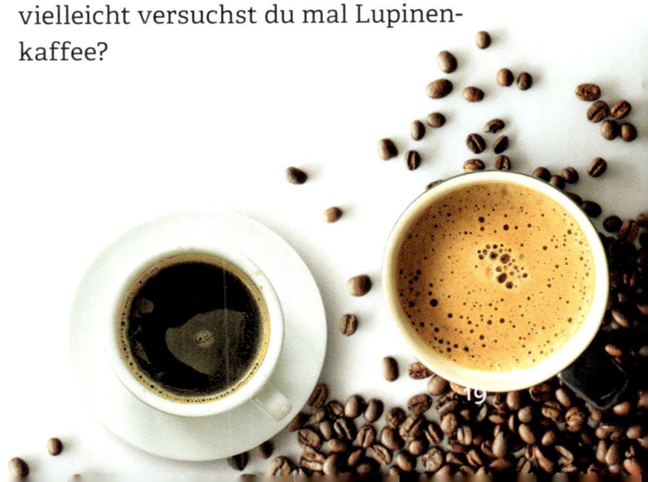

Je höher die Basenzufuhr, umso besser

Dein Stoffwechsel benötigt für den reibungslosen Ablauf eine ausgewogene Menge an Makronährstoffen, Vitaminen, Mineralstoffen und Ballaststoffen. Aber auch Zeit für dich selbst und viel Bewegung an der frischen Luft sind sehr wichtig, um im Säure-Basen-Gleichgewicht zu bleiben. Nur durch die Zufuhr von genügend Basen können die Säuren im Körper neutralisiert und als neutrales Salz ausgeschieden werden. Jede Säure benötigt eine Base, um neutralisiert zu werden. Je mehr Basen du mit der Nahrung zuführst, umso mehr Säuren kannst du ausscheiden. Es kommt also wiederum auf die Summe des Ganzen an.

Vereinfacht kann man sagen, je natürlicher und vollwertiger ein pflanzliches Lebensmittel ist und je mehr Vitamine und Mineralstoffe es enthält, umso gesünder und basischer ist es. Tierische Lebensmittel liefern uns in der Regel nicht genügend Basen.

Bei Stress dagegenhalten

Wenn du aber ohnehin z. B. einen sehr stressigen Beruf ausübst oder etwas anderes Belastendes mit dir herumschleppst, ist es umso wichtiger, diesen starken Säurebildnern – und Stress belastet unseren Körper massiv mit Säuren! – mit guter Ernährung und Bewegung zu begegnen und dies durch eine basenreiche Nahrung abzufedern.

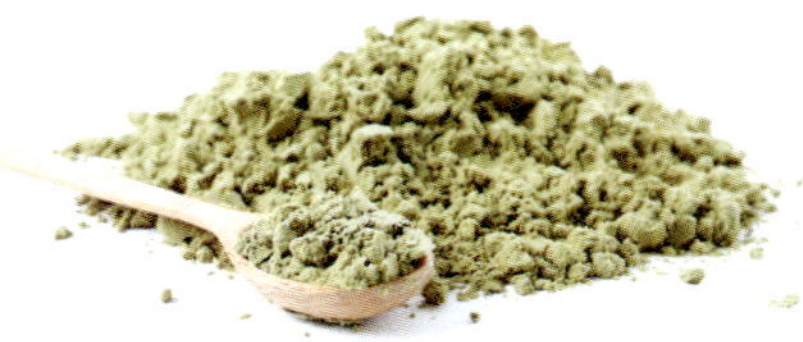

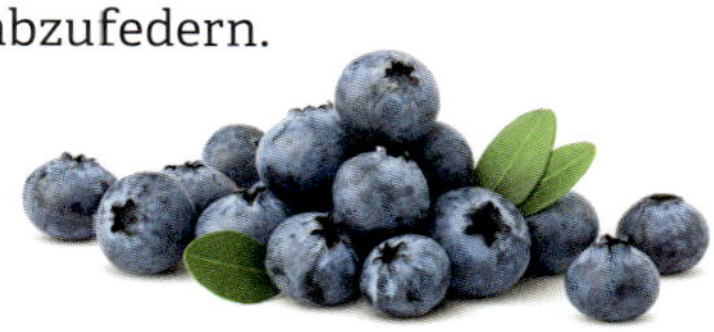

Wenn du viele oder vielleicht sogar die meisten dieser positiven Punkte mit ja beantworten kannst, dann steckt dein Körper diese Ausnahmen auch locker weg. Gib ihm genügend von diesen wichtigen förderlichen, für die ganzheitliche Gesundheit maßgeblichen Einflüssen. Es macht die Summe der Einzelteile aus, die auf deinen Körper und deine Seele einwirken und damit maßgebliche Bedeutung für dein körperliches wie auch seelisches Wohlbefinden haben.

ÜBERSÄUERUNG UND DAS SÄURE-BASEN-VERHÄLTNIS

Ernährung früher und heute

Der Mensch als Jäger und Sammler

Der Mensch existiert nun seit rund 2,5 Mio. Jahren, in seiner jetzigen Gestalt seit ungefähr 200.000 Jahren. Die meiste Zeit davon verbrachte er als Jäger und Sammler und ernährte sich überwiegend pflanzlich mit einem hohen Gemüse- und Obstanteil und einem geringen Anteil an tierischer Kost – also der steinzeitlichen mineralstoff- und vitaminreichen Fitnesskost!

Der sesshaft gewordene Mensch

Vor ca. 10.000 Jahren ist der Mensch sesshaft geworden und betreibt seither Ackerbau und Viehzucht. Das Nahrungsangebot wuchs dadurch stetig. Die Menschen ernährten sich aber durch den Ackerbau immer noch größtenteils pflanzlich, mit einem geringen tierischen Anteil. Einige große Bevölkerungsgruppen ernähren sich auch heute noch fast ausschließlich pflanzlich (z. B. in Südasien), wogegen einige kleine Gruppen sich fast ausschließlich tierisch ernähren (z. B. die Massai und die Inuit). In der Regel nahm der Mensch damit mehr Basen als Säuren zu sich und ernährte sich basenreich. Anatomisch kann der Mensch also omnivor (Allesfresser) mit der Betonung auf Pflanzenesser eingestuft werden. Darauf lassen das Gebiss, der Verdauungstrakt, die Unfähigkeit, Vitamin C herzustellen sowie das Fehlen eines harnsäureabbauenden Enzyms schließen. Harnsäure entsteht beim Abbau von Purin, ist zum Großteil in tierischen Produkten enthalten und mitverantwortlich für Gicht und Rheuma.

Der industrialisierte Mensch

Seit Beginn der Industrialisierung vor etwa 100 bis 200 Jahren, in einem entwicklungsgeschichtlich also sehr kurzen Zeitrahmen, haben sich unser Nahrungsangebot wie auch die Nahrungsgewohnheiten und auch die körperlichen Aktivitäten noch einmal sehr stark verändert. Von der umfangreichen, unbearbeiteten, ballaststoffreichen, kohlenhydratreichen, vorwiegend pflanzlichen Kost wurde auf konzentrierte stark verarbeitete, ballaststoffarme, protein- und fettreiche Ernährung mit hohem tierischem Anteil umgestellt. Diese veränderte Ernährungsform bedeutet eine starke Säurelast. Und dieser Wechsel könnte, wenn überhaupt, nur im Laufe vieler Tausender Generationen durch sukzessive Anpassung abgefangen werden und stellt ein erhebliches Risiko für unsere Gesundheit dar.[3]

Wie kommt es zu einer Übersäuerung

Hoher tierischer Anteil und stark industrialisierte Nahrung

In einem gesunden Körper besteht ein ausgewogenes Säure-Basen-Verhältnis. Unser Körper steht vor der großen Herausforderung, dieses nötige Säure-Basen-Gleichgewicht zu halten. Vor allem durch unsere traditionelle europäische Küche, die in den letzten Jahrzehnten mit einem immer höheren Fleisch-, Wurst-, Käse- und Milchverzehr einhergeht, zudem mit einem Überfluss an Nahrungsangebot und stark industrialisierten Halbfertig- und Fertigprodukten. Diese Lebensmittel sind säurebildende Lebensmittel und belasten uns, da beim Abbau im Körper Säuren entstehen. Dabei wird unter anderem beim Abbau von tierischem Eiweiß Schwefel freigesetzt, der wiederum zu Schwefelsäure umgewandelt wird.

Nur durch Basen können diese Säuren neutralisiert und aus dem Körper ausgeschieden werden. Allzu häufig werden mehr Säuren als Basen zugeführt, wodurch der Körper die vorhandenen Mineralstoffdepots anzapfen muss. Dadurch betreiben wir Raubbau an unserem Körper. Wenn nun permanent übermäßig viele Säuren zugeführt werden, können diese nicht aus dem Körper ausgeschieden und müssen im Körper abgelagert werden.

Überflusskrankheiten haben sich in den letzten Jahrzehnten vervielfacht, eine Folge von zu nährstoff-, ballaststoff-, vitamin- und mineralstoffarmer Kost sowie von zu viel Zucker, zu viel schwefelhaltigen Aminosäuren und gesättigten Fetten. Wir konsumieren außerdem Zusatzstoffe in einem Ausmaß, das unseren Körper überfordert und das wir gar nicht benötigen würden, welches aber der Industrie hilft, immer mehr Profit zu generieren.

Bewegungsmangel, Stress und Gifte

Hinzu kommen Bewegungsmangel, Stress, Alkohol, Rauchen und Umweltgifte, die ebenfalls unseren Stoffwechsel mit immer mehr Säuren belasten.[4]

Saure Angewohnheiten

Wir würden nie auf die Idee kommen, in unser Auto je nach Lust und Laune einmal Benzin und einmal Diesel zu tanken. Bei unserem Körper tun wir dies aber ständig. Wir denken nicht nach, ob das, was wir gerade zu uns nehmen, gut für uns ist. Beim Auto zeigt es sich sehr rasch durch einen Motorschaden, bei unserem Körper leider nicht so schnell. Wir sind fähig, eine Menge Unverträgliches in uns hineinzukippen, bevor *unser Motor* streikt. Nur wenn er dann streikt, ist oft schon ein bedenkliches Schadensausmaß erreicht. Dann gehen wir zum Arzt und erhoffen uns Heilung durch Medikamente. Diese zielen aber vorrangig darauf ab, das bestehende Beschwerdebild zu mildern, anstatt das Übel an der Wurzel zu packen. Wir haben unsere Gesundheit selbst in der Hand. Wir müssen nur wissen, welcher Treibstoff der richtige für uns ist und dann auch den richtigen tanken.

Mit einer ausreichenden Basenzufuhr bleiben wir im Säure-Basen-Gleichgewicht und beugen Krankheiten vor.

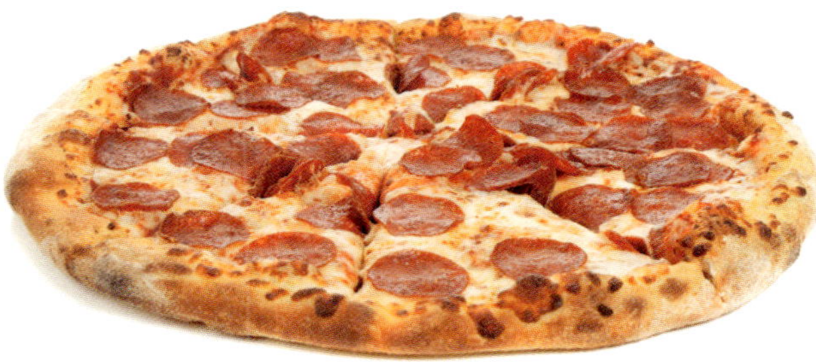

Ein bisschen Chemie muss sein

Was es mit dem pH-Wert auf sich hat

Die pH-Werte im Körper

In unserem Körper befinden sich je nach Organ und Gewebe unterschiedliche pH-Werte. Ein neutraler pH-Wert liegt bei 7. Im Mund haben wir einen leicht darüberliegenden basischen Wert, im Magen einen sauren Wert, die Bauchspeicheldrüse versorgt uns mit vielen Basen, ebenso wie der Dünndarm. Unser Blut muss immer einen konstanten leicht basischen pH-Wert zwischen 7,38 und 7,42 aufweisen. Würde der Blutwert auch nur um mehr als 0,1 nach oben oder unten abweichen, würden wir sterben. Unser Körper ist also bestrebt, immer dieses Gleichgewicht zu halten. Ein gesundes Milieu hat somit einen leicht basischen pH-Wert.

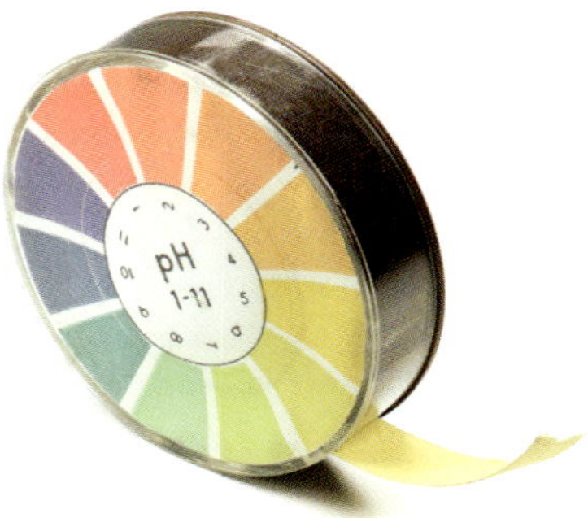

Wie der pH-Wert wirkt

Der pH-Wert (*potentia Hydrogenii-Wert*) bestimmt die saure oder basische Konzentration von Wasserstoff-Ionen in einer wässrigen Lösung. Werden Säuren nun im Wasser gelöst, vermindern diese den pH-Wert. Werden Basen gelöst, binden sich diese mit den Säuren und neutralisieren sie zu Wasser und erhöhen dadurch den pH-Wert des Wassers.[5] Die neutralisierten Säuren können nun über die Niere aus dem Körper ausgeschieden, über die Haut ausgeschwitzt und über die Lunge abgeatmet werden. Je mehr Basen wir dem Körper zuführen, umso mehr Säuren können neutralisiert und ausgeschieden werden.

Lösungen, die einen pH-Wert von weniger als 7 aufweisen, werden als sauer bezeichnet, jene mit einem Wert von mehr als 7 als basisch und 7 ist neutral.[6]

So viel zur Chemie.

Was hat der pH-Wert mit Lebensmitteln zu tun?

Das heißt, damit Säuren über unsere Entgiftungsorgane, die Nieren, die Leber, die Haut oder die Lunge wieder ausgeschieden werden können, müssen sie zuerst mit Basen neutralisiert werden. Und dies geschieht, indem wir unserem Körper Lebensmittel liefern, die basische Mineralstoffe enthalten oder die die körpereigene Basenbildung aktivieren. Dann ist es ein basisches Lebensmittel.

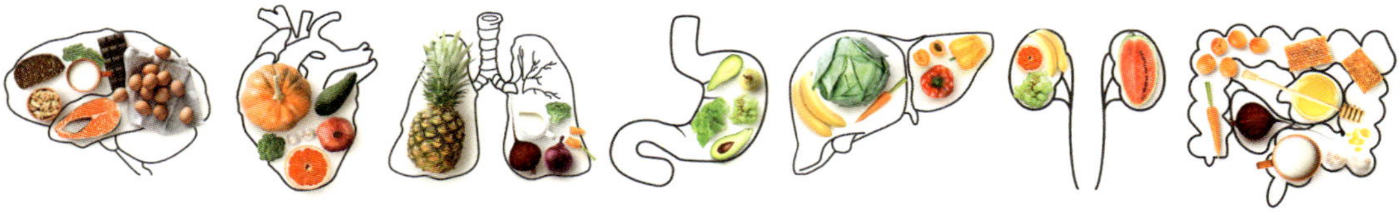

Zusammensetzung des Körpers

Wenn wir auf die Welt kommen, besteht unser Körper zu ungefähr 70 % aus Flüssigkeit. Dieses Verhältnis verschiebt sich im Laufe des Lebens bei Erwachsenen auf rund 60 % Flüssigkeitsanteil,[7] bei Übergewichtigen sogar auf bis zu 47 %. Weniger Flüssigkeit in den Zellen bedeutet aber weniger frei verfügbare Mineralstoffe. Diese sind jedoch für unsere Stoffwechselfunktionen und für das Säure-Basen-Gleichgewicht unerlässlich. Für eine gute Versorgung mit verfügbaren Mineralstoffen ist es daher auch wichtig, auf das Körpergewicht zu achten.

Die ungefähre Verteilung der chemischen Elemente, aus denen wir bestehen, ist bei einem Erwachsenen wie folgt:

- Sauerstoff 56 %
- Wasserstoff 9 %
- Kohlenstoff 28 %
- Stickstoff 2 %
- Mineralstoffe 5 %[8]

Die folgende Aufstellung zeigt uns die Verschiebung von Wasser, Protein und Fett im Laufe des Lebens.

	Fötus (20.–25. W.)	Säugling	Kleinkind	Erwachsener	unterernährtes Kind	Übergewichtiger
Körpergewicht (kg)	**0,3**	**3,5**	**20**	**70**	**5**	**100**
Wasser (%)	88	69	62	60	74	47
Protein (%)	9,5	12	14	17	14	13
Fett (%)	0,5	16	20	17	10	35
Rest (%)	2	3	4	6	2	5

Abbildung 1: Einfluss von Wachstum und Ernährung auf die Zusammensetzung des Körpers (Garrow 1993)
Quelle: Elmadfa, Leitzmann, 2015[9]

Eine basische und basenreiche Ernährung und insbesondere das Fasten können dabei helfen, den Körper zu entschlacken, an Gewicht zu verlieren und die Zusammensetzung der Stoffe im Körper zu verbessern. Nach dem Fasten fühlt man sich wie neugeboren.

Mit einer mineralstoff- und vitaminreichen Ernährung wie der basischen und basenreichen Ernährung wird der Körper optimal mit allen nötigen Nährstoffen versorgt, Fettreserven purzeln dabei oft ganz nebenbei von allein. Eine Wohltat für den Körper.

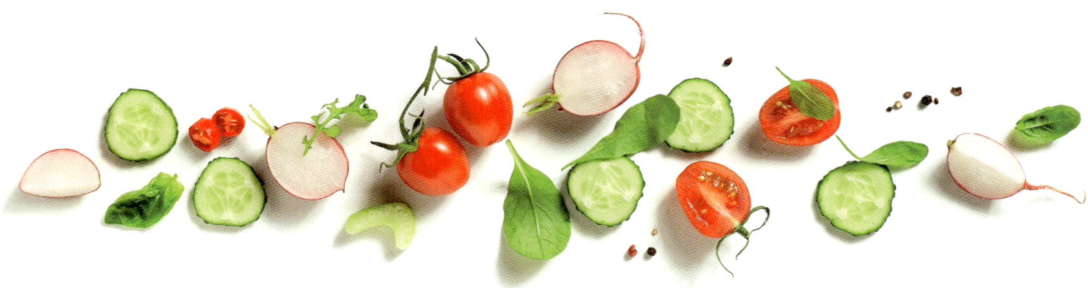

Wie äußert sich eine Übersäuerung

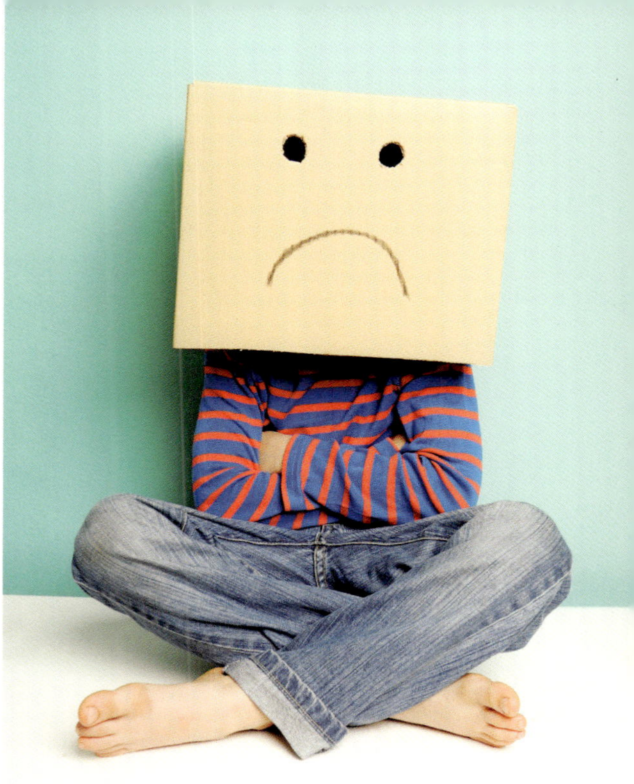

Werden dem Körper zu viele Säuren zugeführt, muss er auf die körpereigenen Mineralstoffdepots in den Knochen, Zähnen und am Haarboden zurückgreifen, um die benötigten Basen für die Säureneutralisierung zu erhalten und damit die im Körper notwendigen pH-Werte aufrechtzuerhalten.

Übermäßige Säurefluten werden im Gewebe in Form von Fettdepots abgelagert, in Arterien, Gelenken, im Darm, in den Nieren oder der Leber in Form von Schlacken (neutralisierten Säuren).

ANZEICHEN FÜR EINE ÜBERSÄUERUNG KÖNNEN VIELFÄLTIG SEIN

- Müdigkeit
- Konzentrationsstörungen
- Vergesslichkeit
- Abgeschlagenheit
- Antriebslosigkeit
- Muskel- und Gelenkbeschwerden
- schlechte Laune
- schlechter Schlaf
- hohes Schlafbedürfnis
- Kopfschmerzen, Migräne
- ein geschwächtes Immunsystem
- schlechtes Hautbild
- häufige Entzündungen
- Magenbeschwerden
- Sodbrennen
- erhöhter Blutdruck
- Cellulitis
- Hautprobleme
- Haarausfall
- Depressionen[10]
- Verspannungen
- Muskelkater
- Rückenschmerzen

DIE AUSWIRKUNGEN EINER LANGFRISTIGEN ÜBERSÄUERUNG KÖNNEN SICH DURCH UNTERSCHIEDLICHE BESCHWERDEBILDER BEMERKBAR MACHEN:

- Osteoporose
- Zahnschäden
- Gicht
- Entzündungen
- Arthrose
- Arthritis
- Nierensteine
- Gallensteine
- Bluthochdruck
- Herz-Kreislauf-Erkrankungen
- Adipositas

Basen helfen, Beschwerden vorzubeugen und zu lindern

Basen schützen uns auch davor, dass sich das Bindegewebe verhärtet und schmerzanfällig wird. Basen helfen uns an vielen Stellen im Körper, diese Beschwerden zu lindern. Auch hier kann eine abwechslungsreiche, ausgewogene, vollwertige, pflanzenbasierte Ernährung, die reich an Mineralstoffen und Vitaminen und somit basenreich ist, unterstützend helfen.

Grob einschätzen kann man den Säurestatus auch mit einem Kneiftest. Am Handrücken wird mit zwei Fingern eine Hautfalte gezogen. Bleibt diese nach Loslassen auch nach drei Sekunden noch bestehen, kann dies ein Zeichen für eine Übersäuerung sein.

Latente Übersäuerung

Anzumerken ist, dass wir hier aber nicht von einer Übersäuerung des Blutes sprechen, also keiner Azidose, da wir diese nicht überleben würden (wie schon im Kapitel **Was es mit dem pH-Wert auf sich hat** erwähnt), sondern von einer latenten Übersäuerung. Es gibt inzwischen schon mehrfach wissenschaftliche Studien renommierter Universitäten in diesem Bereich, die sich den gesundheitsschädlichen Wirkungen der ernährungsbedingten latenten Übersäuerung und der hilfreichen Wirkungen einer Entsäuerung widmen und die feststellen, wie schädlich eine chronische Übersäuerung ist und wie sehr entsäuernde Maßnahmen die Gesundheit verbessern können.[11 12]

Pufferkapazitäten im Körper

Es sind die Pufferkapazitäten der Leber, Lunge, Niere und Haut, die mit den anfallenden Säuren überfordert sein können und dann nicht mehr in der Lage sind, alle anfallenden Säuren auszuscheiden. Es handelt sich also um eine chronische Störung des Säure-Basen-Haushaltes und um eine eingeschränkte Fähigkeit des Körpers, das eigene gesunde Gleichgewicht wiederherzustellen, und nicht um einen lebensbedrohenden Zustand.[13]

Sauer ist nicht gleich sauer

Der Geschmack eines Lebensmittels allerdings sagt nichts über dessen Säure- bzw. Basengehalt aus, da wir diesen Unterschied nicht schmecken. Eine Zitrone z. B. ist basisch, auch wenn sie sauer schmeckt, da sie im Körper basisch verstoffwechselt wird.

Diese Faktoren solltest du unbedingt meiden

Säurefallen lauern überall auf uns. Diese übersäuern unseren Körper und sollten daher unbedingt dauerhaft vermieden werden.

Zusatzstoffe und unerwünschte Stoffe.

Die vorgefertigten Industrieprodukte, Fertigerzeugnisse und -gerichte sind oft mit synthetischen Zusatzstoffen ergänzt, um die Produkte länger haltbar zu machen, ihnen ein schöneres Aussehen zu verleihen und die Konsistenz oder den Geschmack zu verändern. Sie dienen als Füllstoff, Stabilisator oder Trägerstoff, wie z. B. Aspartam, Glutamat, modifizierte Stärke, Citronensäure, Carrageen, Farbstoffe usw. Diese artfremden Stoffe sind gesundheitlich sehr bedenklich und übersäuern den Körper.

Fertiggerichte und industriell verarbeitete Lebensmittel.

In ihnen stecken die meisten Säurefallen. Diese Produkte enthalten kaum Vitamine und Mineralstoffe, aber viel Industriezucker und Industriefett ohne Nährstoffe. Die Verstoffwechslung dieser Erzeugnisse benötigt viele Enzyme und verbraucht viele Mineralstoffe. Zum Teil werden die Säuren aber auch im Körper im Gewebe, in den Gelenken, im Darm, in den Nieren, in der Leber oder in den Gefäßen gespeichert oder direkt in Fett umgewandelt.

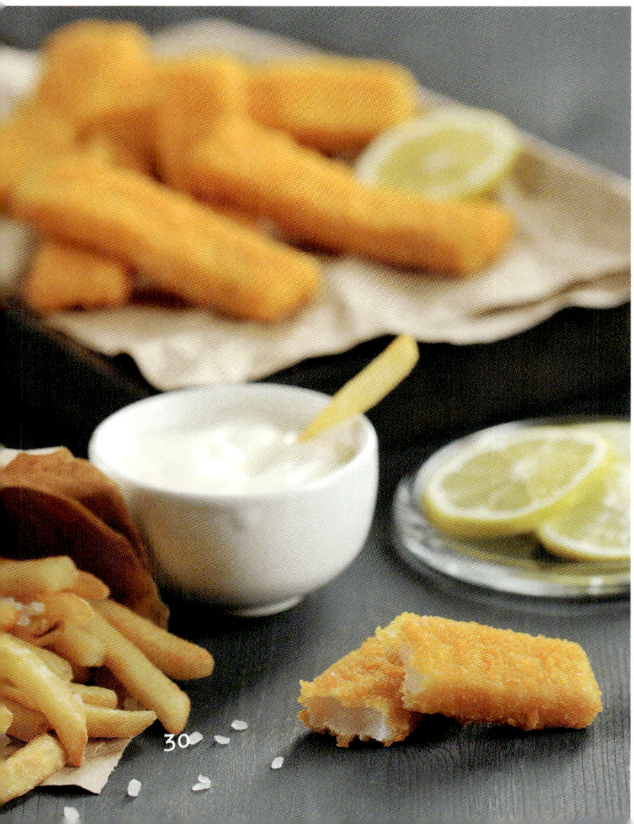

Tierisches Eiweiß.

Tierisches Eiweiß enthält im Gegensatz zu pflanzlichem deutlich mehr schwefelhaltige Aminosäuren. Die Verstoffwechslung dieser Aminosäuren benötigt bis zu 12 Stunden und verbraucht mehr wertvolle Mineralstoffe, als zugeführt werden. Es wird Raubbau am Körper betrieben, um die schwefelhaltigen Säuren wieder zu neutralisieren und auszuscheiden. Zudem zeigen renommierte Studien, dass tierisches Eiweiß Krankheiten wie Krebs, Diabetes, Allergien und Multiple Sklerose deutlich erhöhen und dass ein allgemein höheres Sterberisiko besteht. Daher stellt tierisches Eiweiß ein erhebliches Gesundheitsrisiko dar.[14]

Tierisches Fett.

Tierische Fette enthalten gesättigte Fettsäuren, ein Zuviel davon lagert sich im Gewebe und in den Arterien ab. Cholesterin ist ein tierisches Fett und in allen tierischen Zellen und somit in allen tierischen Lebensmitteln enthalten (in Pflanzen hingegen nicht). Hoher Blutdruck, hohe Cholesterinwerte und Übergewicht können die Folge sein.

Purinhaltige tierische Lebensmittel.

Diese enthalten viel Harnsäure, die verantwortlich ist für Gicht und Rheuma. Viel Purin ist enthalten in Fleisch, Innereien, Wurstprodukten, aber auch in fettem Fisch (Lachs, Makrele, Thunfisch, Hering, Sardinen). Die pflanzlichen Purinquellen weisen nur ungefähr ein Viertel bis ein Drittel des Puringehalts von tierischen Produkten auf. Ausnahme bilden grüne Erbsen, die ungefähr gleich viel Purin wie Leberwurst enthalten. In Studien zeigt sich aber, dass pflanzliche Purinquellen kein erhöhtes Risiko für Gichtanfälle darstellen, auch wenn der Puringehalt hoch ist.[15]

Kaffee, Cola, Softdrinks und Alkohol.

Der pH-Wert liegt bei allen im stark sauren Bereich, Cola unter 3, Softdrinks zwischen 3 und 4, Kaffee liegt bei 5, Wein bei 4 und Bier bei etwa 5.[16] Der pH-Wert von Leitungswasser liegt meist in etwa bei 7,5 im leicht basischen Bereich.

Nährstoffverluste durch Verarbeitung.

Der Großteil an Nährstoffen geht beim Kochen verloren. Je weniger Nährstoffe, desto eher geraten wir in ein Defizit von Vitaminen und Mineralstoffen. Daher bitte Dünsten und Dämpfen anstatt Zerkochen.

Nikotin, Medikamente, Stress, Bewegungsmangel, intensiver Sport.

Aber nicht nur unsere Ernährung kann unseren Körper übersäuern. Eine Vielzahl von weiteren Faktoren ist ausschlaggebend. Daher ist es auch wichtig, sich regelmäßig an der frischen Luft zu bewegen, sich Zeit für sich selbst zu nehmen, das Rauchen möglichst einzuschränken oder am besten ganz damit aufzuhören. Der Medikamentenverbrauch sollte sich durch eine basenbetonte Ernährung von selbst reduzieren, idealerweise nicht mehr nötig sein, wie z. B. bei Kopfschmerzen.

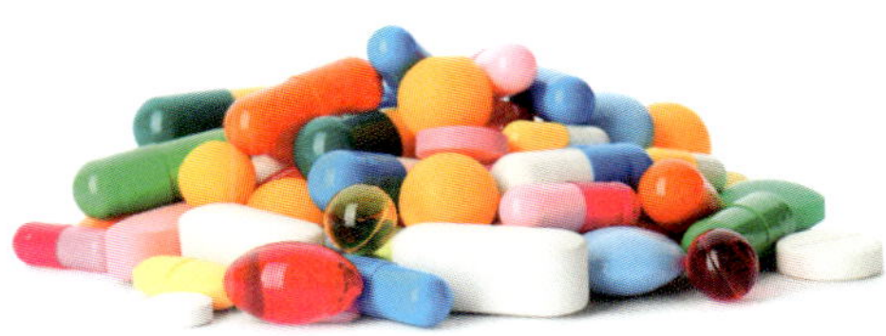

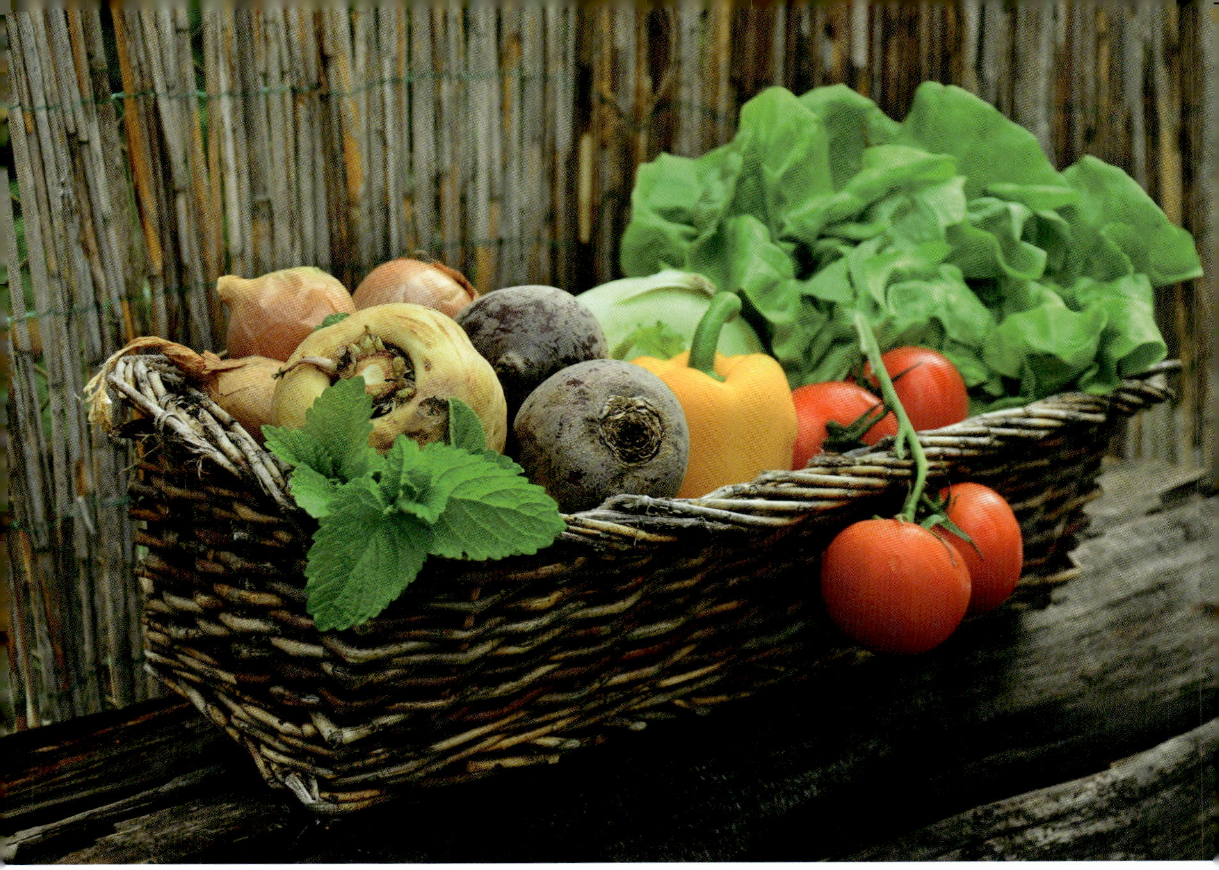

UNSER NÄHRSTOFFBEDARF

Die Ernährung ist also ein maßgeblicher Faktor für unsere Gesundheit und wie fit und vital wir uns fühlen – und auch sind. Damit wir diesen Zustand dauerhaft erhalten oder wieder erreichen, ist es wichtig, ausreichend Makronährstoffe (Kohlenhydrate inklusive der Ballaststoffe, Fett und Eiweiß), aber vor allem Mikronährstoffe (Vitamine, Mineralstoffe, Ballaststoffe und sekundäre Pflanzenstoffe) zu uns zu nehmen. Da aber kein Nahrungsmittel alle Nährstoffe in ausreichender Menge enthält, ist eine vielseitige, abwechslungsreiche, vollwertige, saisonale, regionale, biologische, pflanzenbetonte Ernährung umso wichtiger für eine optimale Versorgung des Körpers mit allen notwendigen Nährstoffen.

Ein hoher Gemüse- und Obstanteil spielt dabei eine sehr wichtige Rolle.

Wobei der Gemüseanteil wesentlich höher sein sollte als der Obstanteil, da Gemüse wertvollere Nährstoffe beinhaltet als Obst. Rohes Gemüse und Obst haben dabei einen besonders großen Einfluss auf unsere Darmgesundheit. Die Bakterien im Darm lieben die Ballaststoffe der Rohkost. Wir fördern damit die guten Bakterien und geben den schlechten keine Chance. Und es werden besonders viele Vitalstoffe dieser gesunden Fitmacher im Darm resorbiert, also im Körper aufgenommen, was sich positiv auf unsere Gesundheit auswirkt.

Ausflug in die Makronährstoffkunde

Kohlenhydrate

Unser Körper benötigt mindestens 50 bis 60 % der Energiezufuhr über Kohlenhydrate (Saccharide). Ohne Kohlenhydrate würde er nicht funktionieren, es ist der Treibstoff unseres Systems und das Gehirn benötigt davon einen Löwenanteil.

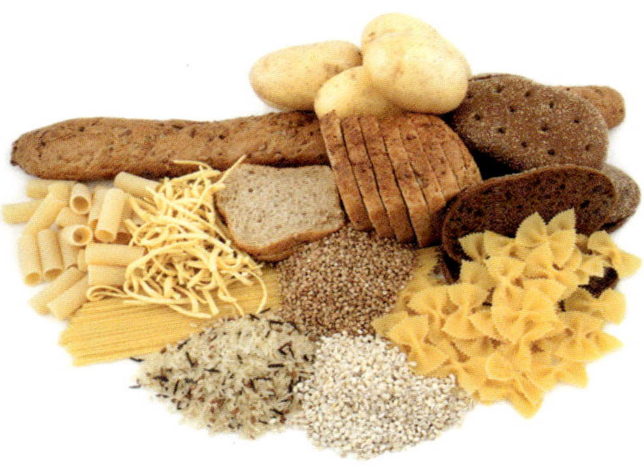

Die Wirkung von Einfach- und Zweifachzucker

Wir unterscheiden zwischen Einfach-, Zweifach- und Mehrfachzucker. Einfachzucker, wie Traubenzucker und Fructose, sowie Zweifachzucker, wie Haushaltszucker und Milchzucker, gehen sehr rasch ins Blut und sind schnelle Energielieferanten.[17]

Damit steigt aber auch der Blutzucker rasant an und Insulin wird benötigt, um ihn wieder auf ein normales Level nach unten zu bringen. Leider wird dabei mehr Insulin ausgeschüttet als unbedingt nötig, was wiederum nach dem Blutzuckerhoch zu einem Blutzuckertief, einer sogenannten Unterzuckerung führt. Daraufhin muss wieder rasch schneller Zucker zugeführt werden, damit der Blutzuckerspiegel wieder nach oben steigt. Dafür wird wieder Insulin benötigt usw. Je mehr Insulin ins Blut kommt, desto mehr Fett wird in der Folge eingelagert. Diese Blutzuckerachterbahn sollte unbedingt vermieden werden. Unsere Bauchspeicheldrüse wird es uns danken!

Leider wird aber genau diese Blutzuckerachterbahn viel zu oft betrieben. Wir fühlen uns ständig schlapp und versuchen, den Blutzuckerspiegel mit Kaffee und Süßspeisen in den Griff zu bekommen. Das ist aber der falsche Ansatz. Die Bauchspeicheldrüse muss mit ihrer Insulinausschüttung ständig Höchstarbeit leisten. Auf Dauer kann das nicht gut gehen. Das Risiko einer Insulinresistenz steigt stark an. Die Bauchspeicheldrüse muss immer mehr Insulin ausschütten, bis sie schließlich den Dienst versagt. Diabetes ist die Folge. Dabei stehen Diabetes und Übergewicht in stärkstem Zusammenhang.[18] Wer an Übergewicht leidet, hat auch ein höheres Risiko, an Diabetes zu erkranken.

Die Wirkung von komplexen Kohlenhydraten

Dies kann verhindert werden, indem anstatt einfachen Kohlenhydraten Mehrfachzucker, die sogenannten komplexen Kohlenhydrate, zugeführt werden. Diese gehen langsam ins Blut über und der Blutzuckerspiegel bleibt konstant. Wir fühlen uns vital und leistungsfähig. Der Körper ist optimal mit Energie versorgt. Komplexe Kohlenhydrate nehmen wir in Form von Kartoffeln, Hülsenfrüchten und Vollkorngetreide (auch Reis ist Getreide) auf und dabei auch nicht verwertbare Kohlenhydrate, die sogenannten Ballaststoffe. Diese wirken sich positiv auf unsere Verdauung, die Stabilisierung des Blutzuckerspiegels, den Cholesterinspiegel und den gesamten Stoffwechsel aus und sorgen für ein längeres Sättigungsgefühl.

Komplexe Kohlenhydrate helfen uns daher, im Säure-Basen-Gleichgewicht zu bleiben. Schnelle Kohlenhydrate aus Einfach- und Zweifachzucker übersäuern unseren Körper.

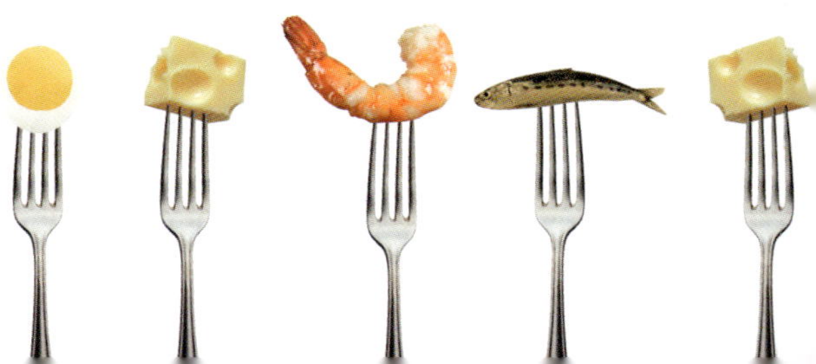

Eiweiß

Proteine, auch als Eiweiß bezeichnet, benötigen wir für den Aufbau und das Aufrechterhalten unserer Körpersubstanzen wie Knochen, Muskeln, Blut, Gewebe und Zellen. Aber auch für viele andere Funktionen ist es lebensnotwendig, wie für den Transport essenzieller Stoffe, für die Aufnahme von Eisen oder als Schutzfunktion gegen Mikroorganismen. Von den 20 Aminosäuren (Einzelbausteine der Proteine), die wir über die Nahrung zuführen, brauchen wir als Erwachsener acht davon unbedingt, der Säugling benötigt neun Aminosäuren unbedingt. Sie sind essenziell und unentbehrlich. Diese Aminosäuren sind Isoleucin, Leucin, Lysin, Methionin, Phenylalanin, Threonin, Tryptophan, Valin sowie für Säuglinge Histidin. Bei der Zufuhr der Aminosäuren wird von der biologischen Wertigkeit gesprochen. Je ausgewogener die Zufuhr der unentbehrlichen Aminosäuren ist, desto höher steigt die biologische Wertigkeit der Nahrungsmittel. Das heißt, je ausgewogener unsere Ernährung ist, desto besser versorgen wir unseren Körper mit allen neun essenziellen Aminosäuren.

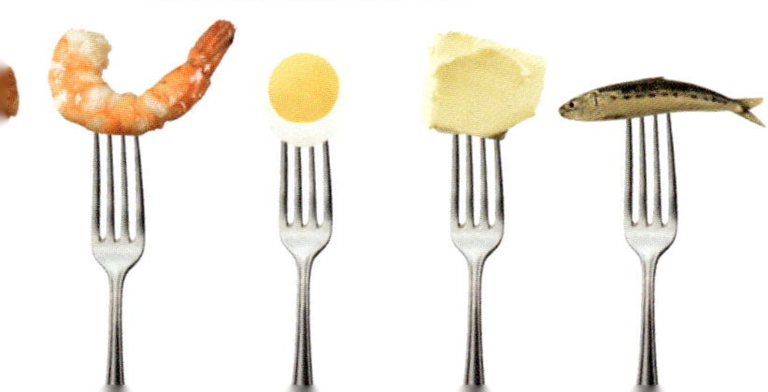

Wie viel Eiweiß benötigen wir eigentlich?

Die Deutsche und Österreichische Gesellschaft für Ernährung empfiehlt eine tägliche Aufnahme an Eiweiß von max. 0,8 g pro kg Körpergewicht. Das entspricht ungefähr 8 bis 10 % unserer täglichen Nahrungszufuhr. In diesen 0,8 g ist bereits ein Sicherheitszuschlag eingerechnet, um individuelle Schwankungen abzufangen. Pro Mahlzeit ist aber nur eine Aufnahme von max. 30 g Protein, also max. 75 % des Tagesbedarfes möglich. Überschüssig aufgenommenes Eiweiß wird dabei in den Blutgefäßen und im Gewebe gespeichert.

Tierisches Eiweiß

Studien zeigen, dass je höher die Zufuhr von tierischem Eiweiß ist, desto höher steigt das Risiko für unterschiedliche Krebsarten, Nierensteine, Herzerkrankungen und Knochenbrüche.[19] In Ländern mit sehr niedriger tierischer Eiweißzufuhr gehen diese Erkrankungen gegen null. Aber auch Rheuma, Gicht, Diabetes Typ 2 und Autoimmunerkrankungen stehen in Zusammenhang mit zu hoher tierischer Eiweißzufuhr.

Pflanzliches Eiweiß

Diese Studien belegen aber auch, dass sich bei einer Zufuhr von Proteinen aus rein pflanzlicher Ernährung, auch wenn die Zufuhr höher als nötig ist, keine Häufigkeit von Erkrankungen zeigt. Im Gegenteil, die überfüllten Speicher können sogar wieder abgebaut werden.[20] Daher ist eine möglichst pflanzliche Ernährung zu empfehlen. Jeder Schritt in diese Richtung ist ein Schritt in die richtige Richtung, um möglichst lange fit und gesund zu bleiben.

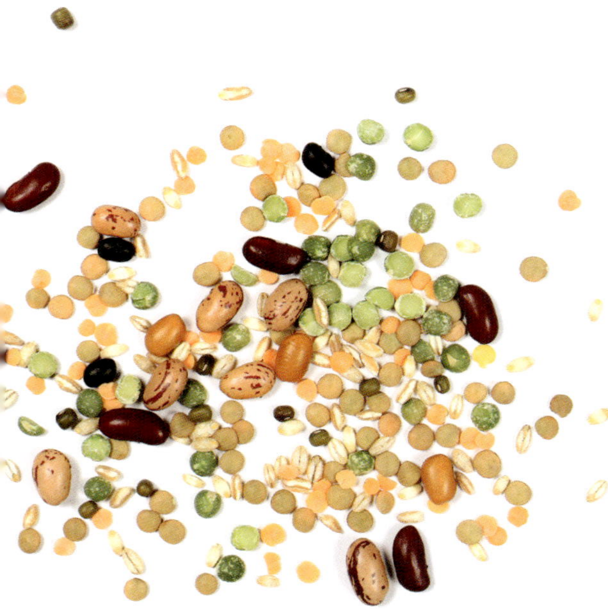

Erhalten Veganer genügend Eiweiß?

Aufräumen möchte ich auch mit dem Vorurteil, dass reine Pflanzenesser zu wenig Eiweiß erhalten. Zum einen wurde bereits dargelegt, dass ein Zuviel an tierischem Eiweiß gar nicht gesundheitsförderlich ist, und zum anderen gibt es eine Reihe pflanzlicher Lebensmittel mit sehr hohem Eiweißanteil. Allen voran Algen, gefolgt von Samen, Nüssen und Hülsenfrüchten. Selbst in Nudeln, Reis und Kartoffel ist noch Eiweiß vorhanden.

Bei einer ausgewogenen pflanzlichen Ernährung mit einem regelmäßigen Anteil an Hülsenfrüchten, Samen und Nüssen kann ein Eiweißmangel daher nicht auftreten. Im Gegenteil, die Zufuhr von hauptsächlich pflanzlichen Lebensmitteln hilft Krankheiten vorzubeugen und unseren Körper im Säure-Basen-Gleichgewicht zu halten.

Nachfolgende Tabelle zeigt den Eiweißgehalt je 100 g des Lebensmittels. Wichtig ist dabei zu wissen, dass der Eiweißgehalt bei den Hülsenfrüchten immer der gleiche ist egal ob getrocknet oder gekocht. Aber der Anteil an 100 g ändert sich nach dem Kochen, da durch die Flüssigkeitsaufnahme der prozentuelle Anteil geringer ist.

GRAMM EIWEISS JE 100 G			
PFLANZLICH		TIERISCH	
Spirulina	60 g		
Hefeflocken	43 g		
Sojabohnen getrocknet	38 g		
Mandelmehl	36 g		
Lupinenmehl	35 g		
Kürbiskerne	35 g		
Hanfsamen	30 g	Hartkäse	32 g
Erdnüsse	25 g	Schnittkäse	25 g
Leinsamen	24 g		
Pinienkerne	24 g		
Kidneybohnen getrocknet	24 g	Putenbrust	24 g
Linsen getrocknet	23 g		
Erbsen getrocknet	23 g		
Sonnenblumenkerne	23 g	Rindfleisch Steak	22 g
Bohnen weiß getrocknet	21 g	Schweinschnitzel	22 g

PFLANZLICH		TIERISCH	
Kräuter getrocknet	20 g	Salami	20 g
Cashewkerne	20 g	Fisch	20 g
Kichererbsen getrocknet	19 g	Schinken	19 g
Mandeln	19 g		
Lupinen	18 g		
Dinkel	17 g		
Sojabohnen gekocht	16 g		
Amaranth getrocknet	16 g		
Quinoa getrocknet	15 g		
Walnüsse	14 g	Schinkenwurst	14 g
Tofu	13 g	Ei	13 g
Haferflocken	13 g	Cottage Cheese	13 g
Haselnüsse	12 g	Leberkäse	12 g
Kidneybohnen gekocht	10 g	Topfen (Quark)	12 g
Linsen gekocht	10 g	Frischkäse	11 g
Erbsen gekocht	10 g		
Hirse getrocknet	10 g		
Buchweizen	9 g		
Roggen	9 g		

PFLANZLICH		TIERISCH	
Bohnen weiß gekocht	9 g		
Kichererbsen gekocht	8 g		
Vollkornbrot	8 g		
Amaranth gekocht	6 g		
Quinoa gekocht	5 g		
Hirse gekocht	4 g		
Pilze frisch	4 g		
Rosenkohl	4 g		
Vollkornreis	3 g	Kuhmilch	3 g
Brokkoli	3 g	Joghurt	3 g
Spinat	3 g		
Sprossen	3 g		
Kräuter frisch	3 g		
	2 g		

Abbildung 2: Eiweißgehalt von Lebensmitteln je 100 g

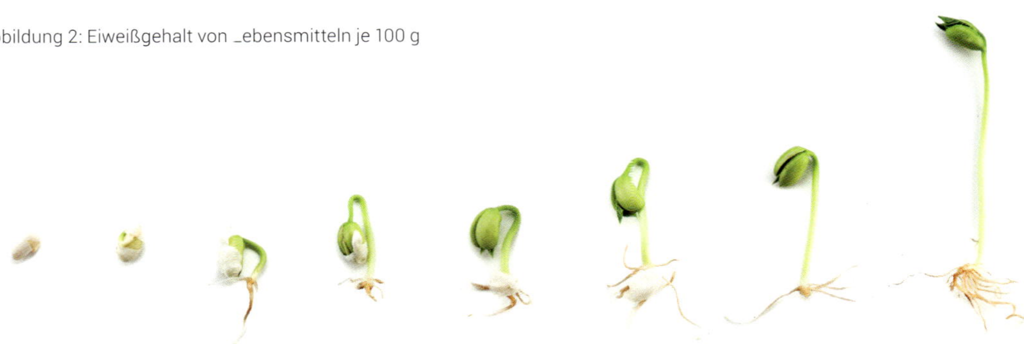

Eine Faustregel für die Umrechnung zwischen roh (getrocknet) und gegart ist bei

Getreide	Faktor 2
Hülsenfrüchten	Faktor 2,25
Amaranth, Hirse	Faktor 2,5
Quinoa, Buchweizen	Faktor 2,75[21]

Rechenbeispiel:
100 g Hirse getrocknet enthält 10 g Eiweiß
10 g / 2,5 g = 4 g Eiweiß pro 100 g in gekochtem Zustand

100 g Hirse gekocht enthält 4 g Eiweiß
4 g * 2,5 g = 10 g Eiweiß pro 100 g in getrocknetem Zustand

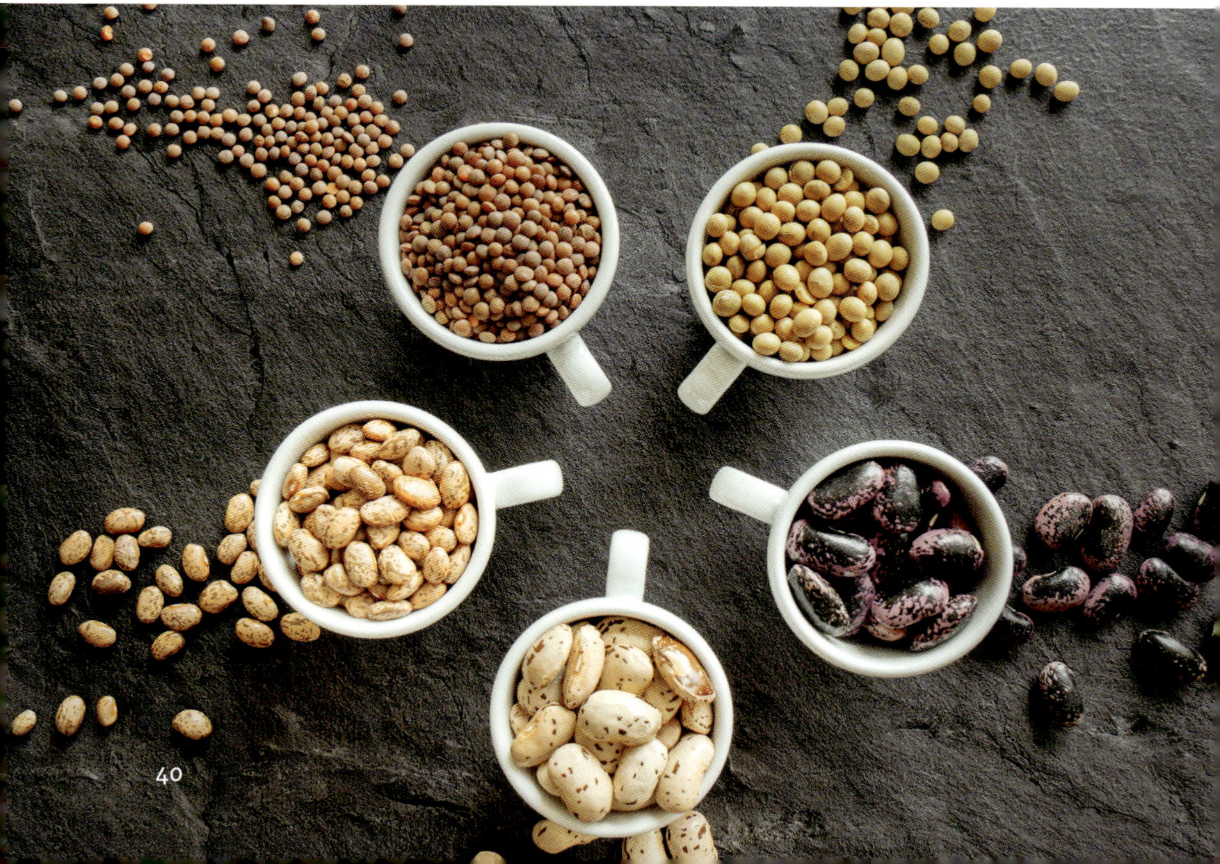

Fette

An Fett benötigen wir lt. Deutscher Gesellschaft für Ernährung maximal 30 % der täglichen Nahrungszufuhr und davon maximal ein Drittel an gesättigten Fettsäuren und zwei Drittel an ungesättigten Fettsäuren (nachfolgend kurz **FS** genannt). Wichtig ist dabei vor allem, welche Art von Fett wir zu uns nehmen, um diese Anteile zu erreichen.

Tierische Fette befinden sich in beinahe allen tierischen Lebensmitteln, enthalten Cholesterin und bestehen aus gesättigten Fettsäuren.

Wie ist das mit den gesättigten Fettsäuren?

Tierische Fette enthalten gesättigte Fettsäuren und damit auch Cholesterin. Da der Großteil der Bevölkerung viele tierische Produkte konsumiert, werden auch zu viele gesättigte FS und zu viel Cholesterin aufgenommen. Ein Zuviel davon lagert sich allerdings in den Arterien ab. Es entstehen sogenannte Plaques. Zu hohe Cholesterinwerte und hoher Blutdruck können ein Hinweis auf zu hohe tierische Fettzufuhr sein. Diese Faktoren stehen nämlich in sehr engem Zusammenhang mit Herzerkrankungen, ebenso wie zu wenig körperliche Aktivität, Übergewicht und Rauchen.[22] Aber auch das Brustkrebsrisiko geht mit einer erhöhten tierischen Fettaufnahme einher, bei pflanzlicher Fettaufnahme gibt es keinen Zusammenhang.[23]

Übrigens:
Studien belegen, dass nur 2 bis 3 % aller Krebserkrankungen auf Vererbung zurückzuführen sind.[24]

Tierische Fette sind nur unnötige Kalorien, die einen müde und dick werden lassen. Diese Fette sind fest und kleben aneinander. Sie machen die Zellmembranen fest und erschweren die Nährstoffaufnahme im Körper. Die Körperzellen leiden folglich an einem Mangel. Die Nerven verlieren an Leitfähigkeit. Das Blutfett, zu dem auch das Cholesterin gehört, steigt an, die Blutblättchen werden klebrig und lagern sich in den Blutbahnen an den Arterienwänden ab, dies ist der Beginn der Atherosklerose (umgangssprachlich auch Arterienverkalkung genannt) und all seiner negativen Effekte auf den Körper. Das Herzinfarktrisiko steigt enorm.[25]

Zudem ist der Konsens führender Ernährungsgesellschaften in Bezug auf tierisches Fett eindeutig: Alle Positionspapiere, angefangen von jenem der WHO,[26] FAO,[27] AND[28] und auch der DGE[29] empfehlen eine Reduktion des Gesamtfettanteils sowie eine ausdrückliche Reduktion des Anteils an gesättigten Fetten und damit an tierischen Produkten.

Wichtig ist für den Körper daher, ein ausgewogenes Verhältnis von gesättigten und ungesättigten Fettsäuren herzustellen. Dies kann durch eine Erhöhung des pflanzlichen Nahrungsanteils erreicht werden, da Cholesterin ausschließlich in tierischen Lebensmitteln vorkommt. Bei den pflanzlichen Fetten hingegen, den sogenannten Phytosterinen, sind es vor allem die einfach (Omega 9) und mehrfach (Omega 3) ungesättigten Fettsäuren, die uns gesund halten. Auch in Pflanzen kommen gesättigte Fettsäuren vor, aber vor allem ungesättigte Fettsäuren. Damit können wir über die pflanzliche Ernährung das für den Körper notwendige ausgewogene Fettsäuren-Verhältnis erreichen. Daher ist es empfehlenswert, sich an die pflanzlichen Fette zu halten.

Wie ist das jetzt mit dem Cholesterin?

Das Cholesterin ist eine fettartige Substanz, die in allen tierischen Zellen vorkommt sowie auch in unserem Körper. Es wird als wichtiger Baustein unserer Zellmembranen für die Bildung von Vitamin D, von Hormonen und von Gallensäure benötigt. Unser Körper produziert zu 95 % Cholesterin (Cholesterol) selbst und kann nur einen geringen Anteil über die Nahrung aufnehmen. Für den Transport des Cholesterins im Blut benötigt der Körper LDL und HDL. Das HDL (high density Lipoprotein) wirkt schützend auf die Gefäßwände. Das LDL (low density Lipoprotein) führt bei hoher Konzentration zu Gefäßverkalkungen (Atherosklerose). Cholesterin per se ist also wichtig und nötig für den Körper. Aber die Zufuhr ist nicht essenziell, da Cholesterin vom Körper selbst hergestellt werden kann.

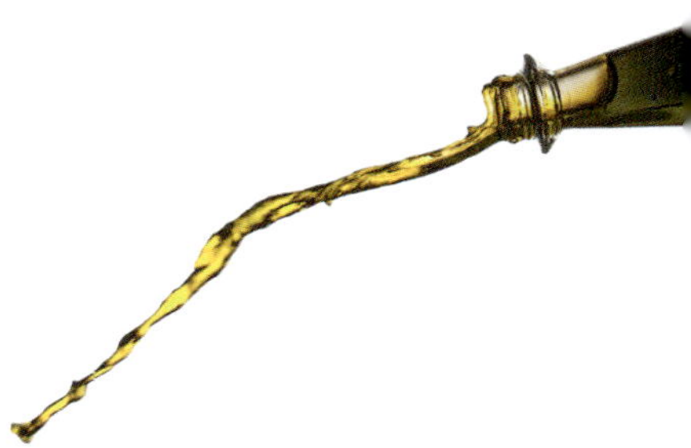

Kalt gepresste Bio Öle und ungesättigte Omega3/6/9 Fettsäuren

Ungesättigte Fettsäuren bestehen aus einfach ungesättigten Omega-9-FS sowie aus mehrfach ungesättigten Omega-6- und Omega-3-FS. Omega-6- und -9-FS nehmen wir dabei in unserer Nahrung genügend auf, sowohl über die tierische als auch über die pflanzliche Nahrung. Die Omega-3-Fettsäuren hingegen fast immer zu wenig. Dabei sind diese unter anderem verantwortlich für die Leistungsfähigkeit unseres Gehirns. Sie verbessern unser Gedächtnis, unsere Intelligenz und unsere Denk- und Lernleistung. Je mehr Omega-3-FS wir zu uns nehmen, desto besser arbeitet unsere *Festplatte*.

WEITERE GUTE EIGENSCHAFTEN VON OMEGA 3: [30] [31] [32] [33]

- es ist entzündungshemmend
- es macht das Blut fließfähiger und wirkt damit Herz-Kreislauf-Erkrankungen entgegen
- es macht die Zellwände transportaktiver
- es vermindert das Diabetesrisiko erheblich
- es wird für die Produktion von guten Gewebehormonen benötigt – diese regeln im Körper alles, vom Blutdruck über das Immunsystem bis zu den Nervenzellen
- es senkt das ungünstige LDL-Cholesterin und lässt das gute HDL-Cholesterin unberührt
- es senkt Triglyzeride (Fett)
- mit Stress kann besser umgegangen werden, unser Aggressionsverhalten sinkt
- es greift ins Zellwachstum ein und vermindert dadurch das Risiko für Brustkrebs
- Bei Kindern mit ADHS wurden verminderte Omega-3-Blutwerte gemessen. Bei Erhöhung der Zufuhr dieser FS verbesserten sich die Symptome

Was heißt 6-zu-3- und 5-zu-1-Verhältnis?

Das Omega-6-zu-3-Verhältnis sollte maximal 5 zu 1 betragen. Das heißt wir sollten maximal 5 Teile Omega-6-FS und 1 Teil Omega-3-FS zu uns nehmen. Dieses Verhältnis kann durch eine Umstellung auf ein gutes Öl ganz einfach verbessert werden. Nachstehend eine Auflistung von Ölen und deren Omega-6-zu-3-Verhältnis:

VERHÄLTNIS OMEGA-6- ZU OMEGA-3-FETTSÄUREN			
KALT GEPRESSTE ÖLE			
günstige Verhältnisse	**Anteil Omega 6**	**Anteil Omega 3**	**Rauchpunkt °C ca.**
Leinöl	1	4	100
Chiaöl	1	3	100
Rapsöl	2	1	130–190
Hanföl	3	1	120
Walnussöl	4	1	160
einigermaßen günstiges Verhältnis	**Anteil Omega 6**	**Anteil Omega 3**	**Rauchpunkt °C ca.**
Olivenöl	9	1	130–175
ungünstige Verhältnisse	**Anteil Omega 6**	**Anteil Omega 3**	**Rauchpunkt °C ca.**
Maiskeimöl	56	1	160
Kürbiskernöl	98	1	120
Traubenkernöl	132	1	130
Distelöl	150	1	150
Sonnenblumenöl	311	1	100

Abbildung 3: Verhältnis Omega-6-zu Omega-3-FS, Quelle: in Anlehnung an Rittenau, 2018[34]

Gute Öle für die kalte Verwendung

Viele Omega-3-Fettsäuren mit einem guten Omega-6-zu-3-Verhältnis enthalten also kalt gepresste Öle wie Leinöl, Chiaöl und Leindotteröl (auch Camelinaöl genannt). Auch okay durch das günstige Omega-6:3-Verhältnis sind Hanföl und Walnussöl. Diese Öle sind nur kalt zu verwenden und nicht zu erhitzen, da Omega 3 sehr hitzeempfindlich ist und beim Erhitzen schädliche Transfette entstehen würden. Unbedingt die Öle kalt und in lichtgeschützten Gläsern aufbewahren, da Omega 3 auch licht- und wärmeempfindlich ist. Die Öle würden an der frischen Luft sonst schnell ranzig werden.

Gute Öle zum Erhitzen

Zum Braten und Backen eignen sich Öle mit einem hohen Anteil an Omega 9, den einfach ungesättigten Fetten, da diese einen hohen Rauchpunkt aufweisen und somit gut erhitzbar sind. Am besten verwendest du Olivenöl, Rapsöl oder Haselnussöl. Auch Kokosöl oder Ghee (nicht vegan) lassen sich gut zum Braten und Backen verwenden. Im Gegensatz zu den anderen Ölen haben diese beiden einen hohen Anteil an gesättigten Fetten und stellen die gesunde Ausnahme aufgrund ihrer mittelkettigen Fettsäuren und leichten Verdaulichkeit dar.[35] Weitere Vorteile von Omega 9 sind die cholesterinsenkende Eigenschaft und die Beschleunigung bei der Fettverbrennung. Außerdem sind sie unter anderem verantwortlich für die Nervenleitfähigkeit, fördern die Durchblutung und sind beteiligt an der Bildung von Hormonen.

Omega 3 aus Fisch und Algen

Viel Omega 3 enthalten auch Algen und fette Kaltwasserfische wie Lachs, Makrele, Thunfisch und Hering. Nebenbei enthalten Algen und Fische auch Vitamin B12, wobei die Fische das B12 über die Algen aufnehmen. Da Fisch aber auch viel Purin enthält, ist es nur in geringen Mengen unterstützend anzusehen. Wem es nur um die Omega-3-FS, EPA und DHA geht, der kann diese durchaus anstelle von Fisch über Mikroalgenkapseln aus Zuchtbetrieben aufnehmen. Das ist definitiv ethischer, ökonomischer und unbelasteter.

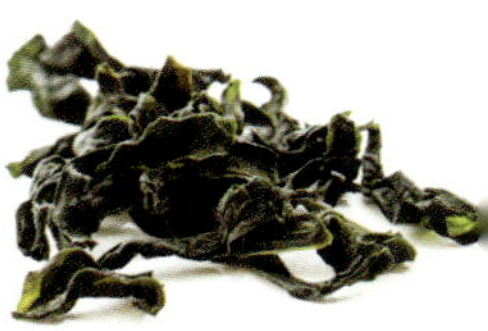

Gute Streichfette

Ein paar wenige Ausnahmen, wie die Margarine von *Vitaquell*, verwenden nicht gehärtete Öle aus Olivenöl oder Omega 3. Chia-Kokos von *Landkrone* verwendet Raps-, Chia-, Kokosöl und Sheabutter. *Bio-Alsan* verwendet Palmfett, Kokosfett und Rapsöl und *Naturli* Veganes Streichfett verwendet Kokosöl, Sheaöl und Mandelmus.

Diese Öle weitgehend reduzieren

Öle mit viel Omega-6-Fettsäuren, bei denen nur ein marginaler Omega-3-Anteil vorhanden ist, wie Sonnenblumenöl, Distelöl, Traubenkernöl, Kürbiskernöl, Mohnöl und Sesamöl, sollten deshalb nicht auf der täglichen Speisekarte stehen.

Wie ist das mit dem Rauchpunkt?

Acrolein ist ein Giftstoff, der bei starker Erhitzung von Öl entsteht. Er ist erkennbar am stechenden Geruch. Öle daher nie über den Rauchpunkt erhitzen. Zu stark erhitzte Öle unbedingt entsorgen.

Gesundheitsschädliche Transfette

Absolut zu meiden ist herkömmliche Margarine. Diese ist zum Teil gehärtet und enthält gesundheitsschädliche Transfette, die bei der industriellen Härtung von Ölen immer entstehen. Sie sind chemisch veränderte entartete Fette mit unnatürlicher Molekülstruktur. Transfette werden durch die Nahrungsaufnahme in unsere Körperzellen eingebaut und sind hochgefährlicher Abfall. Das Risiko von Diabetes und Herz-Kreislauferkrankungen steigt dadurch enorm. Die Blutfette werden negativ beeinflusst und das Herzinfarktrisiko steigt deutlich. Transfette verstecken sich in Lebensmitteln wie Croissants, Kuchen, Chips, Pommes, Brotaufstrichen, Nuss-Nougat-Aufstrichen, Margarine, Paniermehlen, Tiefkühlprodukten, Fertiggerichten und Blätterteigen.[36]

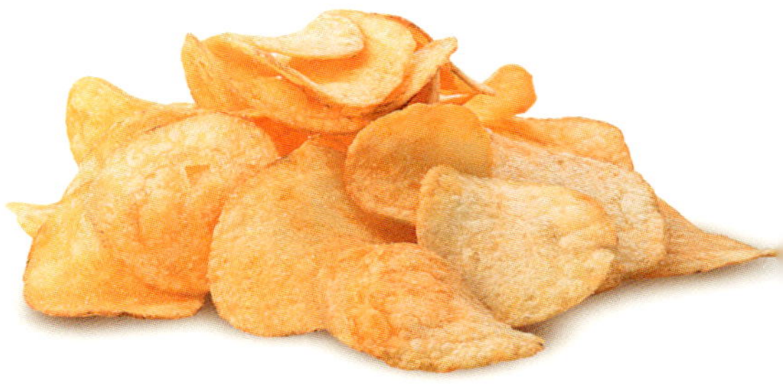

Ausflug in die Mikronährstoffkunde

Vitamine

Vitamine benötigen wir für viele Stoffwechselvorgänge im Körper. Sie werden für den Aufbau und den Schutz der Zellen, Blutkörperchen, Knochen und Zähne benötigt. Sie können Bestandteil von Enzymen sein, wirken wesentlich an der Regulation des Stoffwechsels mit und reagieren unterschiedlich auf Hitze, Sauerstoff und Säuren.

Vitamine sind essenziell

Vitamine können wir nicht selbst herstellen, daher müssen wir diese täglich über unsere Nahrung aufnehmen. Mit Ausnahme von Vitamin D, das wir hauptsächlich über die Sonne aufnehmen. Vitamin B12 stellt einen Sonderstatus dar, auf den ich später noch eingehen werde. Vitamine können sich in ihrer Wirkung ergänzen und zum Teil erst in Verbindung mit anderen Vitaminen ihre Wirkung entfalten, wie die B-Vitamine, die nur in der Vitamin-B-Gruppe wirken.

Vitamine sind empfindlich

Vitamine haben nur einen Nachteil, sie sind sehr empfindlich und mit ihnen muss behutsam umgegangen werden. Hitze, Wasser, Licht und Sauerstoff setzen ihnen zum Teil ordentlich zu.

Beim Erhitzen und Kochen werden sie teilweise oder vollständig zerstört, daher sollte darauf geachtet werden, viel Rohes zu essen oder Gemüse zu dünsten, anstatt es zu zerkochen.

Wasserlösliche Vitamine

Die wasserlöslichen Vitamine B und C gehen beim Waschen und im Kochwasser zum Teil verloren. Achte auch hier darauf, nur das unbedingt Nötige zu waschen und das Kochwasser mit zu verwenden. Bei der Zubereitung von Gemüse, Früchten und Smoothies denk daran, diese nicht lange stehen zu lassen.

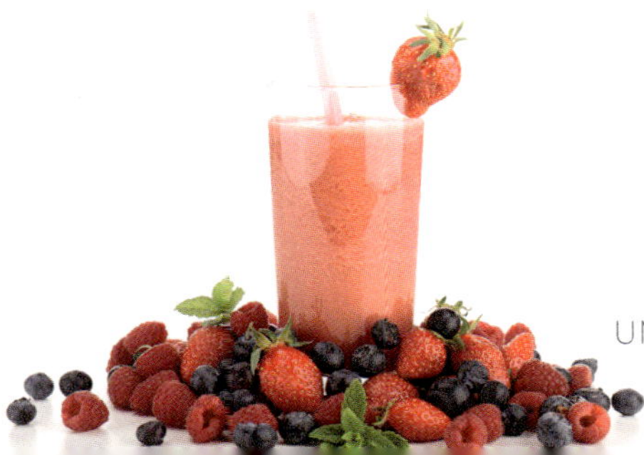

Fettlösliche Vitamine

Die fettlöslichen Vitamine A, D, E und K hingegen lösen sich, wie der Name schon sagt, nur in Fett. Daher sollten wir auch immer eine Spur gutes Fett bzw. Öl hinzufügen, wo normalerweise keines ist, wie z. B. in Obst-Smoothies, damit wir diese Vitamine auch für uns nutzbar machen und aufnehmen können. Diese fettlöslichen Vitamine können, im Gegensatz zu den wasserlöslichen Vitaminen B und C, im Körper gespeichert werden.

Ist Nahrungsergänzung mit Vitaminen sinnvoll?

Bei einer ausgewogenen vollwertigen Kost sind wir mit allen Vitaminen gut versorgt und eine Überdosierung kommt nicht vor. Vorsicht vor einer Überdosierung ist allerdings bei der Zufuhr von einzelnen Vitaminpräparaten geboten. Denn nicht bei allen Vitaminen gilt *je mehr desto besser* – dies kann sogar gesundheitlich abträglich sein.

Wer glaubt, mithilfe der Einnahme von synthetischen Multivitaminpräparaten und weiterhin üblicher Überflussernährung sich selbst ein Schnippchen zu schlagen, wird enttäuscht werden, denn dies führt leider zu keinem besseren Ergebnis als Placebos. Das haben viele Studien bestätigt, wie in *Annals of Internal Medicine* im Dezember 2013 veröffentlicht.

So deckst du deine Vitaminversorgung

Nachfolgend einige Beispiele, wie du deinen Tagesbedarf an Vitaminen decken kannst. Diese Werte schwanken jedoch, da es von mehreren Faktoren abhängt, wie viel Bioverfügbarkeit vorhanden ist, also wie viel tatsächlich aufgenommen wird. Das hängt unter anderem von der Art der Zubereitung, der Kombination von Lebensmitteln, der Frische und der Qualität ab.

Vitamin A Beta Carotin: 1 mittelgroße Karotte
Vitamin C: 1 grüne Paprikaschote oder 3 Kiwi
Vitamin K: 100 g gekochter Brokkoli oder 5 g getrocknete Petersilie

Einen super Vitamin-Boost bieten uns biologische, regionale, saisonale, vollwertige, natürliche und damit basenreiche Nahrungsmittel, ganz besonders Sprossen, von denen wir reichlich essen sollten und bei denen der Vitamingehalt durch das Keimen um ein Vielfaches ansteigt (bei Vitamin B z. B. auf das 20-Fache), sowie (Wild)-Kräuter und Algen.

Wer es verträgt, nimmt viel rohe Kost zu sich, auch in Form von Salaten, frischem, reifem Obst und Gemüse ohne langer Lagerung, und vor allem schonendem Garen.

Achte darauf, Lebensmittel nicht zu zerkochen, da dabei auch die Enzyme zerstört werden.[37]

Vitamine sind ausgesprochen wichtig, um unter anderem in Verbindung mit den Mineralstoffen unseren Stoffwechsel bestmöglich zu unterstützen und einen reibungslosen Ablauf aller chemischen Vorgänge im Körper sicherzustellen.

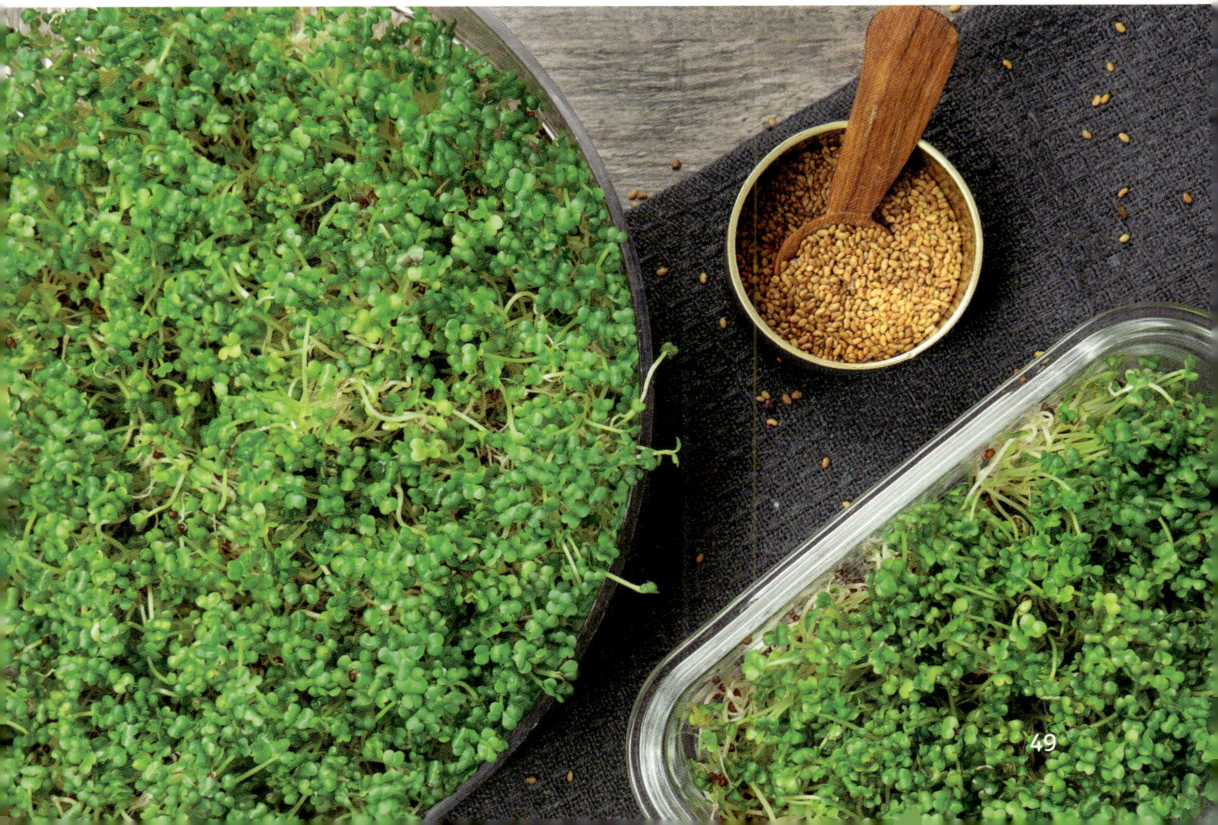

Exkurs Vitamin B12

In diesem Zusammenhang möchte ich noch auf das Thema Vitamin B12 eingehen. Nehmen wir mit dieser Ernährungsform überhaupt genügend B12 zu uns?

Wie wird Vitamin B12 gebildet?

Vitamin B12 wird von im Erdboden und auf Pflanzen lebenden Mikroorganismen, also Bakterien erzeugt und befindet sich daher auf Bodenpflanzen, Pilzen, Gemüsen, Obst, Gräsern usw., die sich in Bodennähe befinden und mit Erde in Kontakt kommen.

Wie kommen wir zu Vitamin B12?

Über unsere Nahrungskette gelangen wir entweder direkt oder indirekt zu Vitamin B12. Direkt können wir das Vitamin über ungewaschene oder nicht peinlich sauber gewaschene Lebensmittel aufnehmen, aber auch durch fermentiertes Gemüse, wie etwa Sauerkraut. Indirekt wird B12 über die pflanzliche Nahrung von den Tieren aufgenommen und gelangt anschließend durch den Verzehr von tierischen Produkten in unseren Körper. Der Löwenanteil wird dabei fast ausschließlich über tierische Produkte aufgenommen.

Das Gemüse und Obst, welches wir in Supermärkten zu kaufen bekommen, ist meist bereits perfekt gereinigt und wird oft vakuumiert angeboten. Daher weist dieses so gut wie kein Vitamin B12 mehr auf. Es befindet sich ja nur auf nicht keimfrei gewaschenen bzw. auf ungewaschenen Bodenpflanzen und Gemüsen. Diese Quelle ist also unsicher. Wer einen eigenen Garten hat, kann sich glücklich schätzen. Nichtsdestotrotz ist der Anteil des Vitamins B12, der über Gemüse aufgenommen werden kann, sehr gering.

Die Literatur scheint nun der Chlorella Alge bioverfügbares B12 in relevanten Mengen zu bescheinigen, wenn sie richtig angebaut wird. Eine Supplementierung über Algen wäre daher möglich. Weitere Untersuchungen müssen diese Auswertung noch festigen, aber eine Tendenz ist abzusehen.[38]

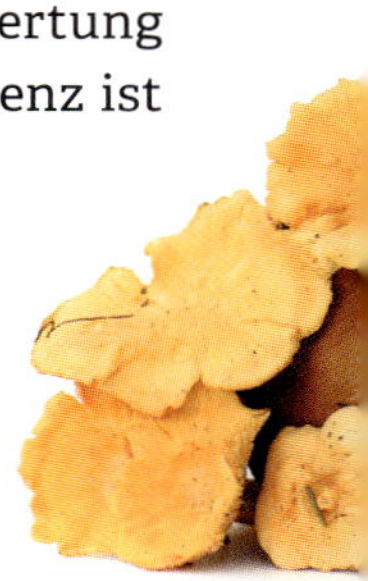

Bei den Tieren ist es so, dass der Großteil der Tiere, die gegessen werden, nicht mehr auf der Weide anzutreffen ist, wo sie frisches Grün erhalten würden oder im Winter gutes Heu, mit dem sie Vitamin B12 aufnehmen könnten. Anstatt dessen erhalten sie Silage, Soja, Maissilage oder Biertreber. Daher bekommen viele von ihnen in der industriellen Tierhaltung eine Vitamin-B12-Ergänzung und nehmen B12 nicht mehr auf natürlichem Wege zu sich. Sozusagen wird auch in der Tierhaltung supplementiert.

Und dann gibt es noch bestimmte Personengruppen, die eine eingeschränkte Aufnahmefähigkeit haben, sei es durch eine Darmerkrankung, gewisse Medikamente oder Alkohol. Auch im Alter nimmt die Fähigkeit ab, Vitamin B12 aufzunehmen.

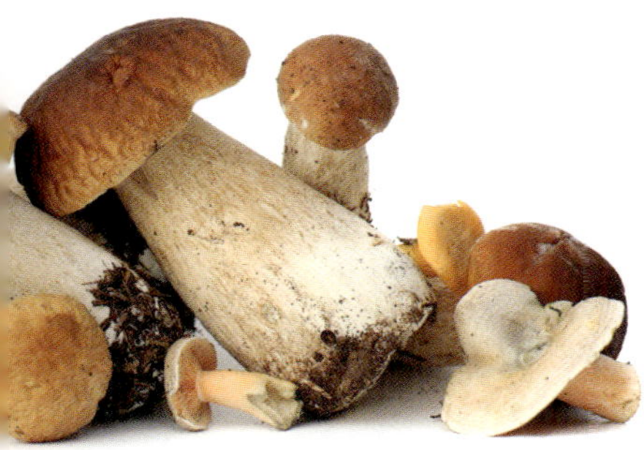

Wie misst man den B12-Stand?

Zum Testen reicht es erst mal, den Gesamt-B12-Stand mit einem Serumtest zu messen. Dieser wird im Regelfall vom Hausarzt kostenlos durchgeführt. Dabei wird allerdings alles gemessen, aktives und unverfügbares B12.

Bei diesem Test besteht unter 200 ng/l ein Mangel, über 400 ng/l besteht keiner, dazwischen befindet man sich im Graubereich – dann misst man am besten mit einem MMA (Methylmalonsäure)-Test genauer nach. Es ist auch ein Holo-TC (Holotranscobalamin)-Test möglich, der nur das aktive B12 misst und damit auch bereits beginnende Mängel erfassen kann. Dieser Test ist am genauesten, muss allerdings selbst bezahlt werden. Wenn hier der Wert zwischen 35 und 50 pmol/l liegt, ist man im Graubereich und man sollte mit einem MMA-Test genauer testen.

Es kann aber auch gleich ein sicherer MMA-Test durchgeführt werden, der über den Urin gemessen wird. Hier wird indirekt das aktive B12 über den MMA-Spiegel ermittelt. Auch dieser ist selbst zu bezahlen und kostet in etwa das gleiche wie der Holo-TC-Test.

B12 supplementieren?

Es ist generell bei allen Ernährungsformen zu empfehlen, in größeren Abständen die B12-Werte vom Arzt überprüfen zu lassen, um eine sichere Aufnahme zu gewährleisten. Eine Ergänzung durch B12 ist auf jeden Fall zu empfehlen und auch anzustreben, da ein gravierender B12-Mangel irreversible neurologische Schäden, wie Gefühlsstörungen in den Extremitäten, Gangunsicherheit, Nervenleitungsstörungen, nachlassende kognitive Fähigkeiten, Depressionen und reduzierte Konzentrationsfähigkeit nach sich ziehen kann.

Es stellt sich daher die Frage: Wenn schon ergänzen, warum dann über den Umweg der Tiere und nicht direkt über Nahrungsergänzungen?

Ein Detail am Rande: Laut Umfrage der Nationalen Verzehrstudie II supplementieren knapp 30 % der Befragten mit Vitaminpräparaten. Wenn man davon ausgeht, dass es in etwa 1 % Veganer und 10 % Vegetarier gibt, scheint durchaus auch ein omnivorer Anteil Ergänzungen zu sich zu nehmen.[39]

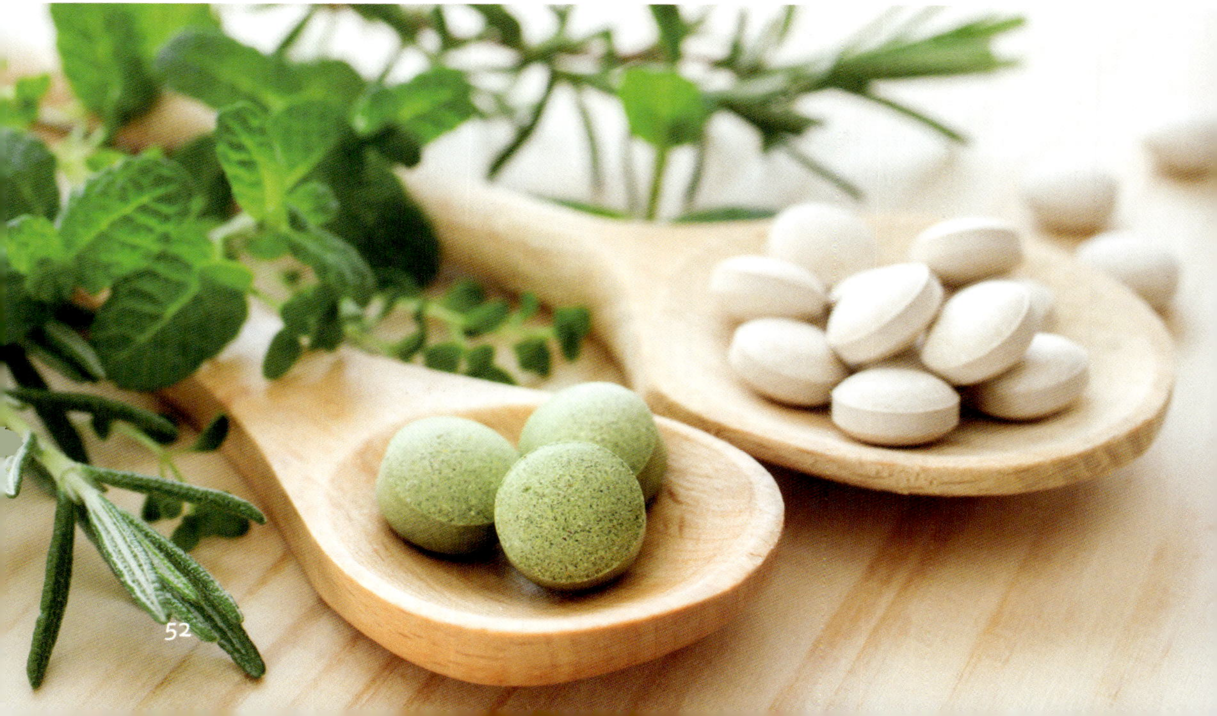

Mineralstoffe und Spurenelemente

Die Mineralstoffe und Spurenelemente sind das A und O in der basenreichen Kost und unterscheiden sich nur durch die Menge, die wir benötigen. Sie enthalten die notwendigen basischen Mineralstoffe, um Säuren aus dem Körper ausscheiden zu können. Sie aktivieren den Stoffwechsel und unser Immunsystem, regulieren unter anderem den Wasser- und Hormonhaushalt, beeinflussen den Blutdruck, sind an Herz- und Muskeltätigkeit beteiligt, unterstützen die Nervenzellen, spielen bei der Zellteilung eine Rolle, sind wesentliche Bestandteile im Blut und in den Knochen und dienen als lebenswichtige Bausteine und Regelstoffe im Körper. Auch sie müssen über die Nahrung zugeführt werden, da unser Körper sie nicht selbst herstellen kann. Vorsicht ist auch hier vor Überdosierung durch Mineralstoffpräparate geboten.

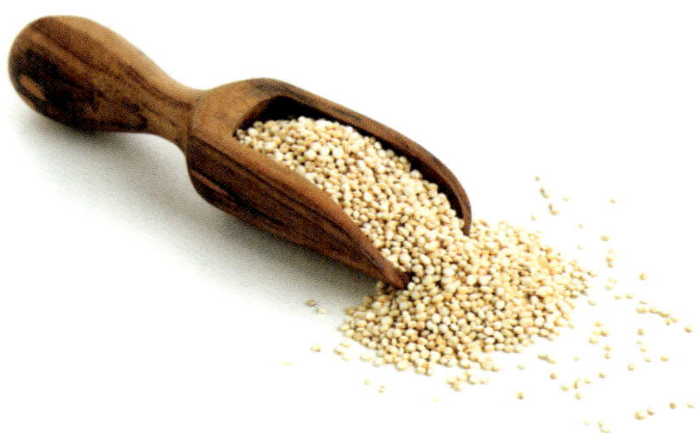

Die optimale Mineralstoffaufnahme

Mineralstoffe sind nicht so empfindlich wie Vitamine, ein Teil geht aber dennoch bei der Zubereitung der Nahrung ins Wasch- und Kochwasser über. Lebensmittel daher möglichst unzerkleinert und so kurz wie möglich waschen, möglichst dünn schälen, das Kochwasser mitverwenden und mit möglichst wenig Flüssigkeit garen. Dünsten und dämpfen ist besser als kochen. Die Aufnahme der Mineralstoffe hängt auch davon ab, wie sie mit anderen Mineralstoffen und Vitaminen kombiniert werden. Eisen wird z. B. nur in Verbindung mit Vitamin C richtig gut aufgenommen, ein Zuviel an Natrium bedingt wiederum ein Fehlen von Kalium. Die Bedingungen und Prozesse sind ein kompliziertes Wechselspiel untereinander. Um optimal mit Mineralstoffen und Spurenelementen versorgt zu werden, ist daher das Augenmerk auf eine ausgewogene Ernährung sehr wichtig.

Du kannst deinen Tagesbedarf an Mineralstoffen z. B. decken mit:

Kupfer: 100 g Cashewnüsse
Mangan: 200 g Quinoa ungekocht

Ein Lebensmittel beinhaltet aber immer eine Reihe an Mineralstoffen, Spurenelementen und Vitaminen. Daher ist es die Kombination aus unterschiedlichen Nahrungsmitteln mit hoher Vitalstoffdichte, die uns bestmöglich versorgt.

Industriell verarbeitete Lebensmittel enthalten jede Menge Industriezucker, Industriefett und Zusatzstoffe und kaum Mineralstoffe und Vitamine. Wer sich überwiegend von vorgefertigter Nahrung, aufgewärmtem Kantinenessen, Frittenbuden, Weißbrot, Mehlspeisen und Süßigkeiten ernährt, betreibt Raubbau an seinem Körper, seiner Gesundheit und beschleunigt den Alterungsprozess![40]

Mineralstoffe als Basenlieferanten

Mineralstoffe als Basenlieferanten sind also außerordentlich wichtig, um dem Körper genügend Basen zur Verstoffwechslung der Säuren zuzuführen und nicht Raubbau an unserem Körper durch Abbau der Mineralstoffdepots zu betreiben.

Sekundäre Pflanzenstoffe

Die sekundären Pflanzenstoffe sind nicht essenziell, also nicht für das Überleben notwendig und kommen, wie der Name schon sagt, nur in pflanzlichen Lebensmitteln vor. Auch wenn sie nicht essenziell sind, haben sie dennoch einen wesentlichen Einfluss auf eine Vielzahl von Stoffwechselprozessen. Die Anzahl an sekundären Pflanzenstoffen, die in der menschlichen Nahrung vorkommt, wird auf bis zu 10.000 geschätzt. Davon sind bisher nur wenige bekannt und erforscht.

Beispiele dafür sind Carotinoide, Phytosterine, Saponine, Sulfide, Terpene, Chlorophyll, Phytinsäure, Phytoöstrogene, Polyphenole und viele mehr. Sie dienen den Pflanzen unter anderem als Fraßschutz, Wachstumsregulatoren, Farb-, Duft- und Geschmacksstoff. Obwohl wir diese Pflanzenstoffe nur in sehr geringen Mengen zu uns nehmen, haben sie sehr wichtige Aufgaben in unserem Körper. Sie wirken unter anderem antimikrobiell (schützen vor Bakterien), antikanzerogen (schützen vor Krebs), antioxidativ (schützen vor freien Radikalen), entzündungshemmend, Cholesterin senkend und Blutdruck regulierend.

Damit wir in den Genuss dieser pharmakologischen gesundheitsfördernden Wirkungen kommen, brauchen wir nichts weiter zu tun, als möglichst viele pflanzliche Lebensmittel, wie Gemüse, Obst, Vollkornprodukte, Hülsenfrüchte und Nüsse, zu uns zu nehmen. Und die finden wir ausreichend in der basenreichen Kost.[41]

Warum ausreichend Enzyme so wichtig für unsere Gesundheit sind

Ohne Enzyme geht gar nichts

Egal ob wir denken, sprechen, atmen, essen, verdauen oder uns bewegen, immer sind Stoffwechsel- und Verdauungsenzyme daran beteiligt. Sie sind 24 Stunden am Tag im Einsatz und als Auf- und Abbautrupps zuständig, unsere Gesundheit und Ausgewogenheit im Körper zu erhalten. Sie sind die Katalysatoren, komplexe Proteinmoleküle, die unsere Nahrung in noch kleinere Bausteine aufspalten und die mit dem Schlüssel-Schloss-Prinzip dafür sorgen, dass wir die Nährstoffe in unserem Körper überhaupt aufnehmen können. Nur wenn der Schlüssel ins Schloss passt, also nur wenn das passende Enzym vorhanden ist, kann der jeweilige Nährstoff aufgespalten werden. Sie sind an allen chemischen Reaktionen im Körper beteiligt, wie der Regeneration der Zellen, der Beseitigung von Abfallstoffen und Giften und sie unterstützen das Immunsystem. Ohne Enzyme wäre kein Stoffwechsel möglich.

Körpereigener Enzymvorrat

Leider kommen wir aber nur mit einem begrenzten körpereigenen Enzymvorrat auf die Welt. Und je verschwenderischer wir mit diesem Vorrat umgehen, etwa durch ungesunde Ernährung und Lebensweise, umso früher ist er verbraucht.[42]

Lebensmittel, wie Fast Food, Fertiggerichte, chemisch behandelte Lebensmittel, Zusatzstoffe, Alkohol, Stress, aber auch Medikamente verursachen großen Schaden durch

Übersäuerung, wodurch körpereigene Enzyme für die Beseitigung der Säuren benötigt werden. Daher sollten wir nicht achtlos mit unserem begrenzten Enzymvorrat umgehen.

Körperfremder Enzymvorrat

Die gute Nachricht: Enzyme befinden sich nicht nur in unserem Körper, sondern auch in frischen, rohen, ungekochten Nahrungsmitteln. Wir können sie uns also auch zuführen. Diese Nahrungsenzyme haben die Aufgabe, die Nahrung vorzuverdauen und entlasten damit die körpereigenen Enzyme, die dadurch mehr Ressourcen für anderweitige Aufgaben zur Verfügung haben, wie die Unterstützung des Immunsystems oder die Regeneration von Zellen.

Hitze vertragen Enzyme gar nicht

Achtung! Enzyme sind hitzeempfindlich und werden beim Erhitzen auf über 42 °C zerstört. Eine möglichst vollwertige, abwechslungsreiche Kost mit einem hohen Anteil an frischen rohen oder nur sehr schonend zubereiteten Lebensmitteln (Gemüse, Salat, Früchte) ist daher wichtig, um ausreichend Enzyme zu erhalten.

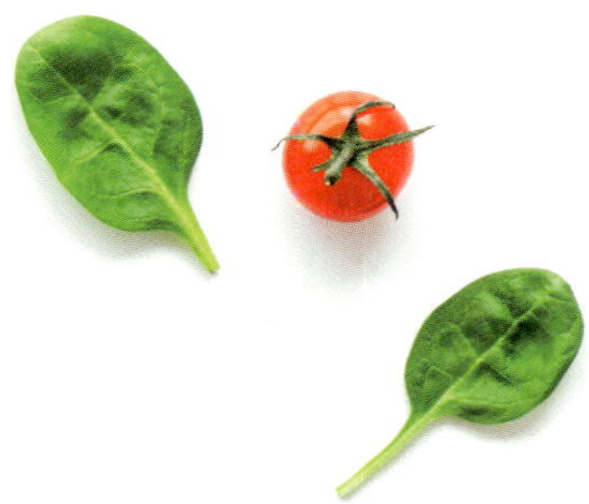

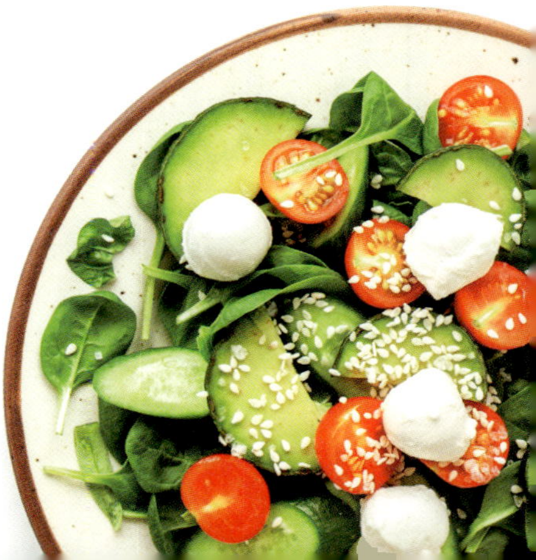

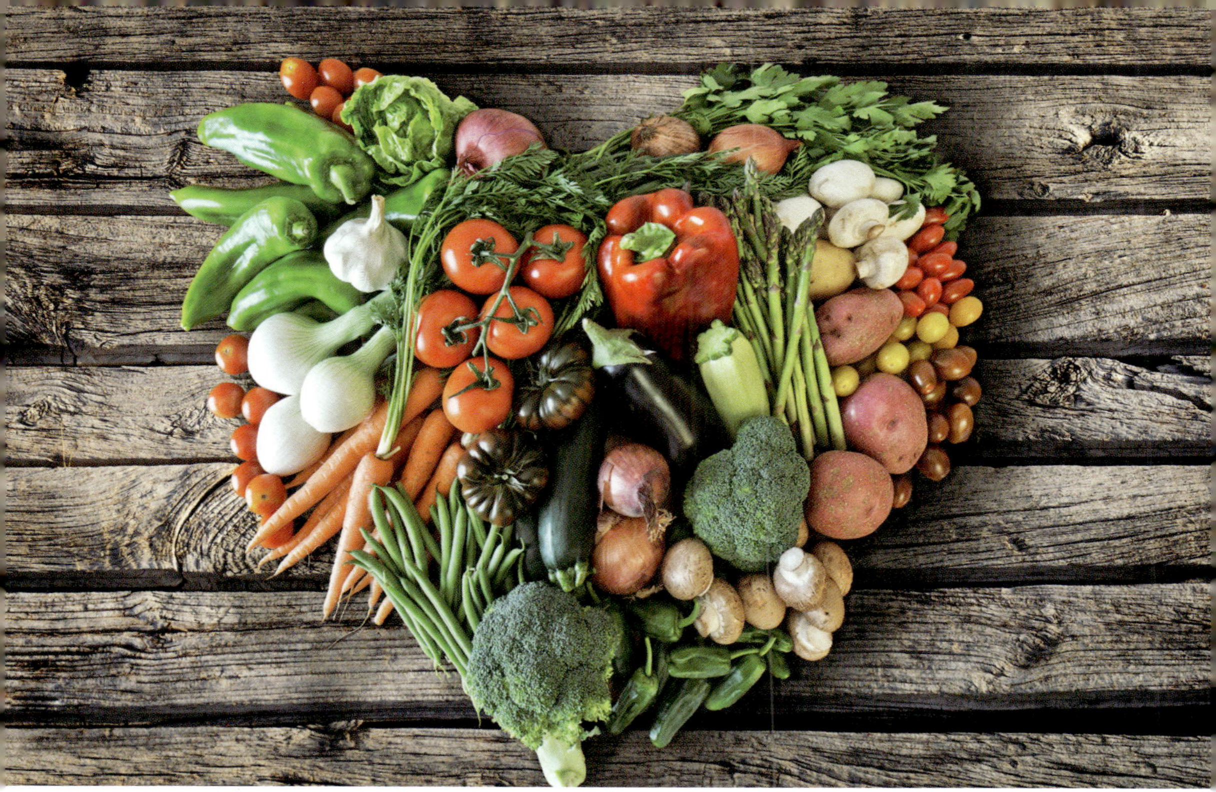

BENEFITS DER BASENREICHEN ERNÄHRUNG

Hippokrates sagte bereits: „Eine natürliche Ernährung, ausreichende körperliche Aktivität und Maßhalten in allen Dingen des Lebens sind das beste Rezept, um in Gesundheit alt zu werden."

Zuerst klären wir daher die Frage, wozu soll ich überhaupt meine Ernährung auf eine basenreiche umstellen? Was bringt mir denn das? Dazu muss ich ein wenig ausholen …

Schlacken ausscheiden und ins Säure-Basen-Gleichgewicht kommen

Wie wir Säuren in unseren Körper hineinbekommen, wissen wir ja jetzt bereits. Wie bekommen wir diese aber wieder aus dem Körper hinaus? Geht das überhaupt?

Ja, das ist möglich, nämlich mit **basenreicher Ernährung**. Wenn wir dem Körper mehr Basen als Säuren zuführen, ist es ihm möglich, die zugeführten Säuren zu neutralisieren sowie die bereits im Körper vorhandenen abgelagerten Säureschlacken loszuwerden.

Nieren und **Leber** haben nur eine begrenzte Tageskapazität an Entgiftungsmöglichkeit. Daher ist es wichtig, dauerhaft mehr Basen als Säuren zuzuführen, um auch langfristig alte Schlacken aus dem Körper ausscheiden zu können.

Über die **Lunge** können wir ebenfalls Säuren ausscheiden. Daher ist Bewegung sehr hilfreich, um ins Gleichgewicht zu kommen und darin zu bleiben. Je mehr **Ausdauersport** wir betreiben, umso mehr Säuren werden abtransportiert.

Auch die Haut kann Säuren abgeben: Regelmäßiges Schwitzen, wie in der Sauna zum Beispiel, hilft uns daher, ebenfalls ins Säure-Basen-Gleichgewicht zu kommen und darin zu bleiben.

All diese Schlacken gilt es, aus dem Körper zu bekommen, um uns fit und vital zu fühlen, uns ins Säure-Basen-Gleichgewicht zu bringen und durch die dauerhafte Zufuhr von ausreichend Basen dies auch zu erhalten. Damit unterstützen und stärken wir hervorragend unser Immunsystem und unseren Stoffwechsel und sind bestens gegen Krankheiten gewappnet.

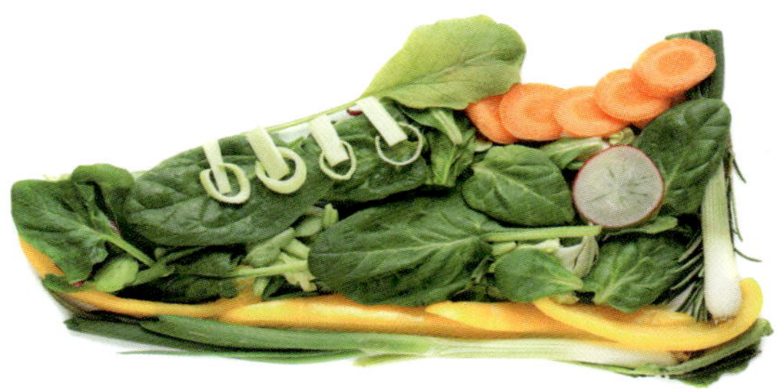

Mineralstoffdepots auffüllen

Ein weiterer wichtiger Faktor ist, die unter Umständen bereits reduzierten Mineralstoffdepots wieder aufzufüllen. Mineralstoffe lagert der Körper unter anderem in den Knochen, Zähnen, Nägeln, Knorpeln, Sehnen und am Haarboden ein.

Ungewöhnlicher Haarausfall ist oft eine Folge der bereits reduzierten Mineralstoffdepots am Haarboden. Kalzium für die Knochen ist dabei ausgesprochen wichtig zur Vorbeugung und zum Schutz gegen Osteoporose.

Diese Depots gilt es zu füllen, um bei erhöhter Säurebelastung, z. B. bei Krankheit, ideal dagegen gewappnet zu sein.

Abnehmen und sich wohlfühlen

Isst dich nur zu 80 % satt

Wer gerne richtig abnehmen möchte, ist gut darin beraten, die Portionsgrößen unbedingt zu beachten. Iss dich auch nur zu 80 % satt. Das Sättigungsgefühl tritt erst etwas später nach dem Essen ein, da die Information *ich bin satt* nicht sofort im Gehirn ankommt.

Verzichte auf die Nachspeisen

Wenn es für dich wichtig ist abzunehmen, solltest du während des Basenfastens generell auf Nachspeisen verzichten. Auch in der basenreichen Ernährung solltest du so lange darauf verzichten, bis du das Gefühl hast, jetzt passt das Gewicht für dich. Damit erreichst du dein Ziel natürlich schneller.

In Maßen, nicht in Massen

Da du in der basischen und basenreichen Kost ohnehin keinen Zucker zu dir nimmst, der den Insulinspiegel stark nach oben treibt, wirst du sehen, dass du ganz schnell auch kein Verlangen mehr nach Süßem hast. Somit wird dir die Schokolade oder Süßspeise gar nicht fehlen.

Ansonsten gilt: Die Nachspeisen in Maßen, nicht in Massen.

Fett sparsam verwenden

Verwende Öl sehr sparsam. Fett hat die doppelte Menge an Kalorien wie Eiweiß und Kohlenhydrate. Fett ist zwar ein Geschmacksträger, aber auch ein *Fettpolsterträger*. Wenn du abnehmen möchtest, solltest du die Ölangaben in den Rezepten als Maximum sehen. Weniger geht natürlich immer.

Man kann anstatt mit Öl oder Fett auch mit Wasser *anbraten*. Die Zwiebel z. B. wird dann eben angedünstet anstatt angebraten und man kann ganz einfach Kalorien sparen.

Wie wäre es mit Intervallfasten?

Du kannst das Abnehmen noch verstärken, indem du eine Art Intervallfasten einbaust. Nimm das Abendessen nicht nach 18 Uhr zu dir und frühstücke erst, wenn du Hunger hast, aber nicht vor 8 Uhr. Dann hast du bereits ein essensfreies Intervall von wenigstens 14 Stunden. In dieser Zeit kann der Körper regenerieren und kommt in einen beschleunigten Fettabbau wie beim Fasten. Bist du generell kein Freund vom Frühstück, kannst du auch darauf verzichten und erst später essen und mit der Jause (Brotzeit) oder dem Mittagessen starten. Dann hast du ein Intervallfasten von 16 oder mehr Stunden.

Verlängere das Basenfasten auf bis zu 10 Wochen

Wenn es dir ums Abnehmen geht, verlängere die Basenfastenwoche auf bis zu 10 Wochen und stelle erst anschließend auf die basenreiche Kost mit der 80:20 Regel um, da du in der Fastenzeit mehr Gewicht verlierst als in der anschließenden Kost.

Noch mehr Bewegungseinheiten

Zudem solltest du die täglichen Bewegungseinheiten auf wenigstens 45 Minuten erhöhen. So purzeln die Pfunde nach und nach von ganz allein. Benötigst du zusätzlich Hilfe zur Umstellung auf basenreiche Kost bzw. beim Abnehmen, kannst du dich gerne an mich wenden: *info@basenreich.at.*

Dauerhaft regelmäßige Bewegung

Wenn du dein Wunschgewicht erreicht hast, kannst du wieder Nachspeisen einbauen und musst nicht mehr Intervallfasten. Ich würde dir aber aus Erfahrung raten, die regelmäßigen Sporteinheiten weiterhin zu betreiben. Idealerweise hast du einen Sport gefunden, der dir langfristig Freude macht. Regelmäßige Bewegung ist enorm wichtig, nicht nur um sich ab und an einen Ausrutscher leisten zu können, sondern auch um die Muskeln und unseren Bewegungsapparat zu trainieren und uns körperlich fit und beweglich bis in hohe Alter zu halten.

Wer an Übergewicht leidet, leidet oft auch an körperlichen Beschwerden wie Bluthochdruck, Gelenkbeschwerden und verminderter Leistungsfähigkeit. Durch die Gewichtsabnahme verschwinden viele dieser körperlichen Beschwerden meist von selbst. Ein zusätzlicher Benefit!

Dauerhaft schlank

Eine basenreiche gesunde Ernährung besteht aus komplexen Kohlenhydraten, gesunden Fetten und hauptsächlich pflanzlichen Eiweißen, worauf ich im Kapitel **Makro- und Mikronährstoffe** bereits eingegangen bin. Mit diesen Zutaten ist der Körper im Gleichgewicht und ein Zunehmen so gut wie unmöglich. Halte dich an die Lebensmittel in der Säure-Basen-Tabelle mit einem Verhältnis 80:20 (80 % basische Lebensmittel und 20 % gute Säurebildner) oder wenigstens über 50 % basisch. Kannst du dich mal nicht daran halten, dann iss dich nur zu 80 % satt und nimm reichlich Salat dazu, dann bist du auf der sicheren Seite. Bedenke aber unbedingt auch die Getränke. Alkohol ist purer Zucker und wird in Fett umgewandelt. Wer Alkohol trinkt, sollte auf jeden Fall am nächsten Tag einen 100 % basischen Tag einschieben und eine extra Sporteinheit.

Unbedingt vermeiden solltest du, dauerhaft gepresste Fruchtsäfte zu dir zu nehmen. Darin sind viele Kalorien enthalten und sie belasten zudem die Bauchspeicheldrüse sowie die Leber massiv durch den hohen Fructoseanteil.

Dauerhaft gesund und vital

Da fast alle Stoffwechselvorgänge im Organismus mit Säuren und Basen zusammenhängen, zeigen sich die Benefits und Vorteile einer basenreichen Kost in vielerlei Hinsicht. Hier sind ein paar genannt:

ALLGEMEIN

- Verbesserung der Konzentration, der Aufmerksamkeit und der Laune
- Fitter und energiegeladener im Alltag
- Verbessertes Wohlfühlgefühl
- Kein Verlangen nach Süßem
- Keine Müdigkeit und Abgeschlagenheit nach dem Essen
- Guter Schlaf und weniger Schlafbedürfnis
- Kleine Wehwehchen verschwinden
- Vorbeugung von Mangelerscheinungen
- Verbesserung des Allgemeinzustandes
- Gut funktionierender Stoffwechsel und starkes Immunsystem zum Schutz vor Krankheiten
- Senkung des Diabetes-, Allergie-, Krebs- und Herzinfarktrisikos
- Erhöhung der Lebenserwartung

GELENKE

- Schutz vor Rheuma, Gicht und chronischen Entzündungen[43]

HAUT UND GEWEBE

- Schutz vor Wassereinlagerung und Cellulitis
- Verbesserung des Hautbildes

KNOCHEN

- Vorbeugung vor Mineralstoffentzug und damit Osteoporose

KOPF

- Vorbeugung vor Kopfschmerzen und Migräne

MUSKELN

- Reduzierung von Muskelschwund und Verletzungsrisiko

Natürlich aber wie bei allem, ohne Fleiß kein Preis. Je mehr du dich an die Vorgaben hältst, umso eher wird es dir dein Körper danken und zeigen.

Klimaschutz

Ja richtig, mit einer vorwiegend pflanzlichen Ernährung schützt du zudem das Klima. Etwa ein Viertel des laufenden CO_2-Ausstoßes kommen aus der Tierhaltung, vor allem aus der Rinderhaltung.

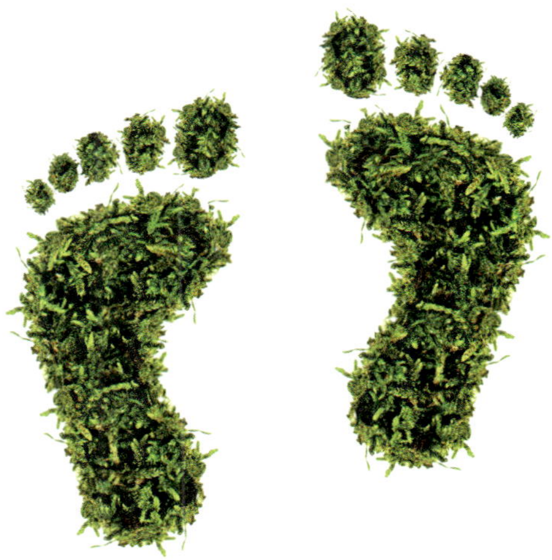

Gegen den Kollaps des Weltklimas ist die Umstellung auf eine vorwiegend pflanzliche Ernährung daher unumgänglich. Somit kannst du mit deinem persönlichen ökologischen Fußabdruck zur Verminderung des Klimawandels beitragen.

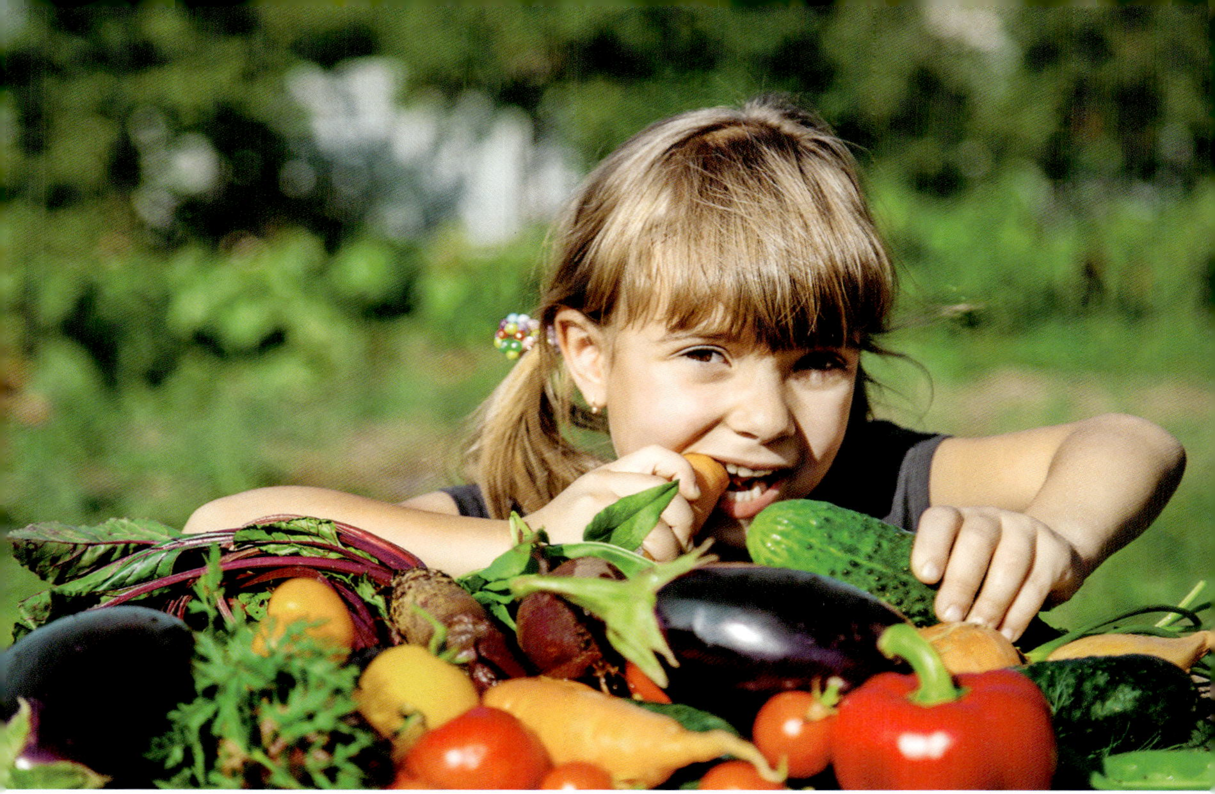

HÜRDEN

Herausforderung Kinder

Ist eine basenreiche Ernährung auch für Kinder geeignet?

Ja, viel Obst und Gemüse sowie ausreichende Mengen Eiweiß sind die aktuellen Empfehlungen für Kinder im Wachstum und stimmen mit der basenreichen Kost überein.

Generell gilt, je früher die Kinder an gesunde Ernährung gewöhnt sind und man selbst gutes Vorbild ist, desto besser wird es auch von den Kindern angenommen. Wenn sie es nicht anders kennen, ist es für sie auch normal so.

Nicht gleich aufgeben, sondern neue Nahrungsmittel anbieten und sich überraschen lassen, welche Vorlieben die Kinder haben und was sie gar nicht mögen.

Mithelfen

Wenn deine Kinder mit Gemüse nicht so die große Freude haben, probiere doch mal Folgendes: Lass die Kinder bei der Zubereitung des Gemüses mithelfen. Was man selbst kocht, schmeckt besonders lecker. Nebenbei macht es den Kindern Spaß, mitzuhelfen und zuzusehen, wie ihr Gemüse vorher – nachher schmeckt.

Sprossen sind wahre Nährstoffbomben. Kindgerecht verpackt als Babygemüse stärken sie den Körper und machen große, kräftige Muskeln. Gemeinsam mit den Kindern aus Samen Babygemüse zu ziehen bereitet ihnen Freude und sie lieben es, ihre in nur ein paar Tagen selbst gezogenen Sprossen auf Brote und über Salate zu streuen. Experimentiere mit den Kids und findet eure Lieblingssorten. Für den Anfang empfehle ich Alfalfa, Brokkoli oder Kresse, die sind geschmacklich sehr mild und neutral.

Auch Smoothies sind ideal, mit den Kindern gemeinsam kreative, geschmacklich gute Kombinationen zu finden. Bananen oder Orangen als Basis kommen immer gut an, kombiniert mit etwas grünem Salat, Spinat oder am Waldrand selbst gepflücktem Spitzwegerich oder Brennnesseln für den Anfang. Obst aber bitte nur so viel, wie es auch als Ganzes gegessen werden kann.

Ihr könnt Gemüse auch Namen geben, eine Geschichte dazu erzählen und sie anschließend gemeinsam mit den Kindern zubereiten. Das Gemüse am besten in unterschiedlichen Farben wählen, z. B. Karotten und Brokkoli. Schneidet es in kleine mundgerechte Stücke. Nehmt einen kleinen Topf und gebt auf der einen Seite die Karotten und auf der anderen Seite den Brokkoli hinein. Das eine sind die Mädchen, das andere die Buben. Denkt euch eine Geschichte aus.

Wie wäre es mit: Ein Brüderlein und ein Schwesterlein verstecken sich gemeinsam in einer Höhle (Topf) oder beide kommen aus verschiedenen Ländern und sind nun gemeinsam in diesem Topf.

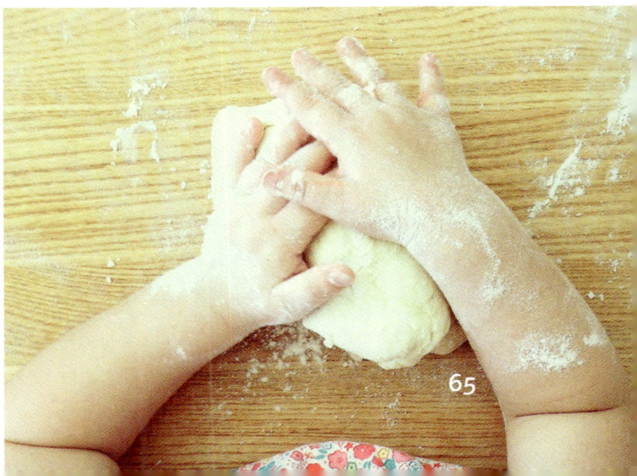

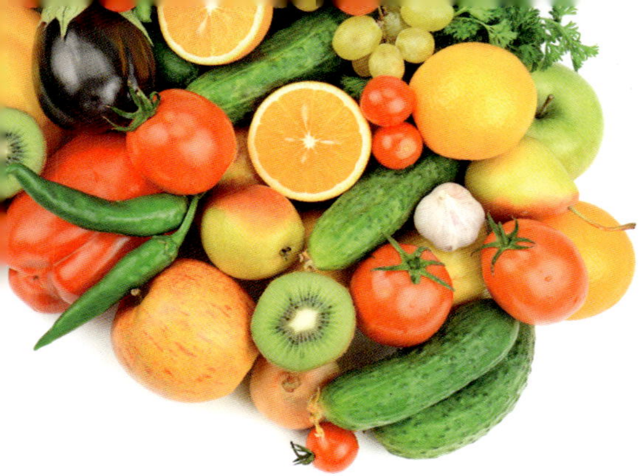

Obst und Gemüse

Zum Frühstück ganz selbstverständlich Obstfrühstück vorbereiten, ein paar Blätter grüne Kräuter dazulegen (Zitronenmelisse und Basilikum sind immer gern gesehen) und mittags ungefragt immer Salat dazustellen. Dabei wird, wie es bei meinen Kindern der Fall war, schon vor dem Essen davon gegessen. Vor allem auch die Kinder in die Zubereitung mit einbeziehen. Das macht allen Spaß und was selbst zubereitet wurde, schmeckt doppelt so lecker.

Wer gar kein Gemüse mag, sollte es mal mit pürieren versuchen. Püriertes Gemüse in die Sauce vermischt, verschwindet wunderbar. Vor allem Karotten und Tomaten gehen immer. Wichtig sind auch grüne Gemüse wegen ihrer hervorragenden Inhaltsstoffe. Gurkensalat oder grünen Salat mögen die meisten Kinder. Aber immer gilt die Devise, nicht zwingen, sondern spielerisch anbieten.

Nudeln und Reis

Vollkornnudeln und -reis kommen bei Kindern meist nicht so gut an – allein schon der Farbe wegen. Am besten akzeptiert werden Nudeln aus Mais, Reis oder hellem Dinkel sowie beim Reis der Basmatireis. Basmatireis ist schön hell und hat noch etwas mehr Vitamine und Mineralstoffe als weißer Reis. Bei den Nudeln wird die fehlende Vollkornration durch viel Sauce und leckere Salate aufgewertet. Du kannst aber auch helle Dinkelnudeln mit bunten Vollkornnudeln mischen und so die Wertigkeit erhöhen. Auch Wildreis und Vollkornreis unter den normalen Reis gemischt erhöht die Mikronährstoffanteile und kommt bei Kindern recht gut an. Um den Blutzuckerspiegel nicht zu sehr zu belasten, kann man auch Gemüse oder Hülsenfrüchte zur Sauce hinzufügen. Für Kinder, die Gemüse und Hülsenfrüchte gar nicht mögen, diese am besten pürieren und unter die Sauce mischen. Diese regulieren aufgrund ihrer Ballaststoffe und sekundären Pflanzenstoffe den Blutzuckerspiegel und mildern die Blutzuckerspitzen des weißen Reises und der weißen Nudeln. Auch Salat als Beilage erfüllt diesen mildernden Zweck.

Brot

In Vollkornbroten und -gebäck sind alle wichtigen Nährstoffe drin (vor allem B-Vitamine und Mineralstoffe). Hier kann viel probiert werden. Von Dinkel über Roggen bis zu Hafer oder Hirse, auch Mischbrote mit und ohne Nüsse gibt es inzwischen. Gut kommen auch Vollkorntoast und Grahambrot an. Es müssen nicht ganze Körner sein, die Körner können auch gemahlen sein, wichtig ist nur, dass es Vollkornmehl und kein Auszugsmehl ist. Wo nicht Vollkorn draufsteht, ist auch nicht Vollkorn drin. Bei Mehl ohne Typenbezeichnung handelt es sich um Vollkornmehl. Darauf achten, dass es wenigstens ein Typ ab 1000 ist. Das ist dann teilgesiebt und es sind schon einige Nährstoffe enthalten. Ab Typ 2000 ist es Vollkorn. Bei den offenen Broten und bei Gebäck einfach nachfragen.

Unbedingt vermeiden solltest du Brote mit Weizen, Zusatzstoffen, Hilfsstoffen, Emulgatoren, Säuerungsmitteln (außer Vitamin C, auch Ascorbinsäure genannt) und Backmitteln. Diese Stoffe sind zum Teil nicht unbedenklich und können Allergien auslösen. Backtriebmittel wie Hefe oder Sauerteig sind nötig und okay und nicht mit Backmitteln und Backhilfsmitteln wie Emulgatoren, Säuerungsmitteln, Phosphaten und Ähnlichem zu verwechseln.

Wenn du ab und zu mal ein Pita-Brot, Ciabatta oder Baguette als etwas Besonderes kaufst, ist das besser, als ewig verbietend zu wirken.

Naschereien

Süßigkeiten generell zu verbieten wird Widerstand hervorrufen. Es gibt aber weniger und mehr bedenkliche. Wie wir alle wissen, ist Zucker ungesund. Am besten ist es natürlich, Süßes selbst zu machen. Dann kann man mit Datteln, Rosinen, Kokosblütenzucker oder Birkenzucker süßen, bei denen der Glykämische Index niedrig ist und keine Blutzuckerachterbahn auslöst. Warum dies wichtig ist, habe ich ja im Kapitel Kohlenhydrate bereits erläutert.

Studentenfutter mit vielen Nüssen, Joghurt mit Obst, gesunde Riegel, Reis-, Mais- oder Mehrkornwaffeln sind eine gute Alternative.

Auswärts essen

In der Arbeit

Bist du Vollzeit berufstätig, dann ist es am besten, wenn du am Vorabend für den nächsten Tag schon vorkochst. So verhinderst du, dass du abends ausgehungert unter Umständen beim Fast-Food-Stand vorbeifährst.

Nimm dir das Essen zur Arbeit einfach mit. Hast du keine Möglichkeit zum Aufwärmen, kannst du entweder das Essen morgens wärmen und in ein Warmhaltegefäß packen oder du isst mittags kalt und machst dir abends die warme Mahlzeit.

Für den kleinen Hunger zwischendurch ist es gut, einen Vorrat an Basischem wie Oliven, Maroni, Studentenfutter, einen Fruchtriegel, ein Kompott oder einfach einen Gemüsebrühwürfel, den man sich in einer Tasse warmem Wasser auflöst, in der Arbeit zu haben.

Unterwegs

Wenn du unterwegs bist, steck dir zur Sicherheit immer eine Packung Esskastanien, Studentenfutter und eventuell einen kleinen Pflanzendrink ein. Das hilft den größten Hunger zu überbrücken. Du kannst dir unterwegs auch Obst kaufen. Bananen sättigen am besten.

Joghurts auf Kokosmilch- oder Cashewnuss-Basis gibt es in größeren Supermärkten und in Bioläden und Reformhäusern. Unbedingt dabei auf die Inhaltsstoffe achten und zusatzstofffreie Produkte kaufen.

Ein Gemüseaufstrich oder Hummus lässt sich mit Karotten, Gurke oder Paprika dippen. Nach der Basenfastenzeit auch gerne mit weizenfreiem Vollkorngebäck oder -brot.
Auch Smoothies gibt es schon fast überall zu kaufen. Hier ebenso auf die Zusatzstoffe achten.

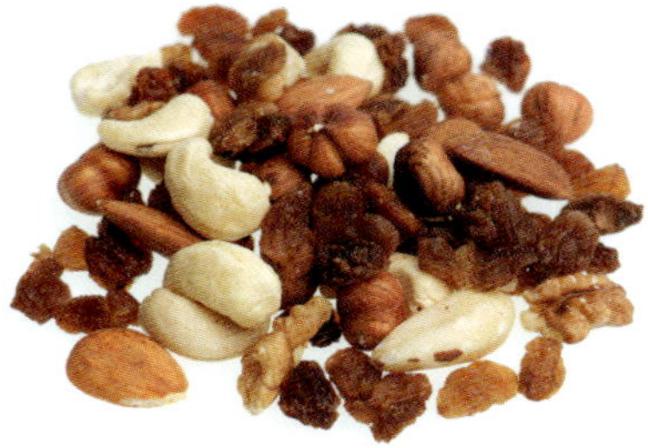

Geschnittene, abgepackte Biosalate gibt es oft schon in Supermärkten. Wenn du darüber noch eine Dose Bio-Erbsen, -Fisolen oder -Bohnen gibst, hast du bereits eine komplette Mahlzeit. Für solche Fälle habe ich meist ein kleines Fläschchen Apfelbalsam mit Olivenöl abgefüllt zum Marinieren und eine Gabel in der Tasche oder im Auto.

Gurkenmakis können noch als suboptimale Alternative durchgehen.

Bei Freunden

Wenn du im Vorhinein schon weißt, dass du an einem der Tage vielleicht zu einem Essen eingeladen bist, könntest du entweder die Person fragen, ob es auch Gemüse, Salat oder Kartoffeln gibt. Oder wenn das nicht geht, einfach die vorhandenen Beilagen essen. Salat gibt es fast immer.

Wenn du zum Grillen eingeladen bist, kannst du dir kleine Kartoffeln, Zucchini, Maiskolben, Tofu, Tempeh und eventuell Salat mitnehmen. Alternativ kannst du auf Fisch oder Grillkäse (dieser ist allerdings ein schlechter Säurebildner und nur als geringstes Übel zu sehen) ausweichen.

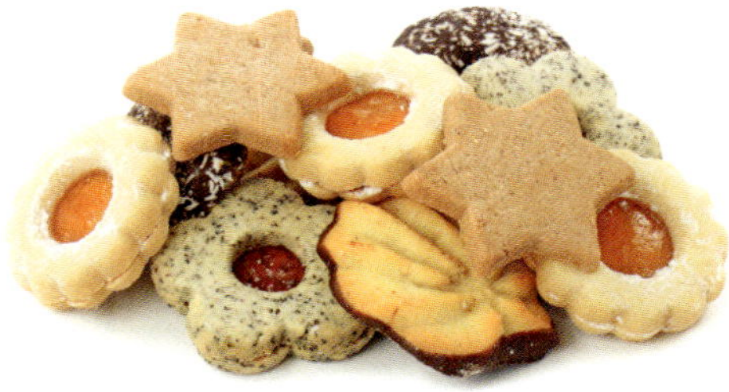

Zur Weihnachtszeit ist es oft besonders schwer, da es für diese Zeit übliche Speisen und Kekse gibt. Gibt es z. B. Bratwürstel mit Sauerkraut und Kartoffeln, dann lässt du einfach die Würstel weg. Gibt es Fleisch, dann nimm dir die Beilagen und den Salat. Idealerweise könntest du bei der Verwandtschaft im Voraus erwähnen, dass du derzeit eine Darmsanierung machst (das wird eher akzeptiert, als zu sagen, dass du nur pflanzlich isst), und ob es möglich wäre, etwas ohne Fleisch, Weizen und Zucker zu erhalten. Alternativ wäre Fisch möglich. Dann hast du zwar noch immer Milchprodukte auf der Liste, aber das ist noch am ehesten für eine unerfahrene Person zu bewerkstelligen. Für den guten Ton kannst du ja trotzdem ein, zwei Weihnachtskekse essen.

Im Restaurant

In einem Restaurant kannst du auf Salat ausweichen, eventuell mit der Bitte, dass sie dir noch Kartoffeln oder Hülsenfrüchte draufgeben oder Gemüselaibchen dazumachen. Gemüsecurry, ein Kartoffel- oder Gemüsegericht wäre ideal, gibt es aber nicht oft. Frag einfach den Kellner, ob es was Alternatives gäbe. Viele sind bereit, etwas zu zaubern oder abzuändern. Du kannst dir den Salat auch ohne Dressing bestellen und zu Hause abgefülltes und mitgenommenes Dressing darübergießen.

Alternativ kannst du dir auch Brötchen von zu Hause einstecken und zum Salat essen. Wenn du dem Kellner erklärst, dass du etwas nicht verträgst, wird er sicher nichts dagegen haben.

Als Ausweiche kannst du dir aus der Karte das kleinere Übel suchen, wie z. B. griechischen Salat, Gnocchi mit Tomatensauce und Salat oder Fisch mit Kartoffeln und Salat (meist aber nicht bio). Ist zwar nicht perfekt, aber besser als Pizza, Pasta oder Fleisch. Pommes sind auch nicht ideal, da sie höchstwahrscheinlich in raffiniertem, mehrfach erhitztem Öl frittiert wurden.

Wenn du so gut wie keine Abstriche machen möchtest, dann such dir das geringere Übel und erwähne, dass du allergisch auf Weizen und tierische Produkte bist. Das könnte dir aber unter Umständen nur mehr Salat oder Pommes bescheren. Mit der Zeit bekommst du aber ein Gefühl, in welchen Lokalen auf deine Wünsche eingegangen wird und in welchen man nur eine unfreundliche Antwort bekommt.

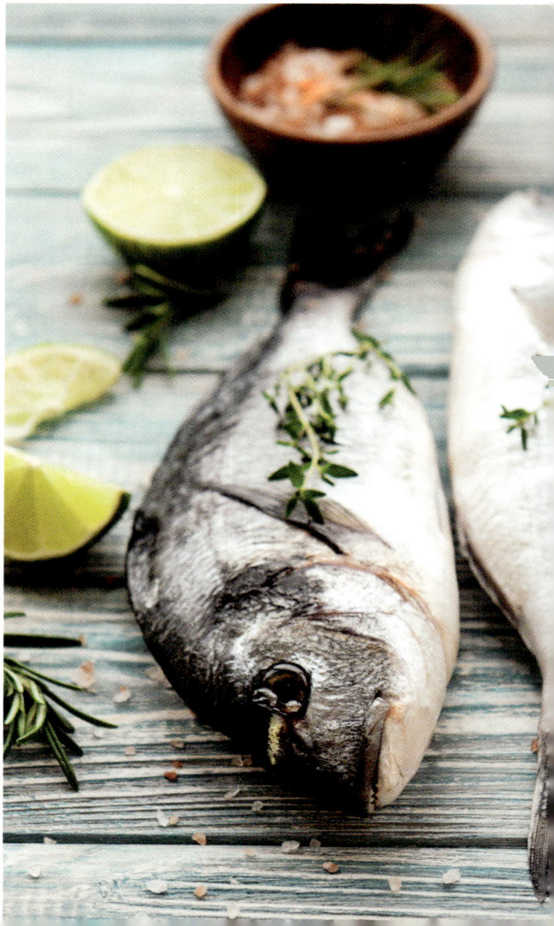

Im Urlaub

Ich bestelle bei Flugreisen jedenfalls vegane Speisen, auch wenn diese nicht besonders gesund zubereitet worden sind. Und ich habe auch immer Studentenfutter, Powerriegel, Maroni, Müsli und kleine Packungen Pflanzendrinks für zwischendurch mit dabei. Zu essen bestellst du dir je nach Urlaubsland am besten das, was sich mit den Haupternährungsregeln am ehesten vereinbaren lässt.

Bist du am Meer, dann darf's auch mal frischer Fisch sein. Wenn du die Möglichkeit hast, selbst zu kochen, umso besser. Denk dran, es ist Urlaub, und der soll Spaß machen.

Wenn's zu dieser Zeit nicht so gut funktioniert, kannst du ja dafür nach dem Urlaub wieder richtig Gas geben und eine Basenfastenwoche mit viel Bewegung einschieben. Ich lechze jedenfalls nach dem Urlaub immer nach Salat und Gemüse. Du wirst sehen, du wirst im Lauf der Zeit ein Gespür dafür entwickeln, was dir guttut und was nicht. Dein Körper wird es dir zeigen, indem du vermehrt Verlangen auf Salat, Gemüse usw. hast.

Wenn's mal danebengeht

Solltest du – aus welchen Gründen auch immer, vielleicht ein Geburtstag, eine Feier oder der Urlaub – mal einen Ausrutscher haben, dann schiebe einfach die nächsten ein bis drei Tage 100 % basische Tage ein oder trink viel Kräutertee und iss mittags oder abends einen großen Salat. Dann bist du wieder auf dem richtigen Weg. Wenn du dich langfristig basenreich ernährst, ist ein Ausrutscher auch kein Problem. Das steckst du dann locker weg. Solange die Basen die Säuren überwiegen, liegst du richtig. Wer möchte, kann auch gern ein bis zwei Mal jährlich eine 100 % basische Woche fürs gute Gefühl einschieben.

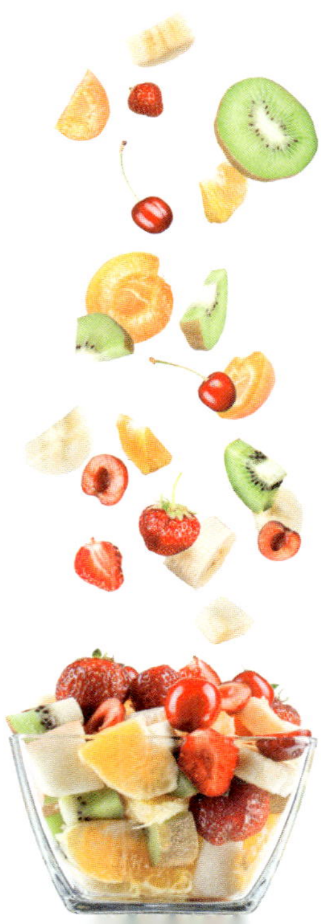

UMSTELLUNG – SO GELINGT DER EINSTIEG

Sich darauf einlassen – reine Kopfsache

Sieh diese Ernährungsumstellung als eine Bereicherung in deinem Leben. Denn es ist eine Bereicherung. Du wirst feststellen, dass dir vieles wieder leichter fallen wird. Nicht nur dein Körper wird gereinigt, auch dein Geist und deine Seele. Du wirst feststellen, dass deine Gedanken und dein Geist plötzlich ganz klar werden. Du wirst dich viel fitter fühlen, da du auf Regeneration gestellt bist. Genieße diese wunderbare Umstellung. Vor allem in der ersten Zeit, wo der Körper noch am meisten Entschlackungsarbeit leistet, wirst du viele Veränderungen bemerken und du wirst viel leisten können.

Genieße dieses neu gewonnene Körpergefühl.

Mit der Zeit wirst du vielleicht bemerken, dass manche Rituale sich geändert haben. Möglicherweise benötigst du gar keinen Morgenkaffee mehr, da du ohnehin viel leichter aus dem Bett kommst. Du könntest Fleisch gegen Fisch getauscht haben usw.

Sieh es als eine wunderbare Zeit und freu dich über deine neu gewonnene Energie und das großartige Wohlgefühl.

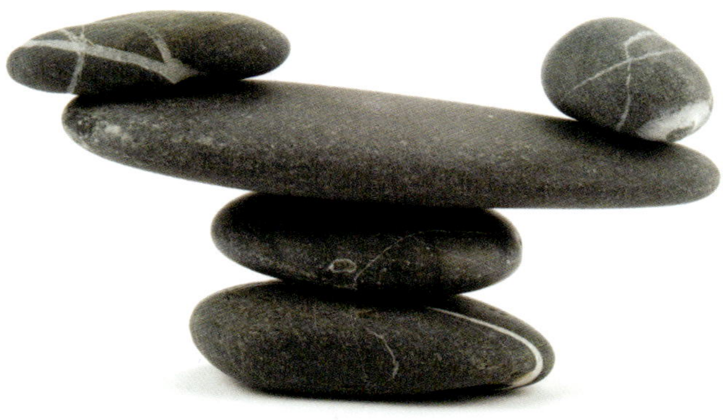

Darauf einstimmen – Ruhe und Entspannung

Zur Einstimmung ist es gut, sich ausreichend Zeit zu nehmen. Lass Stress und Hektik hinter dir. Du möchtest neu beginnen? Dann ist jetzt der richtige Zeitpunkt dafür. Setz dich hin und tue nichts. Lasse deine Gedanken treiben. Finde deine Mitte. Komm zur Ruhe. Lies die folgenden Zeilen und schließe anschließend deine Augen.

Ich freue mich auf die neue Zeit.
Ich kann es kaum erwarten.
Ich bin neugierig, wohin die Reise geht.
Ich bin fest entschlossen, meine Ernährung umzustellen und meinem Körper Gutes zu tun.
Ich werde neue Energie erhalten.
Ich werde fit sein.
Ich werde mich rundum wohlfühlen.
Meine Pfunde werden purzeln.
Mein Körper wird es mir danken.
Ich freue mich jetzt schon darauf.

Lies diese Zeilen täglich morgens und abends langsam mit viel Gefühl laut vor dich hin, vor allem während der ersten Zeit. Das stärkt dich und dein Durchhaltevermögen.

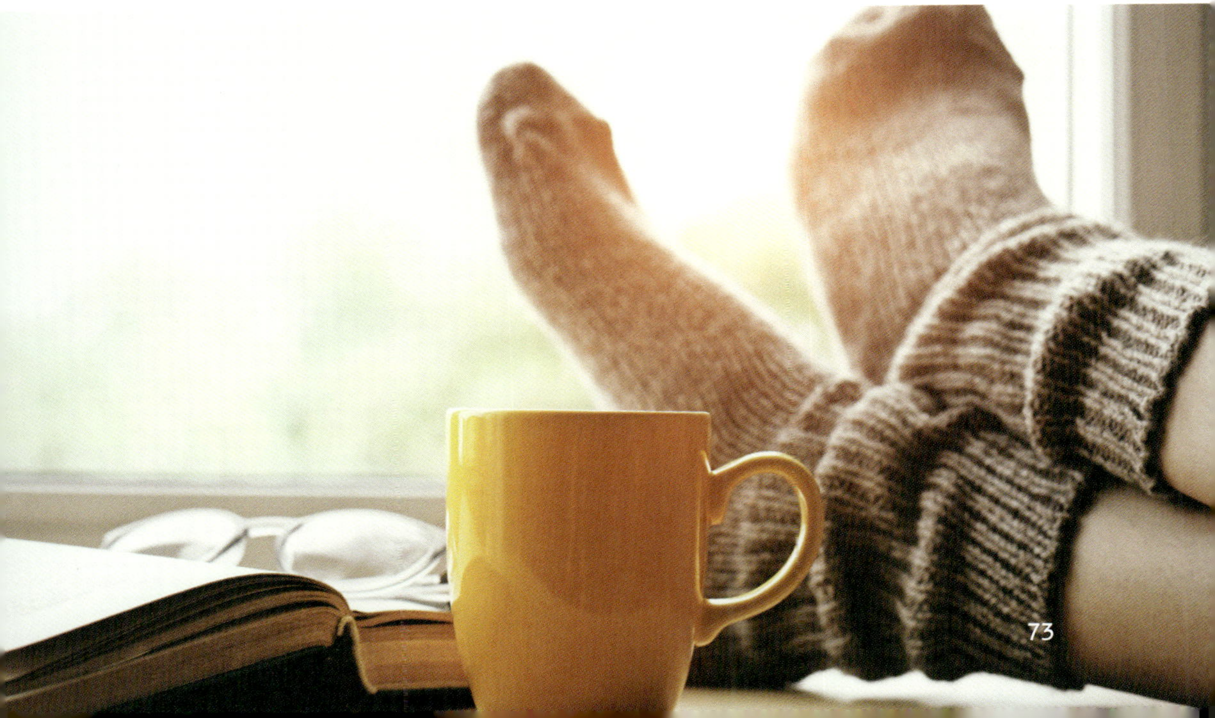

Kleine Schritte sind besser als keine Schritte

Mir ist es wichtig, auch diejenigen zu animieren, die z. B. nur zwei Mal die Woche Fleisch essen wollen, anstatt jeden Tag oder die Wurst weglassen wollen oder erst mal auf vegetarisch umstellen wollen.

Die Umstellung auf basenreiche Kost muss nicht immer von heute auf morgen passieren. Jeder Schritt in Richtung hauptsächlich pflanzliche, vollwertige, abwechslungsreiche, wenig verarbeitete Ernährung ohne Zusatzstoffe ist ein Schritt in die richtige Richtung und oft auch ein laufender Prozess. Es muss nicht immer alles sofort sein. Auch bei mir war es ein Prozess, der sich über einige Zeit hinzog. Flexitarier zu sein ist ein guter Ansatz.

Du kannst z. B. ein Monat auf Zucker verzichten und den nächsten Monat auf Weizen und wiederum auf Fleisch. Probiere es einfach aus. Habe kein schlechtes Gewissen, wenn du mal danebenschlägst. Der Weg ist das Ziel und Zwang ist nicht sinnvoll. Es ist gar nicht so schwer, wie du vielleicht denkst. Lass dich einfach darauf ein und du wirst sehen, wie dein Körper und dein Geist es dir danken werden. Du solltest die Umstellung jedenfalls nicht gerade auf einer Reise starten, da dies als Anfänger besonders schwierig ist.

Wichtig ist aber, dass du dir keinen Stress um das ganze Programm machst, sondern es einfach so umsetzt, wie es sich für dich ausgeht und du es in deinen Tagesablauf integrieren kannst. Klappt's mal nicht genau nach Plan, auch kein Problem. Negativer Stress bedeutet Säure für den Körper, und genau das wollen wir verhindern. Also so gut wie es geht umsetzen, und das ohne Zwang oder Schuldgefühle, wenn's mal nicht funktioniert. Je lockerer du an die Sache herangehst, umso besser.

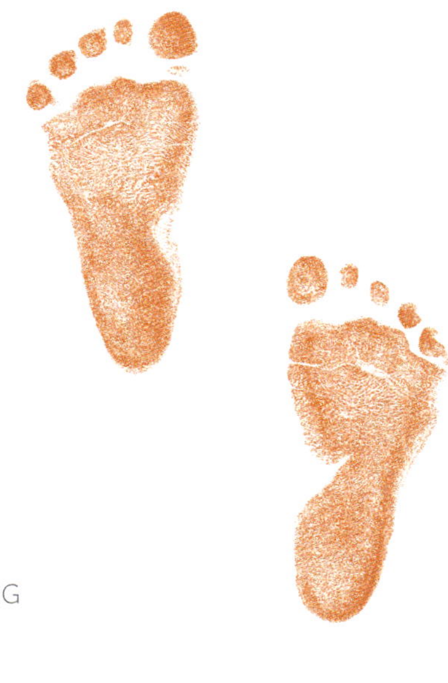

Motivation – In der Gruppe macht's noch mehr Spaß

Wenn du jemanden hast, der gerne mit dir basenfasten oder auch seine Ernährung umstellen möchte, idealerweise dein Partner oder ein Freund, dann macht es natürlich doppelt so viel Spaß. Auch die Motivation ist sofort um einiges höher. Man möchte sich ja schließlich austauschen, wie es dem anderen geht und wie dessen Fortschritte sind. Auch die Erfahrungen des anderen sind enorm hilfreich. Und die Bewegungseinheiten zu zweit machen natürlich auch gleich viel mehr Freude. Wichtig ist es aber trotzdem, sich auch zurückziehen zu können. Gerade in der ersten Zeit gibt es viel zu reflektieren und man benötigt etwas mehr Ruhe, die man sich auch nehmen sollte.

Gesundheit ist nicht alles, aber ohne Gesundheit ist alles nichts

Natürlich wird es auch Personen in deinem Umfeld geben, die von deiner neuen Ernährung gar nichts halten. Meist sind es, man mag es mir verzeihen, aber meist sind es die richtigen Fleischesser. Es ist wohl auch ein wenig Angst dabei, dass ihre Existenzberechtigung entzogen wird. Wie, Fleisch soll nicht gesund sein? Das kann nicht sein! Und natürlich gibt es viele Mythen.

Du wirst möglicherweise Dinge hören wie: Fleisch ist wichtig, nur mit Fleisch hast du ordentlich Kraft. Ohne Fleisch kannst du ja nichts leisten, dann hast du ja kein Eiweiß mehr usw. Steh darüber und lächle.

Es macht wenig Sinn, sie vom Gegenteil zu überzeugen, da sie nicht überzeugt werden wollen. Jeder soll das tun, was er oder sie für richtig hält. Jeder ist seines eigenen Glückes Schmied. Ich handhabe das so, dass ich lächle und sage: **Keine Angst, ich nehme dir dein ungesundes Essen nicht weg. Aber bitte lass mir mein gesundes.**

Bedenke, dass es deine Gesundheit ist und nicht die der anderen. Jeder ist für sich selbst verantwortlich.

Entsäuern – entgiften – neu durchstarten

Es freut mich, dass du dich entschlossen hast, auf die basenreiche Kost umzustellen oder sie für diese zwei bis drei Wochen oder vielleicht für noch weitere auszuprobieren. In der ersten Woche – der Basenfasten-Woche – geht es darum, deinen Körper auf Entgiftung und Entsäuerung zu stellen und möglichst viele Schlacken aus dem Körper zu bringen.

In der basischen Küche helfen wir dem Körper, möglichst viel Mineralstoffe, Vitamine und sekundäre Pflanzenstoffe aufzunehmen. Dadurch unterstützt du deinen Körper optimal bei der Entschlackung. Je mehr Basen du zu dir nimmst, umso mehr Säuren kann der Körper ausscheiden.

Wenn du bereits eine Fastenwoche (ohne Essen) hinter dir hast, kannst du nach dem Fastenbrechen wieder normal essen, aber eben zu 100 % basisch. Hast du zuvor nicht gefastet, ist das natürlich auch völlig in Ordnung. Bedenke jedoch, dass durch die Ernährungsumstellung dein Körper auf Loslassen und Entgiften gestellt wird. Das heißt, dass es auch zu Unpässlichkeiten kommen kann, die du sonst durch das Fasten bereits hinter dir gelassen hast.

Möglicherweise wirst du Kopf- oder Gliederschmerzen verspüren, vielleicht wird dein Hautbild erst mal schlechter. Und es kann sein, dass du dich zu Beginn müder fühlst als sonst. Alle diese Symptome sind normal und ein Zeichen des Körpers, dass er auf Entgiftung gestellt hat. Du spürst, dass sich etwas tut. Der Körper reagiert und löst *Schlacken*. Dieses Wort ist allerdings kein medizinischer Fachausdruck, sondern ein für den Laien verständlicher Ausdruck für die Vorgänge beim Entgiften. In der Medizin gibt es dafür wissenschaftlichere Begriffe. Die Mediziner mögen es verzeihen. Viele fühlen sich aber sofort besser und könnten Bäume ausreißen.

Wie lange du basenfastest, bleibt dir überlassen. Wenn du das Gefühl hast, dass dein Körper noch sehr übersäuert ist, häng einfach noch x-beliebig viele Wochen dran. Ich empfehle aber nicht mehr als 10 Wochen insgesamt. Bei längerem Basenfasten solltest du auf die Eiweißzufuhr achten, denn diese ist bei basischen

Lebensmitteln fast gänzlich nur in geringen Mengen vorhanden. Ausnahmen sind Mandeln, Hanfnüsse und Kräuter. Baue diese daher regelmäßig in deinen Speiseplan ein. Von den Nüssen täglich eine kleine Handvoll essen. Das beugt dem Muskelabbau vor.

In der darauffolgenden basenreichen Woche können wir aus der Fülle der Nahrungsmittel schöpfen, mit einem Basen-Säure-Anteil von etwa 80 % Basen und 20 % Säuren, und damit auch die eiweißreichen Nahrungsmittel wieder einbauen. In diesem Verhältnis bleibt der Körper in Balance und im Säure-Basen-Verhältnis. Diese Ernährungsform ist es, die wir dauerhaft anstreben.

Du hast viele Möglichkeiten, den Körper bei der Entsäuerung zu unterstützen, um die Nebenwirkungen so gering wie möglich zu halten und so viele Säuren wie möglich aus dem Körper rauszubekommen.

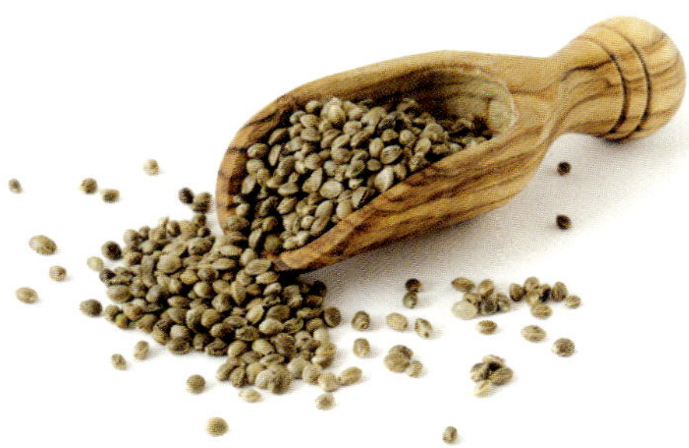

Ist eine Darmreinigung nötig?

Wenn du deinen Darm vorher noch reinigen möchtest, kannst du das gerne tun, es ist aber nicht zwingend nötig. Aber natürlich beschleunigt es den Entgiftungsprozess noch ein wenig, da du dich der angefallenen Abfallstoffe schneller entledigst.

Du kannst die Darmentleerung mittels Bittersalz, Glaubersalz oder mit einem Einlauf machen. **Jedenfalls aber vor Beginn des Programms**.

Der Einlauf wird mittels eines Irrigators gemacht. Den erhältst du in der Apotheke. Das Endstück mit etwas Vaseline oder Gleitgel eincremen. Anschließend warmes Wasser (36 bis 37 °C) in den mitgelieferten Behälter füllen. Nun in Seitenlage am besten auf einem Handtuch liegend den Irrigator vorsichtig einige Zentimeter in den Anus einführen und den Zulaufhahn langsam aufdrehen. Das Wasser sollte langsam in den Darm laufen. Je mehr, desto besser. Wenn der Druck zu groß wird, die Toilette aufsuchen. Nach der ersten kleinen Darmentleerung das Ganze zwei bis drei Mal wiederholen. Wichtig ist nur: Bitte keine Gewaltanwendung! Sonst besteht Verletzungsgefahr.

Glaubersalz / Bittersalz

Wer lieber mit Salz reinigen möchte, sollte diese Methode bevorzugen. Wer mit Salz und mit Irrigator reinigen möchte, kann natürlich beides machen. Jede Unterstützung für den Körper ist hilfreich. Das Salz gibt es ebenfalls in der Apotheke. Dabei gibt es zwei verschiedene Salze.

- **Glaubersalz** ist vom Geschmack her nicht jedermanns Sache und reizt die Darmschleimhaut ein wenig, ist dafür etwas intensiver.
- **Bittersalz** ist geschmacksneutraler, verträglicher und etwas milder in der Wirkung. Ich empfehle Bittersalz.

Bei der Reinigung mit Salz tritt die Darmentleerung nicht sofort ein. Wie lange es dauert, bis es losgeht, ist von Mensch zu Mensch sehr unterschiedlich, meist sind es ein paar Stunden, im Normalfall zwischen zwei und vier.

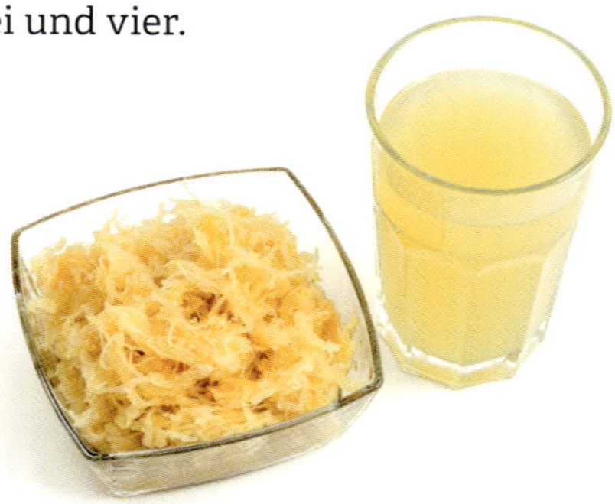

Am besten führst du die Darmreinigung am frühen Abend oder an einem freien Tag durch. Auch der Folgetag sollte idealerweise frei sein. Passiert innerhalb von 8–12 Stunden noch nichts, dann die Einnahme wiederholen.

Und so geht's:
2–3 EL Bittersalz oder Glaubersalz in 500 ml Wasser auflösen und trinken. Zur Geschmacksverbesserung frisch gepresste Zitrone hinzugeben oder einen Schluck Bio-Apfelsaft oder Pfefferminztee hinterher trinken.

Sauerkrautsaft

Damit der Darm die vorhandenen Stoffwechselprodukte etwas schneller zur Entleerung bringt, unterstützt du ihn mit Sauerkrautsaft.

Und so geht's:
Davon trinkst du während des Basenfastens etwa 250 ml täglich.

Achtung, manche sprechen relativ rasch darauf an. Beobachte deinen Körper daher gut und halte dich gegebenenfalls in der Nähe der Toilette auf. Sauerkrautsaft gibt es im Reformhaus zu kaufen.

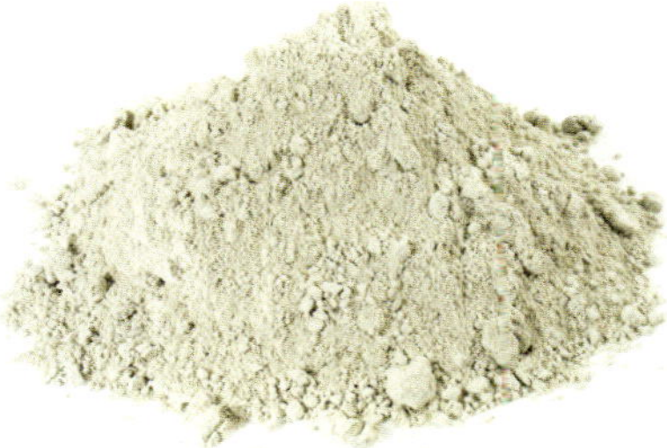

Zeolith, Bentonit, Heilerde

Zur Unterstützung der Ausleitung möglichst vieler Gifte aus dem Darm wirst du ihm mit Zeolith, Bentonit oder Heilerde helfen. Dabei handelt es sich um sehr fein gemahlene Mineralgesteine bzw. mineralhaltige Erden, die sehr saugfähig sind und Gifte wie Säuren, Pilze, Gase, Bakterien, Cholesterin, Histamin und Schwermetalle binden, mit dem Stuhl ausscheiden und ein positives Darmmilieu hinterlassen.

Welches davon du nimmst, ist nicht so ausschlaggebend, Hauptsache du nimmst eines. Zeolith wirkt am stärksten, gefolgt von Bentonit, dieses gefolgt von Heilerde. Letztere ist nicht so stark, ist aber auch am günstigsten.

Und so geht's:
Dazu solltest du morgens und abends für wenigstens zwei Wochen je 1 bis 2 TL davon in einem kleinen Glas Wasser auflösen und trinken. Wird der Stuhl zu hart, bitte mehr Wasser trinken oder die Dosierung etwas reduzieren.

Ölziehen

Mit dem Ölziehen ziehen wir Gifte, Säuren und Bakterien aus dem Körper, nicht nur aus Mund- und Rachenraum, sondern durch die Aktivierung der Enzyme auch aus dem ganzen Körper. Ganz nebenbei leistet die Anregung der Speicheldrüsen dem Immunsystem tatkräftige Unterstützung. Je mehr von den im Speichel enthaltenen Schutztruppen gegen Krankheitserreger im Mund unterwegs sind, desto besser sind wir gegen Krankheiten gewappnet. Das Ölziehen hat aber auch ganz viele andere großartige Wirkungen. Es hilft gegen Zahnfleischbluten, Mundgeruch, festigt lockere Zähne, verringert Zahnbelag, bekämpft Karies und lässt Zähne wieder weiß werden.

Während des Ölziehens kommt es zu einer Emulgierung und Verseifung, was zur reinigenden und desinfizierenden Wirkung beiträgt.

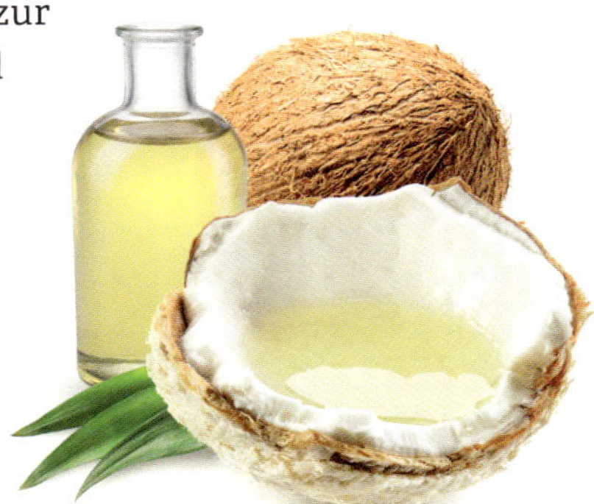

Und so geht's:

- Zuerst bürstest du morgens, mit einer Zahnbürste, den Belag von der Zunge herunter. So ist es noch effektiver.
- Dann **1 EL Kokosöl in den Mund nehmen und langsam durch die Zähne ziehen, saugen und hin und her spülen.** Nicht anstrengen dabei, sondern geruhsam ohne Verkrampfung.
- Nach etwa fünf Minuten wird das Öl weiß und immer dünnflüssiger. Jetzt ist der richtige Zeitpunkt zum Ausspucken. Das Öl nicht schlucken, sonst schluckst du die gelösten Giftstoffe.
- Anschließend ganz normal die Zähne putzen.

Falls doch mal etwas verschluckt wird, ist das nicht tragisch. Es erfolgt zwar keine Entgiftung, da die Gifte wieder in den Blutkreislauf kommen, sie werden aber beim nächsten Ölziehen mit entsorgt.

Die ersten positiven Effekte werden sich nach etwa einer Woche einstellen. Für einen positiven Rundumzweck sollte es aber wenigstens vier bis sechs Wochen lang durchgeführt werden.[44]

Leberwickel

Zur Unterstützung der Nahrungsumstellung und Entgiftung solltest du auch der Leber helfen, dies zu bewerkstelligen. Die Leber ist für die Ausleitung der Gifte zuständig. Durch die Umstellung ist sie besonders gefordert und arbeitet auf Hochtouren. Damit möglichst viele Gifte ausgeleitet werden, sollte **jeden Abend vorm Zubettgehen** ein heißer Leberwickel gemacht werden.

Und so geht's:

- Füll in einen Thermophor heißes Wasser (nicht kochend, sonst verbrühst du dich) und verschließ diesen gut.
- Nimm ein Handtuch und mach es mit warmem Wasser nass. Damit umwickle den Thermophor. Diesen legst du dir nun auf den rechten Oberbauch, so dass die unterste Rippe ungefähr mittig liegt.
- Darüber legst du ein trockenes Handtuch und gehst damit schlafen. Jedenfalls den Wickel eine halbe Stunde drauflassen, am besten, solange er warm ist.
- Das wiederholst du täglich, solange du die rein basischen Rezepte der Umstellungswoche isst.

Sauna und Basenbäder

Unterstütze die Entgiftung über die Haut mit Saunagängen und Basenbädern. Du schwitzt in der Sauna eine Menge Giftstoffe über die Haut aus. Beim Vollbad kannst du mit einem Basenzusatz zum Badewasser unterstützend helfen. Wenn du Heilerde hast, ist das perfekt, mehr brauchst du nicht. Ansonsten gibt es auch Basenbäder zu kaufen. Achte aber darauf, dass es sich nicht um Citrate handelt, da diese künstlich hergestellt sind. Auch Carbonate können künstlich hergestellt sein und sind nicht zu empfehlen. Als beste Alternative erachte ich *Meine Base* von Jentschura, da sind Natron (*Natriumhydrogencarbonat*), Soda (*Natriumcarbonat*) und gemahlene Mineralsteine aus natürlichen Quellen drin.

Wie viel du genau verwendest, hängt davon ab, ob du ein Vollbad nimmst oder vielleicht nur ein Fußbad. Bitte richte dich nach der Dosieranleitung des jeweiligen Basenbades. Es ist aber nicht tragisch, wenn du etwas mehr oder weniger nimmst. Hör auf deine innere Stimme, die wird es dir sagen. **Wichtig ist nur, dass das Bad 30 Minuten nicht unterschreitet**, denn so lange dauert es mindestens, um die Säuren freizusetzen. Anschließend kurz abduschen.

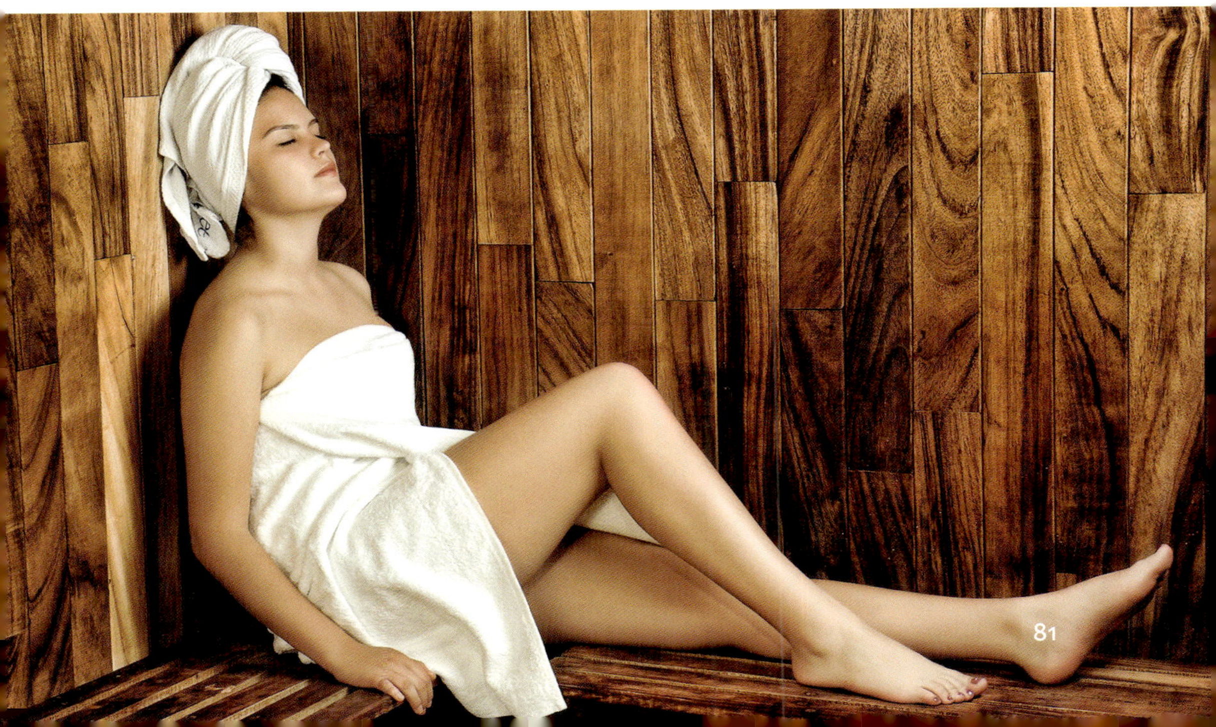

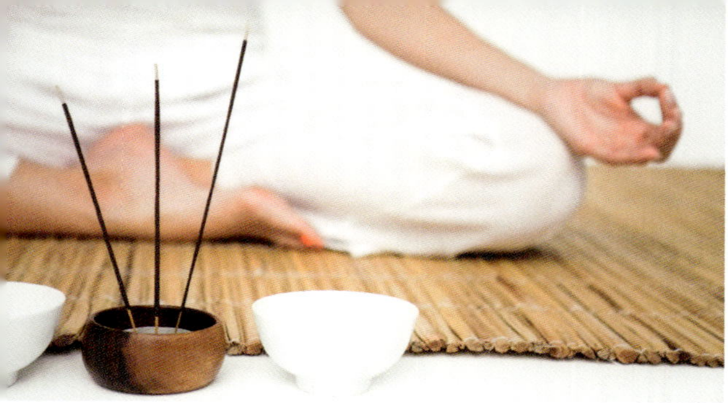

Meditation und Besinnung

Setz dich hin und tue nichts

Setz dich hin und tue nichts soll ein Leitsatz sein, den du dir verinnerlichen solltest. In der heutigen schnelllebigen, stressigen Zeit ist dies umso wichtiger, da es dich vor Alterung schützt. Auch Yoga ist sehr wirkungsvoll. Eine Studie[45] zeigt auf, dass die Länge unserer Telomere durch Stress und schlechte Ernährung beeinflusst wird. Je mehr Stress, desto schneller schrumpfen die Telomere. Telomere sind die Endkappen der Chromosomen. Bei jeder Zellteilung verkürzen sich die Kappen, bis sie aufgebraucht sind und die Chromosomen nicht mehr geschützt sind. Dann winden sich diese auf und *zerfransen*. Ab diesem Zeitpunkt entartet entweder die Zelle oder sie geht in den Selbstzerstörungsmodus über, d. h. wir sterben an den Folgen des Alterns. Die Telomere scheinen also eine innere Uhr des Lebens darzustellen.

Mach es dir gemütlich

In der Zeit des Basenfastens ist es Zeit für innerliche Besinnung. Zünde dir Kerzen oder Räucherstäbchen an, kuschle dich aufs Sofa, lies ein Buch. Du kannst auch mit ätherischen Ölen arbeiten, indem du sie ins Badewasser oder in die Duftlampe gibst oder auf den Körper tupfst. Hauptsache du genießt die Zeit mit dir.

Waldspaziergang

Wunderbar entspannen kann man sich bei einem ausgiebigen Waldspaziergang oder am Wasser. Nimm die Gerüche und Geräusche des Waldes und des Wassers wahr. Spaziere dabei ganz langsam dahin. Verweile im Wald und am Wasser. Hör dem Vogelgesang zu. Lausche den raschelnden Blättern. Sieh dem fließenden Wasser zu. Begutachte die Blumen am Wegesrand. Nimm den knirschenden Schnee wahr. Du wirst sehen, wie gut diese bewusste Wahrnehmung und Entschleunigung tut.

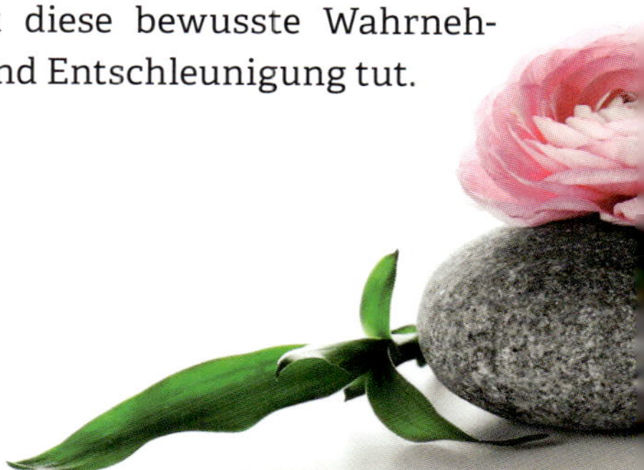

Autogenes Training

Autogenes Training hilft dir, dich zu entspannen, indem du dir schöne beruhigende Bilder, Gedanken und Gefühle vorstellst und vor deinem inneren Auge vorbeiziehen lässt. Dies ist ein großartiges Mentaltraining, das nachweisbaren Einfluss auf den Körper und das Verhalten hat.

Die Übung des Waldspaziergangs kann auch zu Hause durchgeführt werden, indem du dich entspannt hinsetzt, die Augen schließt und alle erlebten Eindrücke wieder bewusst wahrnimmst. Ruf sie aus deinem Gedächtnis ab.

Alternativ kannst du auch an einen schönen Urlaubsort denken und dir die Landschaft mit all ihren Einzelheiten vorstellen. Sieh die Farben, fühl den Sand, riech die Düfte, hör das Meeresrauschen, schmeck die Melone.

Entspannende Yogaübungen

Setz dich gemütlich auf einen Stuhl oder im Schneidersitz auf einer Matte auf den Boden. Wenn du auf einem Stuhl sitzt, Füße auf den Boden stellen und nicht überkreuzen. Die Hände ruhen entspannt auf den Oberschenkeln. Schließe die Augen und atme bewusst langsam und ruhig tief durch die Nase bis in den Bauchraum. Lass die Gedanken vorbeiziehen, halte an ihnen nicht fest. Atme 20 Mal tief ein und noch länger aus.

Setz dich auf einer Matte auf deine Knie. Spreize die Knie etwas nach außen und lege deinen Oberkörper vorne zwischen den Knien ab, die Arme nach vorne oder nach hinten ausgestreckt. Die Stirn liegt auf der Matte. Entspanne die Schultern und erlaube es dem Körper, ganz schwer zu werden. Atme bewusst durch die Nase in den Bauchraum 20 Mal tief ein und aus.

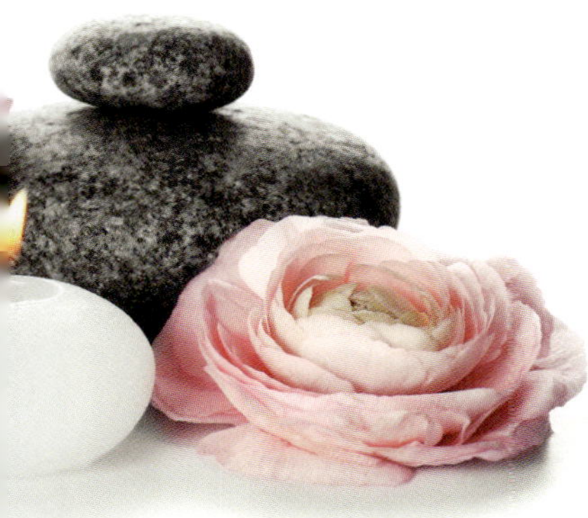

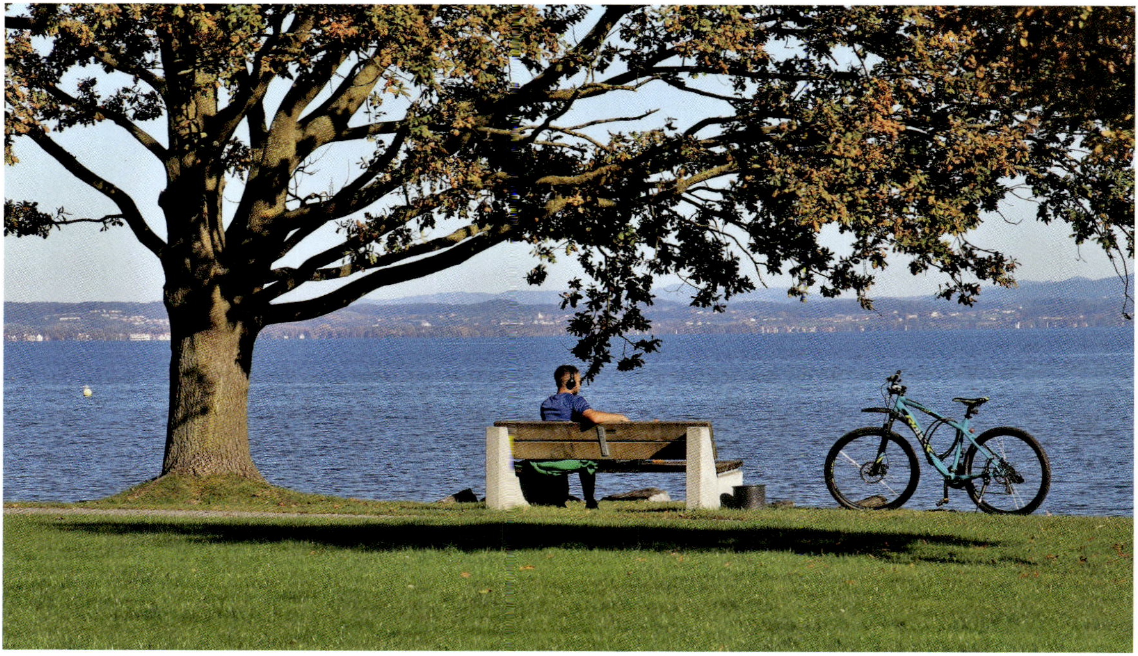

Bewegung

Mobil werden und bleiben

Sehr wichtig in dieser Zeit, und auch generell, ist es, sich viel an der frischen Luft aufzuhalten und zu bewegen. Jeder einzelne Schritt ist besser als kein Schritt. Das unterstützt die Verdauung und Entgiftung, versorgt deinen Körper mit frischem Sauerstoff und Vitamin D, regt die Durchblutung an und hält die Muskulatur in Form. Es stärkt deinen Bewegungsapparat und hilft dir, so lange wie möglich mobil und beweglich zu bleiben.

Ausdauersport ist ideal

Du kannst während des Fastens genauso Sport betreiben. Allerdings ist von Leistungssport mit schnellem Krafteinsatz abzuraten. Es würde das Herz-Kreislauf-System zu sehr belasten. Ausdauersport wie Wandern, Radfahren, Joggen, Schwimmen, Nordic Walking, Tanzen, Eislaufen, Reiten, Fußballspielen, gemäßigtes Tennis, Schifahren usw. sind dagegen sehr gut geeignet. Jeder sollte dabei sein eigenes Tempo wählen. Ältere Personen werden es etwas langsamer angehen als junge Menschen. Höre auf deine innere Stimme.

Generell gilt, dass man auf lange Sicht keinen intensiven Kraftsport betreiben sollte, sondern gemäßigten Ausdauersport, denn nur dieser entsäuert.

Beim Ausdauersport wird im aeroben Bereich trainiert, also mit Sauerstoffverbrauch in den Zellen. Es bleibt noch genügend Sauerstoff, um die Kohlenhydrate und Fette verbrennen zu können. Dabei wird Energie für die Muskelarbeit gewonnen und es kommt zu keiner Übersäuerung.

Egal wann, Hauptsache, dass

Ob du jetzt morgens oder abends Sport treibst, spielt keine Rolle. Für die Morgenmuffel kommt das gar nicht infrage, die anderen wieder lieben den frühen Vogel. Wichtig ist nur, dass du dich bewegst, und das idealerweise an der frischen Luft.

Säuren durch Bewegung abatmen und rausschwitzen

Bewegung entsäuert. Und je mehr wir uns bewegen, umso mehr entsäuern wir. Dies geschieht über die Lunge und über die Haut. Wo wir über die Niere und den Stuhl nur eine begrenzte tägliche Ausscheidungsmöglichkeit haben, ist dies bei der Bewegung nicht der Fall. Je mehr wir atmen, desto mehr Sauerstoffaustausch wird ermöglicht und desto mehr Säuren können wir über die Lunge abatmen. Durch die Bewegung schwitzen wir mehr als sonst und entsäuern daher auch vermehrt über die Haut.

Gemeinsam macht's noch mehr Spaß. Vielleicht hast du eine Freundin oder einen Freund, mit dem du gemeinsam Sport machen kannst. Das motiviert gleich nochmal und bringt euch beiden etwas.

Routine daraus machen

Da uns die Bewegung unter anderem bei der Entsäuerung unterstützt, sollten wir im Zuge der Ernährungsumstellung auch die körperlichen Aktivitäten erhöhen und zur Routine werden lassen und damit Schritt für Schritt ins Basenreich eintreten. Zwei bis drei Mal pro Woche je eine Stunde Bewegung wäre gut, mehr ist noch besser.

Bewegungsübungen in den Alltag einbauen

Hier noch ein paar Tipps, wie man auch im Alltag mehr Bewegung einbauen kann. Ein paar einfache Möglichkeiten und Übungen:

- **Morgens** im Bett mit den Füßen Radfahren.
- Beim **Duschen** auf der Stelle walken.
- **Treppensteigen** oder -laufen, anstatt den Lift zu benützen.
- Mit dem **Rad** zur Arbeit oder zum Einkaufen fahren oder zu Fuß gehen, anstatt das Auto oder das öffentliche Verkehrsmittel zu benützen.
- Im Auto an der **Ampel** Schultern kreisen, das Becken hin und her bewegen, den Kopf zur Seite dehnen.
- Im **Büro** mit den Füßen gegengleich mehrere Minuten hin und her wippen.
- Im **Sitzen** am Tisch mit den Unterarmen aufstützen und die Beine hochheben und halten, mehrmals wiederholen.
- Sich vorne auf den Stuhl setzen und aufrecht sitzen, dabei den **Beckenboden** anspannen, für mehrere Sekunden halten und mehrmals wiederholen.
- Ein Mal pro Stunde ein paar **Hampelmänner** machen.
- Möglicherweise kannst du ein Stehpult fürs Büro beantragen. Dann kannst du abwechselnd stehen und sitzen.
- Beim **Telefonieren** aufstehen und am Stand treten oder von einem Fuß auf den anderen wechseln, auf einem Bein stehen, herumgehen usw.
- Sich ab und zu kräftig **dehnen** und **strecken**.
- Das **Auto** beim Einkaufen oder bei der Arbeitsstelle nicht vor die Tür parken, sondern weiter weg abstellen.

- Beim **Warten** an der Kassa oder auf den Bus auf die Zehenspitzen stellen und halten, so oft als möglich wiederholen.
- Anstatt mit der **Freundin** im Kaffeehaus zu sitzen, einen schönen Spaziergang zu zweit machen.
- In der **Küche** auf einem Bein stehen, das andere so weit wie möglich nach hinten dehnen, Beine abwechseln.
- Hast du **Kinder**? Ideal! Dann tobe mit ihnen herum.
- Hast du einen **Hund**? Auch ideal! Der innere Schweinehund muss besiegt werden, da der Hund raus muss. Einen täglichen ausgedehnten Spaziergang mit dem Tier als Routine einbauen.
- **Garten-** und **Hausarbeit** sind auch ideale Bewegungsmöglichkeiten.
- Am Abend vorm **Fernseher** nicht liegen, sondern stehen und ein paar Fitnessübungen machen. Ein Fahrrad-Heimtrainer oder kleines Trampolin mit Griff sind auch ideale Hilfsmittel, um Fernsehen und Fitness zu kombinieren. Täglich einige Minuten ist viel besser als gar keine Bewegung.
- Und **zu zweit** macht's natürlich noch mehr Spaß. Vielleicht hast du einen Freund oder Partner, der auch gerne mehr Bewegung in sein Leben bringen möchte. Sucht euch eine gemeinsame Sport- bzw. Bewegungsart aus, die euch beiden Freude macht. Wichtig ist dabei die Regelmäßigkeit.

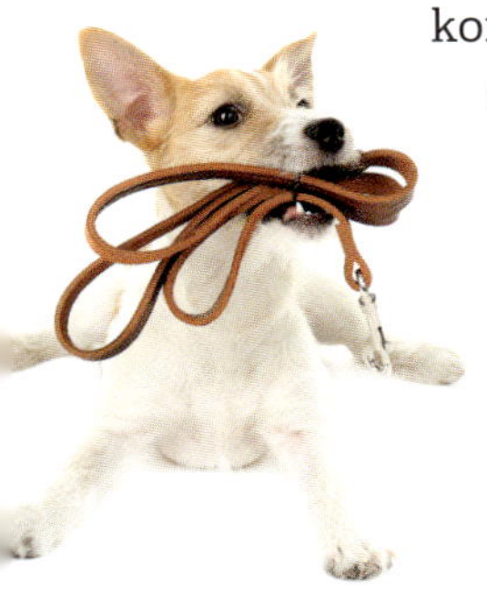

Heilreaktionen

In seltenen Fällen kann es zu Heilreaktionen kommen, wenn der Körper schon lange sehr überlastet war oder eine chronische Erkrankung vorhanden ist. Dies kann sich z. B. in Form von Kopfschmerzen äußern. Das ist ein Zeichen dafür, dass die Entsäuerung im Gange ist.

Hilf deinem Körper dabei, indem du die Punkte in diesem Kapitel noch intensivierst, damit die Giftstoffe schneller aus deinem Körper rauskommen. Vor allem viel Trinken, Zeolith, eventuell noch mal eine Darmreinigung, ein Basenbad, Leberwickel und Entspannung sind sehr wichtig. Du kannst auch gern mit Schüßler Salzen, vor allem Nr. 23 (*Natrium bicarbonicum*), aber auch mit Nr. 9, 10 und 12 unterstützen.

Für die Eiligen

Möchtest du all die Entsäuerungsmaßnahmen überspringen und gleich zur Sache kommen, um einfach nur mal in die Küche reinzuschnuppern, auch kein Problem.

Im Kopf solltest du haben, dass deine Haupternährung möglichst abwechslungsreich, bunt (schöpfe die ganze Vielfalt der Regenbogenfarben aus), vollwertig, pflanzenbetont und nicht zu viel verarbeitet sein soll. Sie besteht hauptsächlich aus Kartoffeln, Gemüse, Sprossen, Pilzen, Früchten, Hülsenfrüchten, Pseudogetreiden, Nüssen, Samen und (Wild)Kräutern. Je bunter das Farbenspektrum, umso unterschiedlichere sekundäre Pflanzenstoffe sind in den Nahrungsmitteln enthalten. Diese Stoffe sind wichtig für den reibungslosen Ablauf unseres Stoffwechsels.

Ab und an Vollwertreis und -getreide ist auch okay, ausgenommen Weizen. Das heißt, das ganze volle Korn und nicht wie üblich Hartweizengrießnudeln, Weizennudeln und weißer Reis. Nimm z. B. Nudeln aus Buchweizen, Soja, Hülsenfrüchten, Mais, Vollkorndinkel in Maßen (nicht in Massen) und Vollkornreis. Erlaubt sind auch Kamut, Emmer und Einkorn, die Urformen des Dinkels.

Vermeide aber jeglichen zugesetzten Zucker und auch Alkohol.

Trinken kannst du Kräutertees, stilles Mineralwasser, Leitungswasser, auch z. B. mit Zitrone, Ingwer oder Minze, und Smoothies. Diese sind aber als Mahlzeit zu sehen. Bitte keinen Kaffee und keine Limonaden, da diese den Körper ebenfalls übersäuern. Bei frisch gepressten Säften maximal so viel, wie du auch als Obst essen würdest. Noch besser wäre es, sie wegzulassen und stattdessen das Obst als Ganzes zu essen, damit du die wichtigen Ballaststoffe auch dabeihast. Gepresste Säfte, wenn überhaupt, nur kurmäßig zum Auffüllen des Vitamin- und Mineralstoffpegels trinken und nicht dauerhaft, da diese die Leber aufgrund des hohen Fructoseanteils zu sehr belasten.

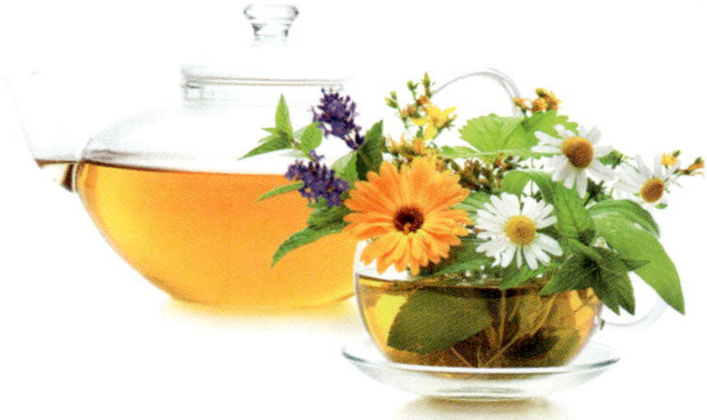

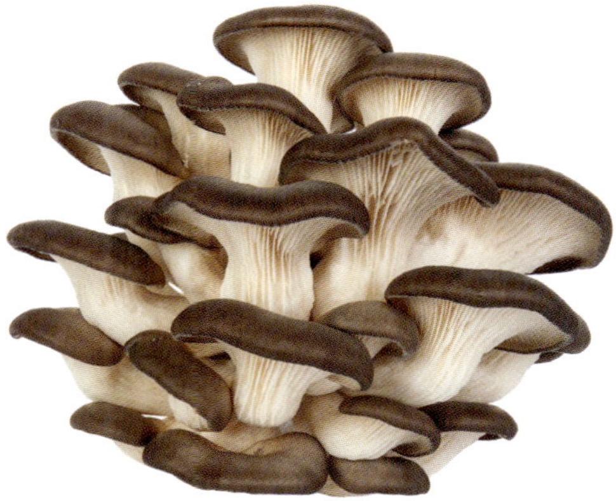

Kurzer knackiger Überblick

100 % basisch – Basenfasten

In der basischen Woche werden wir nur die basenbildenden und neutralen Lebensmittel und Getränke aus der Säure-Basen-Tabelle verwenden, da wir den Körper ordentlich entschlacken möchten. Und das geht natürlich am besten, wenn wir möglichst viele Basen zuführen.

Dazu gehören vor allem:

- Kartoffeln
- Gemüse
- Obst
- Pilze
- Algen
- Sprossen und Keimlinge
- Kräuter
- Gewürze
- Nüsse und Samen
- gute kalt gepresste Öle

Grünes steht an erster Stelle

Das Gemüse sollte in der basischen als auch in der basenreichen Küche ganz oben am Speiseplan stehen. Gemüse roh, Gemüse gedämpft, Gemüse gedünstet, Gemüse aus dem Ofen, Gemüse in der Suppe, Gemüse gebraten usw. Es enthält sehr viele Vitamine, Mineralstoffe, Spurenelemente, Ballaststoffe und sekundäre Pflanzenstoffe und versorgt uns daher ideal mit allen nötigen Vitalstoffen.

Pilze – wenig Kalorien mit vielen Vitalstoffen

Auch die Pilze werden basisch verstoffwechselt und liefern vor allem reichlich Vitamin B sowie Kupfer und damit einen wichtigen Beitrag in der vitalstoffreichen basischen Küche.

Kartoffeln – das A und O in der basischen Küche

Die Kartoffel sättigt gut und ist stark basenbildend. Daher kann sie täglich in den Speiseplan eingebaut werden.

Obst – der natürliche Süßstoff

Obst sollte täglich verzehrt werden, und zwar am besten frisch und im Ganzen. Damit bleiben alle Vitamine und Mineralstoffe und vor allem auch die Ballaststoffe erhalten, die zu einer gesunden Darmflora maßgeblich beitragen. Durch die Ballaststoffe wird der Darm gut ausgefüllt und die Darmperistaltik kann damit gute Arbeit leisten.

Basenpower pur

Sprossen, Keimlinge, Kräuter, Gewürze und Algen sind ganz besondere Nährstoffbomben. Sie strotzen nur so vor Vitaminen, Mineralstoffen und sekundären Pflanzenstoffen. Davon sollten wir jede Menge zu uns nehmen. Sie füllen unsere Nährstoffdepots ganz besonders.

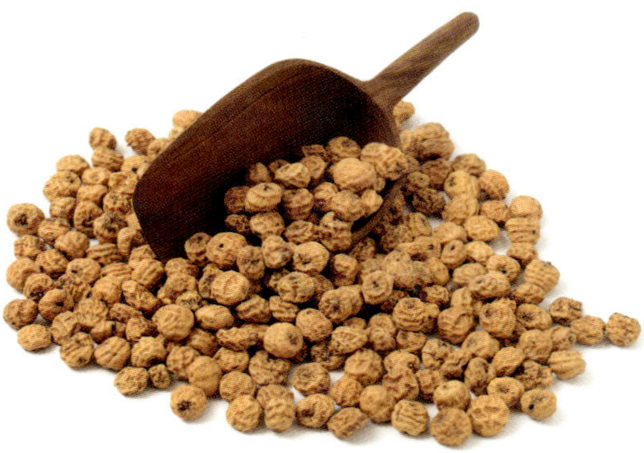

So klein und so viel Eiweiß und Fett

Mit Mandeln, Erdmandeln, Hanfsamen, frischen Walnüssen, Chiasamen und Sesam peppen wir unseren Speiseplan vor allem mit Eiweiß und guten Fetten, aber auch mit jeder Menge Vitalstoffen auf. Diese sollten daher auf keinen Fall fehlen, spielen aber eine untergeordnete Rolle, da sie aufgrund ihrer Fette auch viele Kalorien enthalten.

Wertvolle Öle

Und last but not least dürfen auch die kalt gepressten Öle nicht fehlen. Sie liefern uns gute Fette, aber auch jede Menge Kalorien. Daher sparsam damit umgehen. Besonders wertvolle Öle, die man gut erhitzen kann, sind Kokosöl, Rapsöl sowie Olivenöl. Auf keinen Fall erhitzen darf man kalt gepresste Öle wie Leinöl, Hanföl, Walnussöl, Chiaöl oder Leindotteröl, da diese viele entzündungshemmende Omega-3-Fettsäuren enthalten und damit sehr hitzeempfindlich sind. Lein-, Chia-, Hanf- und Rapsöl haben dabei das beste Omega-6-zu-Omega-3-Verhältnis (*siehe Abbildung kalt gepresste Öle Seite* 44).

Ausreichend trinken

Kräutertees sind, wie auch die Kräuter selbst, wahre Mineralstoffbomben und daher besonders basenreich. Davon kannst du jede Art trinken. Am besten sind Kräuter aus der Apotheke oder welche, die du dir selbst vom Waldrand oder der Wiese pflückst, da sie das ganze Kraut enthalten. In den Teebeuteln sind oft nur Kräuterreste.

Stilles Mineralwasser ohne Kohlensäure oder gutes Leitungswasser ergänzen die Getränke. Du kannst Zitrone, Ingwer, Melissen-, Minzeblätter oder andere Kräuter dazugeben.

Trinken solltest du beim Basenfasten wenigstens 2 Liter, idealerweise 3 Liter täglich. Je nachdem, wie viel Flüssigkeit du sonst noch aus der Nahrung zu dir nimmst. Isst du täglich Suppe, werden 2 Liter reichen, bevorzugst du die Hauptspeisen, solltest du etwas mehr trinken. Durch das Trinken hilfst du dem Stoffwechsel, den Lymphgefäßen und der Niere, die unnötigen Stoffe aus dem Körper abzutransportieren.

Bei der dauerhaften basenreichen Ernährung wird es reichen, täglich 1,5 bis 2 Liter Flüssigkeit zu trinken.

Worauf kommt es sonst noch an?

Wesentlich ist eine **biologische**, **vollwertige**, **saisonale**, **regionale**, **pflanzenbetonte** und **abwechslungsreiche** Ernährung, um möglichst viele Vitamine, Mineralstoffe, sekundäre Pflanzenstoffe, Ballaststoffe und weitere Vitalstoffe aus unseren Lebensmitteln zu erhalten.

Natürlich wird es nicht immer funktionieren, sich ausschließlich regional und saisonal zu ernähren. Vor allem im Winter ist das Angebot sehr begrenzt. Aber du solltest ein Augenmerk darauflegen und dich dafür sensibilisieren.

Wer vorplant und idealerweise einen Garten sein Eigen nennt, kann sich viel vom Sommer einfrieren und hat jederzeit sein eigenes Obst und Gemüse parat. Auch in Gläser einmachen sowie fermentieren ist eine ideale und gesunde Art, über den Winter zu kommen. Kirschen- und Apfelkompott oder Sauerkraut eignen sich hervorragend dafür. Zu guter Letzt gibt es auch noch die Möglichkeit zu trocknen. Kräuter und Pilze vom Sommer eignen sich dafür ideal.

80:20 Dauerhaft basenreich

In der basenreichen Küche können wir von der ganzen Bandbreite der Lebensmittel schöpfen. Nicht nur basische und neutrale Nahrungsmittel, sondern auch gute Säurebildner können wir nun verwenden. Die schlechten Säurebildner lassen wir natürlich weg. Denn die möchten wir so gar nicht in unserem Körper haben.

Die Säure-Basen-Tabelle wirst du am Anfang ganz oft brauchen, um nachzusehen: Was ist jetzt basisch? Was sauer? Was darf ich essen, was soll ich essen? Mit der Zeit wirst du ein Gefühl dafür bekommen und auch ohne Tabelle wissen, was gut für dich ist und welche Lebensmittel du besser meidest oder zumindest stark reduzierst.

In der basenreichen Ernährung ist es wichtig, vor allem Nahrungsmittel zu sich zu nehmen, die der Körper basisch verstoffwechselt. Aber auch Nüsse, Samen, Hülsenfrüchte und Getreide, die der Körper sauer verstoffwechselt, liefern uns wertvolle Vitamine, Mineralstoffe, Spurenelemente und Ballaststoffe und sollten daher in den Speiseplan mit aufgenommen werden. Diese werden als gute Säurebildner bezeichnet. Vermeiden solltest du auf alle Fälle die schlechten Säurebildner, da diese dem Körper Nährstoffe entziehen.

Die Basenspender – 80 % sind ideal

Als Basis stehen viel frisches Gemüse, Pilze, Sprossen und Salat auf dem Plan. Rohkost verträgt nicht jedermann, hier auf das eigene Gefühl hören. Gedünstetes ist für viele bekömmlicher. Der Großteil der Nahrung sollte aus dieser Gruppe kommen. Auch die Kartoffel zählt zu dieser Gruppe. Diese Lebensmittel werden basisch verstoffwechselt.

Danach folgt frisches, reifes Obst. Iss keine halbreifen Früchte. Auch diese Lebensmittel gehören zu den Basenlieferanten.

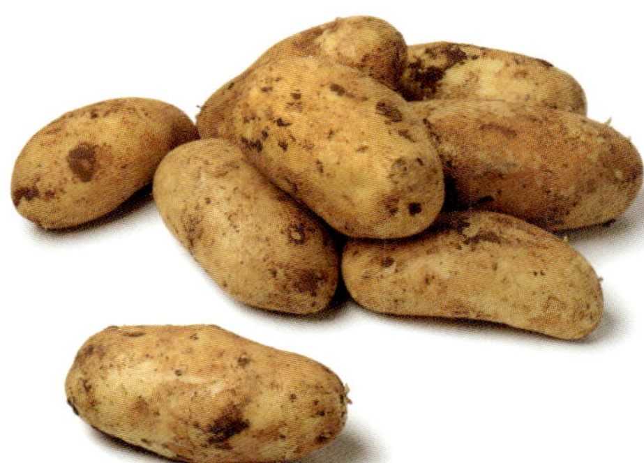

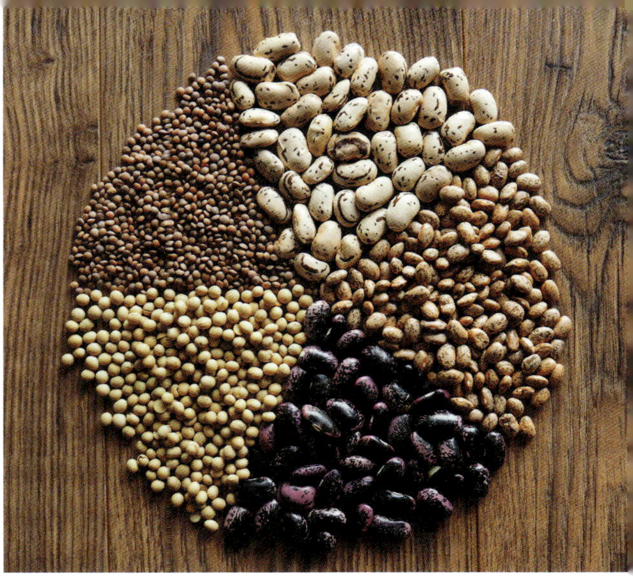

Die guten Säurebildner – 20 % davon

Anschließend sind die sogenannten kohlenhydrathaltigen glutenfreien Pseudogetreide wie Quinoa, Amaranth und Buchweizen sowie Hirse, Mais und Reis genannt. Sie gelten als gute Säurebildner. Wenn du diese keimen lässt, werden sie basisch. Ungekeimt gehören sie zu den guten Säurebildnern.

Nicht zu vergessen die Hülsenfrüchte wie Bohnen, Erbsen, Linsen und Soja, Letzteres auch verarbeitet als Tofu: Diese sind ebenfalls gute Säurebildner, liefern uns das wertvolle pflanzliche Eiweiß und sättigen daher sehr gut. Hülsenfrüchte haben einen sehr hohen Eiweißanteil von bis zu 20 %. Am besten frisch verwenden anstatt getrocknet.

Sehr wichtige Lieferanten der ungesättigten Fettsäuren sind die Öle und Nüsse. Diese liefern uns Omega-3-, -6- und -9-Fettsäuren, wobei uns die Omega-3- und -9-Fettsäuren besonders gesund erhalten. Die nur in Pflanzen vorkommenden Omega-3-Fettsäuren sind entzündungshemmend, senken das schlechte LDL-Cholesterin (Low-Density-Lipoprotein-Cholesterin) und lassen das gute HDL-Cholesterin (High-Density-Lipoprotein Cholesterin) unberührt. Die Nüsse liefern uns unter anderem dabei das nötige Eiweiß. Sie finden sich sowohl in der basischen Abteilung sowie auch bei den guten Säurebildnern. Gute Öle werden neutral verstoffwechselt.

Ab und zu ein Stück Fisch ist erlaubt. Dieser ist als guter Säurebildner einzuordnen. Aber nur, wenn es biologischer Fisch ist.

Gemüse, Pilze, Sprossen, Kartoffeln, Obst, Kräuter, Algen und einige Nüsse und Samen sollten dabei einen Anteil von etwa 80 %, der Rest einen Anteil von 20 % ausmachen. Diese Ernährungsform ist es, die wir langfristig anstreben.

Säure-Basen-Tabelle

Für alle Basenlieferanten, neutralen Lebensmittel und guten Säurebildner gilt Bio-Qualität – dies wird nicht mehr extra angegeben.

Basenlieferanten – davon benötigen wir jede Menge – 80 %

GEMÜSE	
Artischocken	Okraschoten
Bohnen grün	Paprika
Brokkoli	Pastinaken
Chicorée	Petersilienwurzeln
Chinakohl	Radieschen
Endivien	Rettich
Erbsen frisch	Romanesco
Fenchel	Rote Rüben (Rote Beete)
Fisolen	Rotkohl
Frühlingszwiebeln	Rucola
Grünkohl	Salate
Gurken	Sauerkraut
Ingwer	Schwarzwurzeln
Karfiol (Blumenkohl)	Sellerie
Karotten	Spargel
Kartoffeln	Spinat
Knoblauch	Staudensellerie (Stangensellerie)
Kohlrabi	Süßkartoffeln
Kohlsprossen (Rosenkohl)	Süßlupinen
Konjak	Tomaten
Kraut	Yacon

Kren (Meerrettich)

Kürbis (alle Arten)

Lauch (Porree)

Mangold

Maniok

Melanzani (Aubergine)

Weißkohl

Zucchini

Zuckerhut

Zwiebeln

und viele andere ...

OBST

Äpfel

Ananas (nicht zu viel)

Avocado

Bananen (nicht zu viel)

Birnen

Clementinen

Datteln (in kleinen Mengen)

Erdbeeren

Feigen

Gojibeeren

Grapefruits

Heidelbeeren

Himbeeren

Kirschen

Kiwis

Kokosnuss

Limetten

Mandarinen

Mangos

Melonen

Marillen

Mirabellen

Nektarinen

Oliven

Orangen

Papayas

Pfirsiche

Pflaumen

Preiselbeeren

Quitten

Ribisel (Johannisbeeren)

Stachelbeeren

Sternfrüchte

Trockenfrüchte ohne Zucker und ungeschwefelt (Rosinen, ...)

Weintrauben

Zitronen

Zwetschken (Pflaumen)

und viele andere ...

ALGEN (NÄHRSTOFFBOMBEN)	
Nori	Spirulina
Chlorella	und viele andere ...

PILZE	
Austernpilze	Shiitake
Champignons	Steinpilze
Morcheln	Trüffel
Eierschwammerl (Pfifferlinge)	und viele andere ...
Kräuterseitlinge	

SPROSSEN UND KEIMLINGE (NÄHRSTOFFBOMBEN)	
Alfalfa-Sprossen	Rucola-Sprossen
Brokkoli-Sprossen	und viele andere ...
Linsen-Sprossen	Amaranth-/Buchweizenkeimlinge
Mungobohnen-Sprossen	Hirse-/Quinoakeimlinge
Radieschen-Sprossen	Dinkel-/Hafer-/Roggenkeimlinge

KRÄUTER UND GEWÜRZE (NÄHRSTOFFBOMBEN)	
Basilikum	Oregano
Bohnenkraut	Petersilie
Brennnessel	Pfeffer
Dill	Rosmarin
Kapern	Safran
Kapuzinerkresse	Salbei
Koriander	Sauerampfer
Kresse	Schnittlauch
Kreuzkümmel	Schwarzkümmel
Kümmel	Senfsamen
Kurkuma	Thymian

Liebstöckel

Löwenzahn

Majoran

Melisse

Minze

Muskatnuss

Nelken

Vanille

Wildkräuter

Ysop

Zimt

Zitronengras

Zitronenmelisse

und viele andere ...

NÜSSE, SAMEN UND KERNE

Brennnesselsamen

Chiasamen

Erdmandeln

Flohsamen

Hanfsamen

Mandeln

Maroni (Esskastanien)

Sesam

Walnüsse frisch

GETRÄNKE

Brottrunk

Fruchtsaft selbst gepresst in kleinen Mengen

Kokoswasser

Kräutertee

Mandeldrink

Smoothie mit viel Gemüseanteil

Stilles Mineralwasser

Wasser

Wasser mit Zitrone, Ingwer, Melisse, Minze, Gurke, Himbeeren ...

SÜSSUNGSMITTEL IN KLEINEN MENGEN

Apfelsüße (Apfelmus ohne Zucker)

Birkenzucker (Xylit)

Dattelsüße / Dattelzucker

Rosinensüße (Rosinen und Wasser mixen)

Yaconsirup

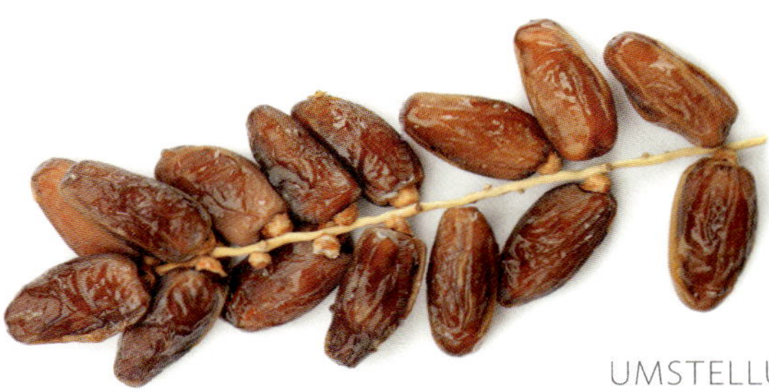

SONSTIGES	
Apfelessig naturtrüb	Kokosflocken
Carob (Kakaoersatz)	Kokosmilch selbst gemacht
Fermentierte Lebensmittel (z. B. Sauerkraut)	Kokosmus
Gekeimtes Brot	Lupinenmehl
Gekeimte Kerne	Miso (fermentierte Sojabohnenpaste)
Gekeimte Nüsse	Senf aus Apfelessig ohne Zusatz von Zucker und Zusatzstoffen
Gekeimte Samen	Speiseeis selbst gemacht z. B. aus Bananen, Mandeldrink und Datteln
Hefeflocken	Tahin (Sesampaste)
Ketchup selbst gemacht aus Tomaten und Datteln	Tamari (Sojasauce aus fermentiertem Soja)
Kombucha	Tempeh (fermentiertes Soja)

Abbildung 4: Säure-Basen-Tabelle – basische Nahrungsmittel

Neutrale Nahrungsmittel – gut und nötig – sparsam verwenden

ÖLE
Gute, kalt gepresste (native) Bio Öle: Leinöl, Hanföl, Olivenöl, Rapsöl, Kokosöl ...

Abbildung 5: Säure-Basen-Tabelle – neutrale Nahrungsmittel

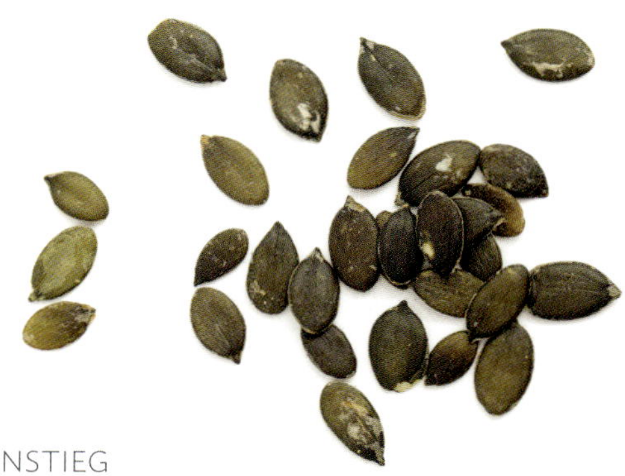

Gute Säurebildner – wichtige Makronährstoffquellen – 20 %

GETREIDE	
Pseudogetreide, Flocken und Nudeln glutenfrei (Amaranth, Buchweizen, Quinoa)	Glutenhaltiges Vollkorngetreide, Flocken und Nudeln in kleinen Mengen (Dinkel, Gerste, Hafer, Einkorn, Emmer, Kamut, Roggen, aber kein Weizen)
Hirse (Goldhirse, Braunhirse)	Nudeln aus Soja, Erbsen, Bohnen, Linsen, Mais, Vollkornreis
Tofu	Mais, Polenta
Hülsenfrüchte (Linsen, Bohnen getrocknet, Erbsen getrocknet, Kichererbsen, Sojabohnen)	Vollkornreis
Kombucha	
NÜSSE, SAMEN UND KERNE	
Kürbiskerne	Nüsse (Walnüsse, Haselnüsse, Cashewkerne, Paranüsse)
Leinsamen	Pinienkerne
Mohn	Sonnenblumenkerne
TIERISCHE PRODUKTE	
Süßwasserfisch aus Wildfang oder besser noch aus Bio-Aquakultur	
SONSTIGES	
Ahornsirup (in kleinen Mengen)	Rohkakao
Kokosblütenzucker (in kleinen Mengen)	Sharkara ayurvedischer Zucker (in kleinen Mengen)
Kokosmilch	Studentenfutter
Manuka-Honig (nicht vegan)	Tomatenmark (ohne Zusatz von Zucker oder Zusatzstoffen)
GETRÄNKE	
Grüner Tee	Pflanzliche Drinks ungesüßt und ohne Zusatzstoffe
Lupinenkaffee	Kakao aus Pflanzendrink und Rohkostkakao

Abbildung 6: Säure-Basen-Tabelle – gute Säurebildner

Schlechte Säurebildner – das solltest du meiden

Diese Lebensmittel sind absolut nicht basenreich, sondern liefern uns Säuren, die dem Körper viel Arbeit abverlangen, um diese zu verstoffwechseln. Bei der Verstoffwechslung dieser Säuren werden dem Körper wertvolle Basen entzogen. Werden besonders viele Säuren zugeführt, sind aufgrund dieser Säureflut kurzfristig nicht genügend Basen zur Kompensation vorhanden – die Folge: Die Säuren werden im Körper eingelagert. Diese Säuren können langfristig Beschwerden verursachen, wie zum Beispiel Gicht. Die Harnsäure, die vor allem in den tierischen Lebensmitteln enthalten ist, lagert sich vorzugsweise in den Gelenken ab. Sie besteht aus winzigen Harnsäurenadeln, welche den typischen Gelenkschmerz der Gicht verursachen.

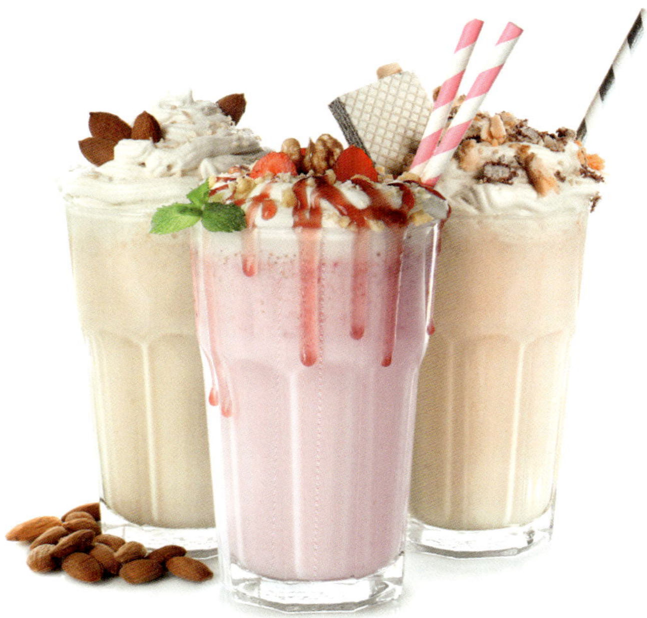

TIERISCHE LEBENSMITTEL	
Eier (konventionell)	Kuhmilch (traditionell)
Fertigprodukte aller Art (besonders aus konventioneller Herstellung)	Milchprodukte (Käse, Topfen, Joghurt, Molke, auch von Schaf und Ziege)
Fleisch konventionell	Schinken, Speck, Wurstwaren
Fisch und Meeresfrüchte aus konventioneller Aquakultur oder aus belasteten Regionen stammend	
PFLANZLICHE LEBENSMITTEL	
Essig (Weinessig, Balsamico)	Sojaprodukte mit texturiertem (getrocknetem) Soja (z. B. Gulasch, Chili)
Getreideprodukte aus Auszugsmehlen (kein Vollkorn) wie Brot, Gebäck, Kuchen, Nudeln, Cornflakes, Fertigmüslis	Speiseeis (konventionell)
Ketchup (konventionell)	Süßungsmittel wie Dicksäfte, aber auch Honig, in großen Mengen
Sauerkonserven	Weizen und dessen Produkte (z. B. Produkte aus Seitan, wie vegetarische Würste)
Senf (konventionell)	Zucker und sämtliche Produkte, die Haushaltszucker enthalten
GETRÄNKE	
Alkohol	Koffeinhaltige Getränke
Eistee	Kohlensäurehaltige Getränke
Fruchtsäfte aus Konzentraten	Limonaden, Cola
Getreidekaffee	Milchshakes
Isogetränke	kohlensäurehaltiges Mineralwasser
Kaffee	Tee (schwarzer Tee, Früchtetee)
Koffeinfreier Kaffee	

Abbildung 7: Säure-Basen-Tabelle – schlechte Säurebildner

Was ist der Unterschied zwischen guten und schlechten Säurebildnern?

Unter Säurebildnern generell versteht man Nahrungsmittel, die sauer verstoffwechselt werden. Der Unterschied zwischen guten und schlechten Säurebildner besteht darin, dass die guten Säurebildner trotz der Säurebildung wichtige Vitalstoffe enthalten, die für den Körper nützlich und notwendig sind. Dies sind z. B. pflanzliches Eiweiß, Fett und Vitamine.

Schlechte Säurebildner bringen dem Körper keinen Vorteil, sondern belasten den Stoffwechsel. Sie entziehen dem Körper mehr Mineralstoffe, als sie ihm bringen. Sie haben eine negative Basenbilanz.

Ein Beispiel: Gewöhnlicher Haushaltszucker besteht zu 100 % aus sogenannten schnellen Kohlenhydraten. Dies sind sogenannte Einfach- und Zweifachzucker, bei denen der Körper massiv Insulin ausschütten muss, um die schnelle Zuckerflut rasch wieder aus dem Körper zu bringen. Dies bedeutet eine enorme Belastung für den Stoffwechsel und die Entgiftungsorgane. Zu viel Einfach- und Zweifachzucker auf längere Zeit belastet die Leber enorm. Eine Fettleber kann die Folge sein. Der Zucker enthält auch keine Vitamine oder Mineralstoffe und damit auch keine Basen, die für die Verstoffwechslung der Säuren nötig wären. Daher müssen dafür die körpereigenen Mineralstoffdepots angezapft werden. Bei zu viel Zuckerzufuhr auf einmal ist der Körper mit der Umwandlung in neutralisierte Säureschlacke überfordert – die überschüssige Säureschlacke muss in ihm abgelagert werden, vorzugsweise als Fettdepot.

Schlechte Säurebildner liefern auch keine oder zu wenig wertvolle Mineralstoffe und Vitamine, die für die verschiedensten Vorgänge im Körper benötigt werden, wie zur Bildung von Enzymen und Hormonen, zur Bildung und Reparatur der Zellen, für die Beteiligung an der Blutgerinnung und antioxidativen Vorgängen, zur Festigung der Knochen und für die Elastizität der Blutgefäße, um nur einige zu nennen.

Schlechte Säurebildner sind also absolut überflüssig für den Körper!

Gewohnte Lebensmittel Schritt für Schritt austauschen

Am Anfang der Umstellung bedarf es einiger Gewöhnung. Vor allem denkst du: Und was nehme ich stattdessen nun? Die gute Nachricht ist, es gibt für fast alles eine Alternative. Die unten angeführten Optionen erheben keinen Anspruch auf Vollständigkeit, allein schon deshalb, da die Entwicklung in der gesunden pflanzenbetonten Küche in den letzten Jahren immer mehr an Bedeutung gewinnt und daher auch immer mehr Entwicklungen und Innovationen auf den Markt kommen. Du kannst deine gewohnten Lebensmittel gegen die nachfolgenden Alternativen austauschen – versuch es einfach! Wer wagt, gewinnt. Vielleicht entdeckst du neue Lieblingsprodukte, vielleicht entspricht etwas nicht ganz deinem Geschmack. Das ist ganz normal, nicht jeder mag alles. Finde deinen persönlichen Geschmack.

Essig

Du kannst ganz einfach deinen bisherigen Essig gegen biologischen naturtrüben Apfelessig austauschen. Wer gerne Balsamicoessig mag, der kann einfach den Apfelbalsam von Byodo verwenden. Da ist nur Apfelessig und Apfeldicksaft enthalten. Oder du bereitest dir deinen Apfelbalsam selbst zu, indem du zum Apfelessig einfach etwas Apfeldicksaft hinzugibst. Schmeckt herrlich.

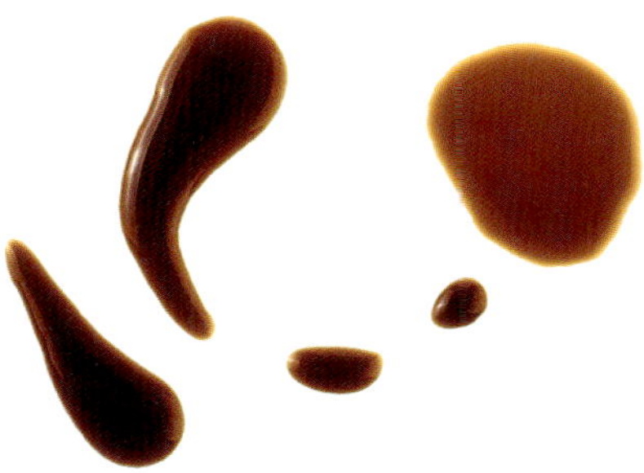

Öl

Beim Öl ist es ganz wichtig, biologisches kalt gepresstes Öl zu verwenden.

Wenn dies nicht auf der Produktkennzeichnung steht, kannst du davon ausgehen, dass es raffiniert ist, also nicht kalt gepresst.

Dies ist deshalb so wichtig, weil raffinierte – das sind die nicht kalt gepressten Öle – bei der Herstellung einen mehrstufigen chemischen Prozess durchlaufen. Dabei wird zum Herauslösen von jeglichem Öl im Pressgut ein chemisches Lösungsmittel, meist Hexan und Leichtbenzin verwendet. Dann wird zur Entschleimung (es werden unter anderem Trübstoffe entfernt) Phosphorsäure zugesetzt und anschließend durch Natronlauge wieder entfernt. Weiters wird das Öl mittels Aluminiumsilikat oder Aktivkohle gebleicht und zum Schluss noch desodoriert, damit auch die restlichen chemischen Lösungsmittel verdampfen. Bei diesem Vorgang können geringste Rückstände im Öl verbleiben, die das zentrale Nervensystem beeinflussen. Zusätzlich wird die Umwelt bei der Herstellung belastet. Bei dieser Raffination entstehen auch giftige Transfettsäuren und freie Fettsäuren. Wertvolle Vitamine und Spurenelemente gehen dabei verloren.

Wozu macht man überhaupt eine Raffination?

Damit die Öle geschmacksneutral, länger haltbar und hitzestabiler sind, werden sie raffiniert. Diese Öle lassen sich über 200 °C erhitzen, ohne zu rauchen.

Bei der Kaltpressung darf keine Chemie an das Öl. Es darf nur mechanisch gepresst werden und nur durch Waschen, Absetzenlassen, Filtrieren oder Zentrifugieren gereinigt und kurzfristig mit Wasserdampf/Vakuum unter 140 °C behandelt werden. Kalt gepresste Öle enthalten auch keine Zusatzstoffe.

Salz

Übliches jodiertes Speisesalz wird von der Industrie mittels Chemikalien so lange gefiltert, bis nur noch Natrium und Chlorid als Natriumchlorid übrig bleibt. Alle anderen Inhaltsstoffe werden herausgelöst und für die Pharmaindustrie verwendet. Zugesetzt wird dem Speisesalz noch synthetisches Jod und eine chemische Rieselhilfe, wie Aluminiumsilikat, Calciumcarbonat (Kalk), Magnesiumcarbonat, Aluminiumoxid oder Kaliumhexacyanidoferrat, damit es nicht klumpt.

Beim natürlichen Steinsalz sind alle Spurenelemente wie Kalzium, Phosphor, Magnesium, Schwefel, Kalium, Eisen und Zink noch enthalten. Diese sind je nach Abbaugebiet etwas unterschiedlich. Das rosarote Himalayasalz aus Pakistan z. B. verdankt seine Färbung seinem Eisengehalt. Beim natürlichen Steinsalz wie auch beim Meersalz wird im Gegensatz

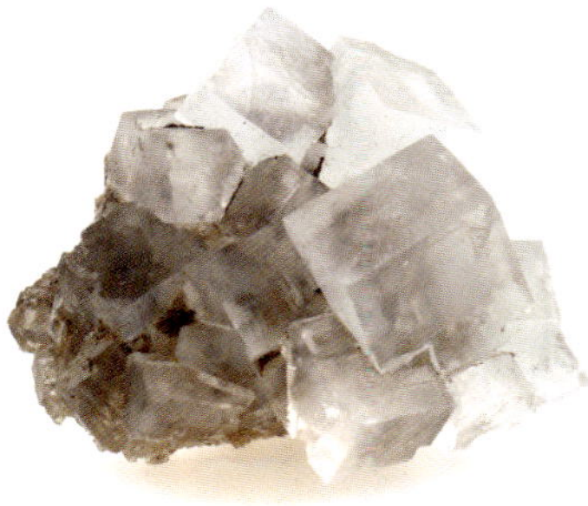

zum Speisesalz auf die Rieselhilfe verzichtet. Und es wird keinem chemischen Prozess unterworfen.

Der Unterschied zwischen Steinsalz und Meersalz

- **Steinsalz** wird in Salzbergwerken abgebaut; es ist vor Millionen von Jahren durch das Austrocknen der Urmeere entstanden.
- **Meersalz** wird aus dem Meer oder von Salzseen, meist aus Salzgärten gewonnen. Dabei wird das Wasser in Becken aufgefangen und verdunstet. Übrig bleibt das Salz.

Die enthaltenen Mineralstoffe als Spurenelemente sind je nach Abbaugebiet unterschiedlich. Leider ist im Meersalz inzwischen Mikroplastik enthalten, daher empfehle ich eindeutig, Steinsalz zu verwenden, obwohl die Meersalzgewinnung die nachhaltigere und daher die zu bevorzugende Variante wäre.

Zucker

Dass Zucker nicht gesund ist, darüber sind sich alle einig. Was kann man aber anstatt des herkömmlichen Haushaltszuckers verwenden? Also erst einmal, wenn du dich basisch ernährst, wirst du sehen, dass du gar keinen Heißhunger mehr auf süße Sachen haben wirst. Zum Zweiten gewöhnst du dich daran, weniger stark zu süßen, da sich das Geschmacksempfinden verändert. Es ist einem dann schnell einmal etwas zu süß!

Als Alternativen zum Süßen kannst du Yaconsirup, Manuka-Honig, Apfelsüße, Rosinen, Trockenfrüchte, Kokosblüten- und Dattelzucker sowie Kokosblüten-, Dattel- oder Ahornsirup verwenden.

Apfelsüße

Apfelsüße (Apfelmus ohne Zucker) und Rosinen machen sich gut im Müsli und im Kuchen.

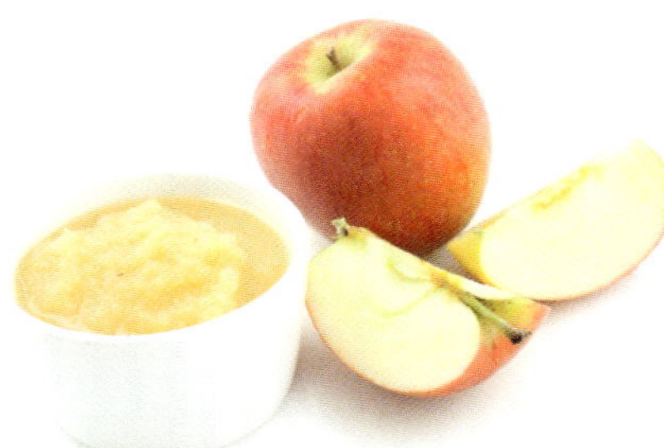

Ahornsirup

Ahornsirup hat einen sehr geringen Fructoseanteil von nur 1 %, was die Leber freut, und enthält reichlich Antioxidantien. Der Glykämische Index (GI) schwankt zwischen 43 und 65. Das liegt an seinem hohen Saccharoseanteil. Als gesund kann man Ahornsirup daher dennoch nicht bezeichnen, aber definitiv als bessere Alternative zu Haushaltszucker.

Birkenzucker

Birkenzucker ist ein Zuckeraustauschstoff und gehört zu den Zuckeralkoholen. Er beinhaltet damit auch keine Fructose oder Glucose. Er wird zwar basisch verstoffwechselt und kann 1:1 wie Zucker verwendet werden, hat aber dennoch Nachteile. Zu viel davon wirkt sich stark abführend aus und für Tiere ist dieser Zucker sogar tödlich! Außerdem unterliegt er einem chemischen Herstellungsprozess und ist stark verarbeitet. Eventuell für Kuchen zu verwenden. Ich verwende ihn aber so gut wie gar nicht und würde ihn auch nicht als erste Wahl empfehlen.

Kokosblütenzucker

Kokosblütenzucker und -sirup ist etwas weniger süß als herkömmlicher Haushaltszucker. Er schmeckt nicht nach Kokos, dafür aber etwas karamellig. Der Mineralstoffanteil ist doch bemerkenswert. Er weist einen niedrigen Glykämischen Index von 35 auf und hat einen sehr geringen Fructoseanteil von 2 bis 9 %. Damit werden die Bauchspeicheldrüse und die Leber kaum belastet. Daher perfekt als Süßungsmittel.

Dattelsirup

Dattelsirup kann als natürlicher Bakterienkiller, als natürliches Antibiotikum gesehen werden. Er hemmt effektiv das Wachstum von Bakterien. Dies entdeckten Wissenschaftler als ganz besonderen Nutzen.[46] Das Verhältnis Fructose zu Glucose beträgt 1:1. Der GI beträgt 60, was nicht unwesentlich ist. Daher sparsam verwenden. Selbst hergestellter Dattelsirup aus frischen Datteln hingegen hat nur einen GI von 40 und ist daher dem fertigen Sirup vorzuziehen.

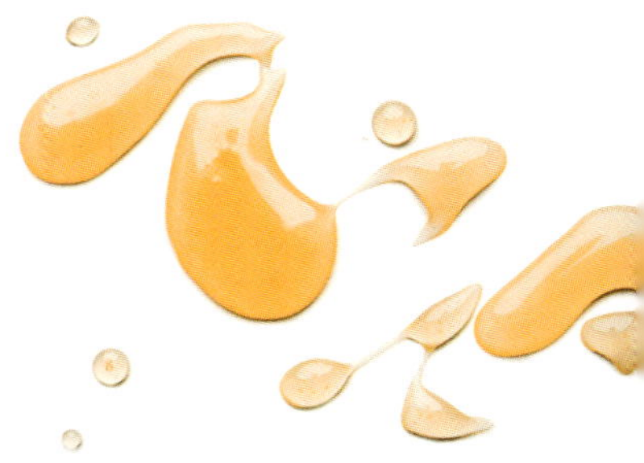

Dattelsirup kannst du ganz einfach selbst herstellen: Entsteinte Datteln mit etwas Wasser vermixen.

Der Sirup ist im Kühlschrank ungefähr 10 Tage haltbar.

Dattelzucker

Dattelzucker löst sich übrigens nicht auf, da es ganz kleine Dattelstückchen sind; am besten für Salate und Süßspeisen verwenden.

Manuka-Honig

Auch Manuka-Honig ist eine wunderbare Süße und kann als natürliches Antibiotikum eingesetzt werden. Manuka wird aus dem Nektar des neuseeländischen Manuka-Strauches gewonnen und übertrifft die Heilkraft aller anderen Honige um ein Vielfaches. Er wirkt gegen Bakterien, gegen Viren und gegen Pilze. Manuka-Honig wirkt außerdem antiseptisch, antioxidativ und wundheilend.[47]

Die Qualität dieses Honigs erkennt man an seinem UMF-Faktor (Unique Manuka Factor), dies ist der Faktor für ausschließlich in Neuseeland produzierte Honige. Je höher der Faktor (UMF 5–20), desto mehr gesundheitsfördernde Inhaltsstoffe sind enthalten. Nicht in Neuseeland abgefüllte Manuka-Honige tragen die Bezeichnung MGO (Methylglyoxal). Dies ist der gesundheitsfördernde Wirkstoff. Auch hier gilt, je höher der MGO-Gehalt, desto wertvoller ist der Honig (MGO 100–850+). Umrechnen kann man wie folgt: UMF 10 = MGO 514, UMF 20 = MGO 829. Ein MGO über 400 kann schon als Spitzenqualität bezeichnet werden.

Nicht außer Acht lassen sollte man aber dennoch seinen hohen Fructoseanteil von 40 % sowie seinen GI von rund 60. **Daher gilt auch hier:** in Maßen, nicht in Massen.

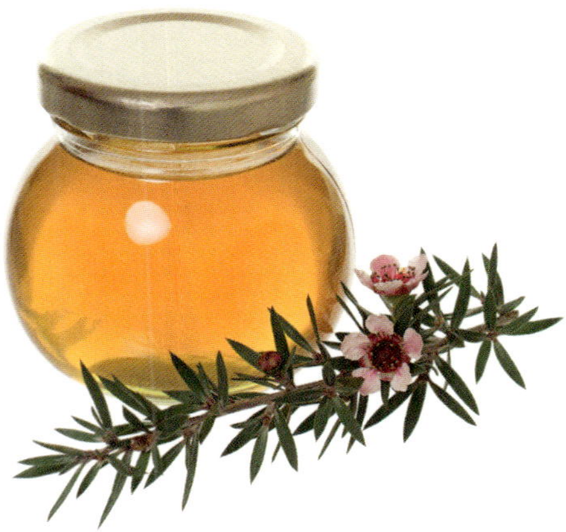

Yaconsirup

Yaconsirup ist nicht nur herrlich aufs Brot, er kann sogar als gesunde Süße bezeichnet werden, da er einen GI von 1 aufweist. Das heißt, dass er keinen Einfluss auf den Blutzuckerspiegel hat und damit keine Blutzuckerachterbahn auslöst. Außerdem liefert er Mineralstoffe wie Eisen, Kalzium, Kalium sowie Antioxidantien. Seine Form des Zuckers (Fructooligosaccharide) liefert Nahrung für die gesunden Bakterien im Darm, da es sich um süß schmeckende Ballaststoffe handelt. Er kann sogar als unterstützendes Präbiotikum für die Darmflora bezeichnet werden – Nahrung für gute Bakterien. Zudem hat er wesentlich weniger Kalorien als herkömmlicher Zucker und ist für Diabetiker geeignet. Das perfekte Süßungsmittel und meine eindeutige Empfehlung! Einziger Nachteil: Leider etwas teuer.

Für Süßungsmittel gilt generell: Nur in Maßen, nicht in Massen! Denn in Massen sind auch die Süßungsmittel abträglich, auch wenn diese recht gut vom Körper verstoffwechselt werden.

Was bewirkt Fructose?

Fructose (Fruchtzucker) wird im Dünndarm sehr langsam umgewandelt. Hohe Mengen an Fructose kann der Darm daher nicht verarbeiten. Es kommt zu Blähungen, Bauchschmerzen oder Durchfall.

Durch die Überforderung des Darms kann es zu Entzündungen im Darm, zur Zerstörung des gesunden Darmmilieus und zum sogenannten Leaky-Gut-Syndrom kommen. Große Mengen an Fructose überlasten aber auch die Leber, es entstehen große Mengen an Harnsäure und es kommt zu einer sogenannten Fettleber.

Was bedeutet Glykämischer Index?

Der Glykämische Index (GI) zeigt an, wie schnell der Blutzuckerspiegel nach dem Verzehr von Lebensmitteln ansteigt. Je höher, desto mehr wird die Bauchspeicheldrüse durch eine nötige Insulinausschüttung belastet, um den Zucker wieder aus der Blutbahn zu bekommen. Reine Glucose hat einen GI von 100, Haushaltszucker (Saccharose, die aus Fructose und Glucose besteht) von

70, Fructose von 20. Ein GI von unter 50 wird als niedrig, über 70 als hoch bezeichnet. Wer seinen Blutzucker ständig in die Höhe treibt, belastet die Bauchspeicheldrüse enorm. Diese muss Insulin ausschütten, um den Zucker im Blut wieder herauszubekommen. Wird die Bauchspeicheldrüse zu lange überbelastet, versagt diese ihren Dienst und Diabetes ist die Folge.

Man kann also vereinfacht zusammenfassend sagen: Je niedriger der Fructoseanteil ist, desto weniger werden der Darm und die Leber belastet. Und je niedriger der Glucoseanteil ist, umso weniger wird die Bauchspeicheldrüse belastet.

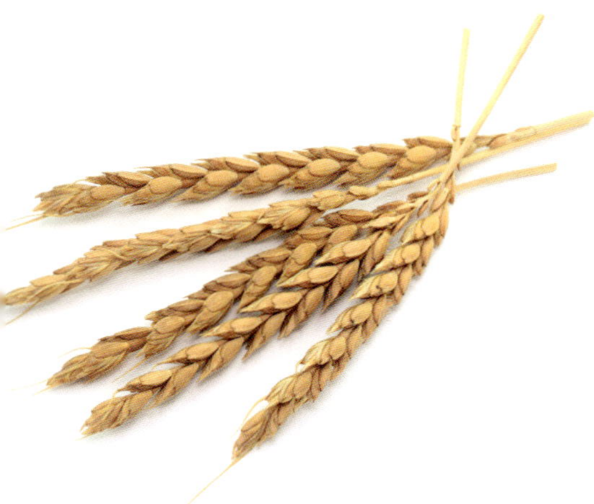

Weizen

Über den Weizen könnten stundenlang Vorträge gehalten werden. Das möchte ich hier natürlich nicht, aber doch so viel Info wie nötig geben.

Der heutige Weizen ist ein überzüchteter, stark veränderter Urweizen. Die alten Urweizensorten wie Dinkel, Kamut, Einkorn, Emmer und Grünkern sind hingegen noch Sorten, die nicht verändert wurden. Dadurch enthalten sie noch viel mehr Vitamine, Mineralstoffe und Spurenelemente, die aus dem Weizen leider zugunsten anderer Vorteile herausgezüchtet wurden. Es wurde beim Weizen Wert daraufgelegt, diesen kurzstielig mit mehr Ähren zu züchten, um mehr Ertrag zu erwirtschaften. Auch der Glutenanteil wurde erhöht, um die Backeigenschaften zu verbessern. All dies aber zum Nachteil der Vitalstoffe. Aufgrund des hohen Glutenanteils wird Weizen auch von vielen Personen nur mehr schlecht vertragen.

Es gilt daher, Weizen zu meiden und stattdessen die alten Getreidesorten zu verwenden. Auch Roggen, Gerste und Hafer sind gute Alternativen. Frag beim Bäcker einfach nach Vollkorngebäck und -brot ohne Weizen.

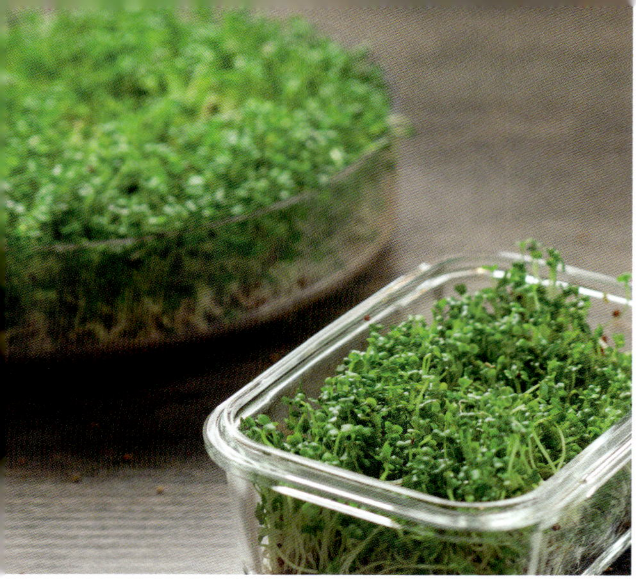

Keime und Sprossen

Durch das Keimen von Getreide, Hülsenfrüchten und Samen wird der natürliche Fraßschutz, die Phytinsäure, abgebaut. Diese hemmt die Mineralstoff- und Vitaminaufnahme. Ist die Phytinsäure einmal abgebaut, sind die Vitalstoffe frei verfügbar, die Nahrungsmittel dadurch reicher an verfügbaren Mikronährstoffen und damit basisch. Sie sind zudem bekömmlicher, da die durch den Keimvorgang in Gang gesetzten Enzyme bereits ihre Arbeit aufgenommen und die Nährstoffe zum Teil bereits aufgespalten und vorverdaut haben. Diese Vorarbeit braucht von unserem Stoffwechsel nicht mehr durchgeführt zu werden, was die Keime und Sprossen leicht verdaulich macht.

Kräuter

Kräuter, vor allem Wildkräuter, sind wahre Nährstoffbomben. Sie enthalten jede Menge Mineralstoffe, Spurenelemente, Vitamine, sekundäre Pflanzenstoffe und Ballaststoffe und eignen sich hervorragend in der basischen Küche, um die Basenzufuhr zu erhöhen. Zudem sind sie Geschmacksträger und vermindern dadurch den Salzbedarf der Speisen. Mit Kräutern gewürzte Speisen schmecken auch mit weniger Salz vorzüglich. Unser Salzkonsum ist ohnehin meist viel zu hoch – durch die Kräuterzugabe kann Salz auf einfache Weise eingespart werden. Kräuter sollten daher in der basenreichen Küche großzügig eingesetzt werden. Auf Salate, zu Gemüse, in den Smoothie, aufs Brot, zum Abschmecken von Speisen usw.

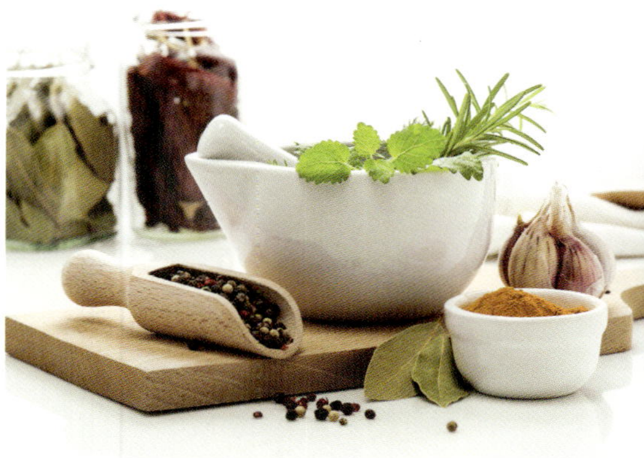

Milch

Reisdrink

Reisdrink ist von Natur aus etwas süßlich und schmeckt besonders lecker im Müsli oder auch im Kakao. Es ist kein Zucker mehr nötig.

Kokosdrink

Reiner Kokosdrink schmeckt leicht säuerlich, aber eher geschmacksneutral. Dadurch ist der Drink überall gut einsetzbar. Im Kakao und im Kaffee ist er eher etwas durchscheinend.

Mandeldrink

Mandeldrink ist von der Konsistenz her der Milch am ähnlichsten. Dieser ist auch nicht so durchscheinend wie die anderen Pflanzendrinks. Ich verwende den Mandeldrink sehr gerne in der Bananenmilch. Möchtest du dir Kakao daraus machen, empfehle ich Birkenzucker oder Kokosblütenzucker hinzuzufügen, da der Mandeldrink keine natürliche Süße aufweist.

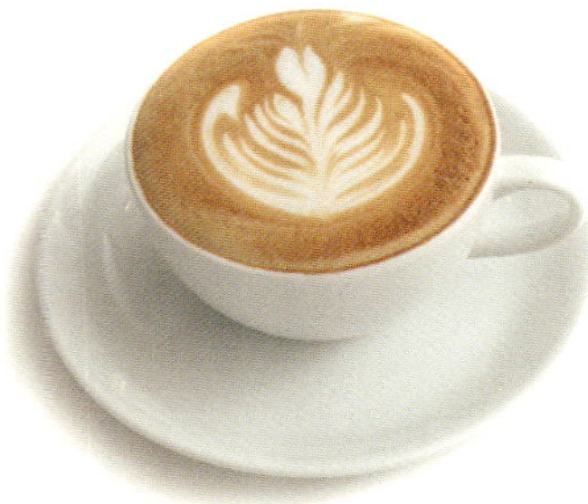

Barista

Wenn du gar nicht auf Kaffee verzichten magst und du es gewohnt bist, diesen mit Milch zu trinken, dann mach dir einen Kaffee Latte mit Barista. Dieser Drink schäumt hervorragend auf und schmeckt auch hervorragend im Kaffee. Der Barista hat als Basis Haferdrink und kann auch mit Sojadrink gemischt sein.

Haferdrink

Dieser schmeckt von Natur aus etwas süßlich, aber leicht nach Stärke.

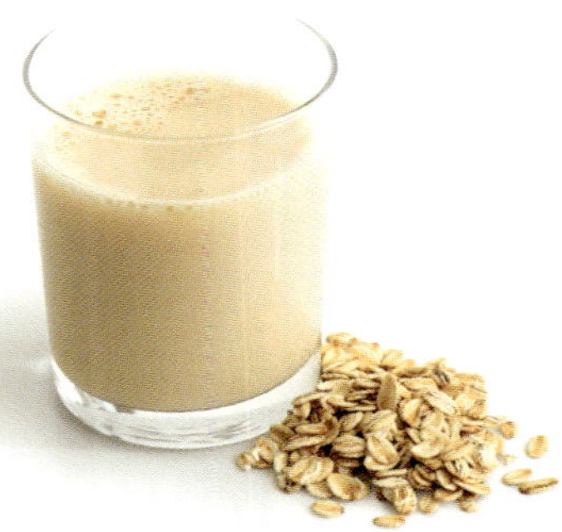

Käse

Es gibt inzwischen gute Käsealternativen: Der Käse von Veggie Filata ist eine vegane Käsevariante, geraspelt, und ideal zum Kochen und Braten. Ich verwende diesen sehr gerne zum Überbacken, da er so herrlich zerläuft. Er macht sich aber auch gut in der Béchamelsauce. Das Großartige daran ist, dass er sogar basisch ist. Er besteht nur aus Kokosöl, Kartoffelstärke und Lupinenmehl.

Cashewkäse

Mittlerweile gibt es ganz wunderbare Cashewkäse. Die Basis ist, wie der Name sagt, aus Cashewnüssen. Diesen gibt es vor allem als Camembert oder Brievariante. Leider nicht billig, da die Inhaltsstoffe entsprechend teuer sind, aber sehr lecker.

Veganer Mozzarella

Noch nicht ganz am Original, aber mit Apfelbalsam oder Kürbiskernöl und Tomaten superlecker. Diesen gibt es mit gekeimtem Reis von Frescolat oder mit Cashewkernen von Soyana. Ich empfehle den Veganella mit Cashewkernen von Soyana.

Veganer Parmesan

Über Nudeln natürlich perfekt. Ich verwende ihn aber auch für die Béchamelsauce. (*siehe Rezept Linsen-Gemüse-Gratin Seite 220*)

Schnittkäse

Da muss man wirklich Acht geben. Denn es gibt hier noch sehr wenig gute Alternativen. Abraten muss ich unbedingt von den Schnittkäsen wie Wilmersburger. Das ist leider reine Chemie. Bitte unbedingt auf die Inhaltsstoffe achten! Es gibt aber auch schon welche, bei denen die Inhaltsstoffe gut und empfehlenswert sind, wie von Violife. Die Basis ist hier Kokosöl.

Frischkäse

Von Soyana gibt es Frischkäse, der ähnlich einem Philadelphia oder Bojar schmeckt. Diesen gibt es in verschiedenen Geschmacksrichtungen: Natur, Kräuter, Kren und Tomate. Sehr lecker. Die Basis dieser Käsealternative ist Soja. Es wird auch noch andere geben. Für mich ist dieser aber *the one and only*!

Käsesauce

Käsesauce lässt sich gut mit weißem Mandel- oder Cashewmus, Hefeflocken und etwas Salz selbst herstellen. Auch mit Mandeln, Cashewkernen, veganem Parmesan und veganem Käse kann man einen guten käseähnlichen Geschmack zaubern. Ich liebe die Käsesauce aus dem Spargelrezept, in der noch weitere Zutaten enthalten sind. Sei kreativ! Probiere einfach herum und kreiere deine eigene persönliche Variante.

Topfen (Quark)

Beim Topfen (Quark) kenne ich derzeit nur eine gute Alternative. Diese nennt sich Qvark und ist von Hiel. Wenn man Qvark probiert, schmeckt er eigentlich nicht nach Topfen (Quark), aber verarbeitet sehr wohl. Er ist auch recht geschmacksneutral. Die Basis sind hier Kokosfett und Mandeln.

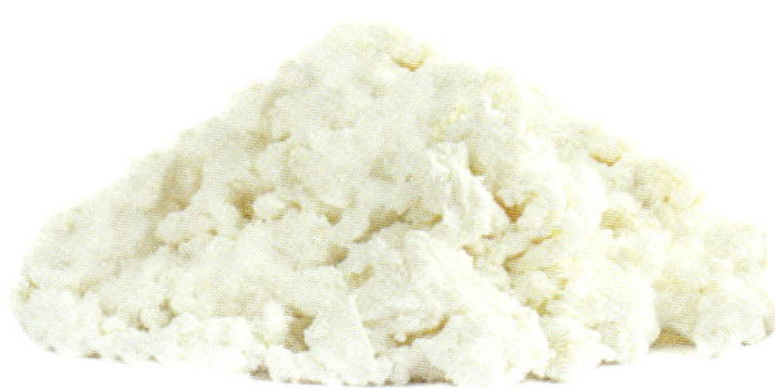

Joghurt

Bei Joghurt hat man jetzt schon eine richtig große Auswahl. Wichtig ist hier nur, auf die Inhaltsstoffe zu achten – Zucker sollte keiner enthalten sein. Es gibt welche mit Soja, was nicht jedermanns Geschmack ist, aber auch mit Cashew und Kokos. Empfehlen kann ich Harvest Moon und Sojade. Einfach durchprobieren.

Schlagobers (Schlagsahne)

Für Schlagobers (Schlagsahne) gibt es ebenfalls eine Alternative. Hier ist die Basis entweder Mandel oder Soja. Zu empfehlen auch hier Soyana. Mit der basischen Mandelalternative.

Sauerrahm

Rahm

Auch hier punktet die Rahmalternative von Soyana. Schmeckt meiner Meinung nach fast wie echter Rahm und sehr erfrischend. Ich liebe ihn.

Rahmsauce

Für Saucen, wie z. B. Schnittlauchsauce, verwende ich Seidentofu. Dieser ist aus Soja und von der Konsistenz her sehr weich. Einfach mit einem guten Schuss Zitrone und einem Pürierstab mixen. Wer mag, kann mit Kräutern, Schnittlauch, Knoblauch, Tomate usw. herrliche Saucen zaubern.

Butter

Am ehesten kommt das Vegane Streichfett von Naturli einer Butter nahe. Dieses besteht aus Kokosöl, Sheaöl und Mandelmus. Du kannst dies aber auch selbst herstellen, mit Kakaobutter und Öl im Verhältnis von etwa 1:3. Die Kakaobutter im Wasserbad erwärmen und ein gutes kalt gepresstes Kokosöl hinzufügen. Gut durchrühren, in ein Gefäß füllen, abkühlen lassen und ab in den Kühlschrank.

Mayonnaise

Vermixe ein gutes kalt gepresstes, möglichst geschmacksneutrales Bio-Öl wie Rapsöl mit etwas weißem Mandelmus, Kartoffelmehl, Kurkuma, Zitrone und Apfelessig.

Eischnee (geschlagenes Eiweiß)

Hier gibt es einen großartigen Trick. Die Flüssigkeit, in welcher Kichererbsen eingelegt sind, kann man wunderbar zu Eischnee schlagen und sie ist geschmacksneutral!

Eier

Eier sind oft gar nicht unbedingt nötig. Palatschinken (Pfannkuchen) oder Kuchen funktionieren und schmecken auch ohne Ei lecker. Es gibt aber einige Lebensmittel, die sich gut als Ei-Ersatz eignen.

1 Ei entspricht dabei:

- 1 EL **Lupinen**-, **Soja**- oder **Kichererbsenmehl** und 2 EL Wasser. Alle drei sind gute Eiweißquellen.
- Auch **Chia**- oder **Leinsamen** können gut verwendet werden. Dazu 1 EL Samen mit 3 EL Wasser vermischen und etwas quellen lassen.
- Bei **Flohsamen** verwendet man 1 gestrichenen EL mit 100 ml Wasser vermengt.
- Für **Süßspeisen** eignet sich eine halbe zerquetschte Banane oder ca. 60 g Apfelmus.

- Wenn man es fluffiger mag, Eischnee aus **Kichererbsenwasser** schlagen oder fertige Schlagsahne von Soyana aufschlagen und unterheben und etwas Essig zum Weinsteinpulver (anstatt des herkömmlichen Backpulvers) hinzugeben.
- Wer gerne Eierspeise oder Eiersalat mag, nimmt stattdessen **Naturtofu**. Für die Eierspeise den Tofu zerquetschen, in der Pfanne braten und mit Curry und Kurkuma, Salz und Pfeffer würzen.
- **Kala Namak** ist ein Schwefelsalz, das noch eine besondere Ei-Note hinzubringt, wer das möchte. Mir reicht es ohne. Ich gebe noch gern klein geschnittene Tomaten und Paprikaschoten hinzu.

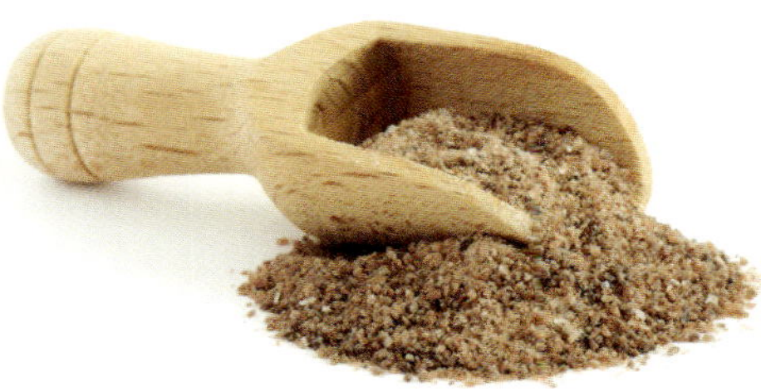

Bindemittel für Saucen

- Kartoffelstärke
- Maisstärke

Bindemittel für Teig, Kuchen, Palatschinken (Pfannkuchen), Obstmus

- Agar-Agar
- Pektin
- Flohsamenschalen
- Chiasamen
- Leinsamenschrot
- zerdrückte Bananen
- Johannisbrotkernmehl

Mehl

Beim Mehl kommt es auf den Zweck an. Gekeimtes Mehl ist das idealste, hat aber fast keinen Bindeeffekt mehr durch das beim Keimen abgebaute Gluten. Das heißt, wenn du Palatschinken (Pfannkuchen) damit machen möchtest, benötigst du zusätzlich ein Bindemittel (*siehe Bindemittel*) oder du verwendest ungekeimtes Mehl oder Buchweizenmehl. Für Kuchen verwendest du entweder Buchweizenmehl oder ungekeimtes Dinkelmehl und gibst noch bis 30 % Sojamehl, Lupinen-, Bananen- und/oder Mandelmehl hinzu. Damit erhöhst du den glutenfreien Anteil.

Fisch

Da ist noch Entwicklungsbedarf, aber ich kenne eine gute Alternative auf Sojabasis. *Vischfilets* mit Algen umrandet, von Vantastic Foods. Schmeckt sehr lecker, kommt aber an echten Fisch nicht heran. Ab und an Bio-Fisch ist aber durchaus okay. Man sollte jedoch unbedingt darauf achten, dass er nicht aus einem belasteten Fanggebiet stammt. Fang aus Bioaquakultur bietet sich daher am ehesten an. Da die Meere bereits überfischt sind, ist Fisch aus Bio-Aquakultur vorzuziehen. Auch dem Klimaschutz zuliebe sollte man Fisch aus Bio-Aquakultur dem Wildfang vorziehen. Die Transportstrecke spielt dabei nur bei frischem Fisch eine wesentliche Rolle. Tiefgefrorener Fisch wird meist per Schiff transportiert und ist wesentlich CO_2-schonender als frischer, per Flugzeug transportierter Fisch. Am klimaschonendsten ist natürlich Fisch aus heimischer Bio-Aquakultur.

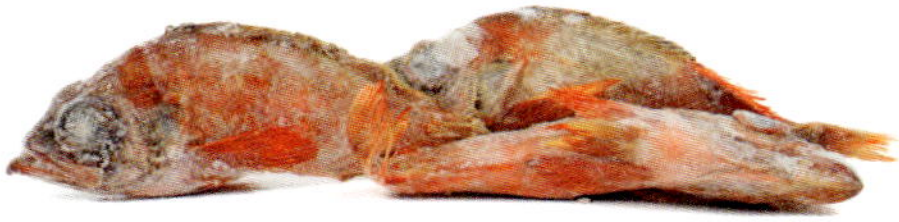

Fleisch

Wer so gar nicht auf den Geschmack von Fleisch verzichten mag, für den wird es eher schwierig, da es außer Seitan keine guten Alternativen gibt. Und Seitan kann ich nur empfehlen, wenn es auf Dinkelbasis hergestellt ist. Zurzeit kommt gerade die Jackfrucht auf den Markt. Diese ist sehr geschmacksneutral und kann, gut gewürzt, eventuell an ein Fleischstück herankommen.

Faschiertes (Hack)

Perfekt finde ich den Mandel-Sesam-Tofu von Taifun. Für mich auch so der Einzige. Mjam. Denn Tofu ist wirklich nicht jedermanns Sache und ich habe mich durch viele Tofus gekostet, aber nur dieser eine hat bestanden. Den Tofu mit der Gabel zerdrücken. So kann er als Hack vielseitig eingesetzt werden, wie z. B. für eine Sauce Bolognese.

Auch Linsen oder zerdrückte Kichererbsen machen sich hervorragend als Faschiertes (Hack), wie im Chili sin Carne (*siehe Seite 228*) oder im Auflauf.

Honig

Honig kann man ganz einfach durch Yaconsirup oder Manuka-Honig (nicht vegan) ersetzen.

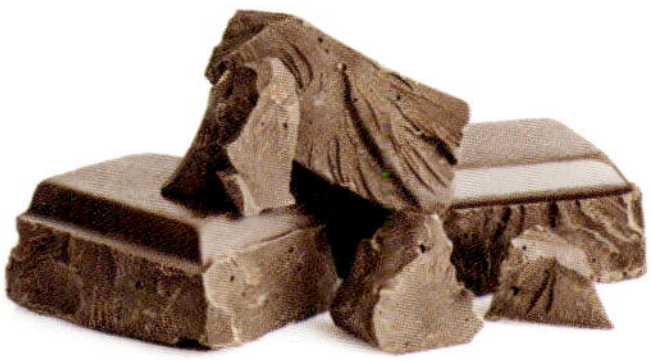

Schokolade

Schokolade kannst du ganz einfach mit Kakaobutter oder Kokosöl und Carob, ersatzweise auch mit Kakao anstatt Carob herstellen. Zum Süßen Dattelzucker, Dattelsirup, Yaconsirup oder Kokosblütenzucker verwenden.

Du kannst noch weitere Zutaten wie geriebene Orangenschale, Zimt, Rosinen, Gojibeeren usw. ganz nach deinem Geschmack hinzufügen. Im Kühlschrank aufbewahren.

Gelatine

Als Gelatine verwendest du einfach Pektin (das ist der Ballaststoff des Apfels) oder Agar-Agar (das ist der Ballaststoff der Algen). Mit etwas Wasser erwärmen. In die gewünschte Speise einrühren und abkühlen lassen.

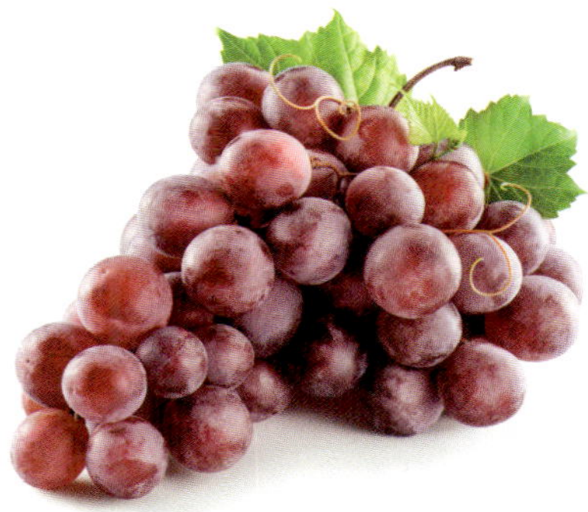

Wein

Zum Kochen kann man Rotwein gut durch roten Traubensaft ersetzen. Beim Weißwein nimmt man stattdessen Zitrone oder Apfelessig und etwas Wasser.

Die Basics – was du immer zu Hause haben solltest

Die Zutaten sollten stets biologisch sein und keine Zusatzstoffe enthalten, wie z. B. Citronensäure, Zucker, Maltodextrin, Glutamat, modifizierte Stärke oder sonstige Zusatzstoffe. Auch geschwefelt sollte nichts sein – wie zum Beispiel Trockenfrüchte.

Das ist natürlich eine lange Liste, soll dich aber nicht abschrecken. Denn es passt auch, wenn du eines nach dem anderen ersetzt. Wenn dein Reis ausgeht, kauf Vollwertreis nach. Sind die Nudeln alle, dann meide zukünftig die Weizennudeln usw. Mit der Zeit wirst du ein ganzes Repertoire an neuen wertvollen Lebensmitteln bekommen. Tausche sie nach und nach gegen die bisherigen aus. Im Kapitel **Gewohnte Lebensmittel austauschen** findest du wertvolle Tipps, wie du Schritt für Schritt deine gewohnten Lebensmittel ganz einfach durch basenreiche ersetzen kannst.

- Apfelessig naturtrüb
- Apfelmus ohne Zucker
- Chiasamen, Flohsamen, Hanfsamen geschält
- Cuisine deiner Wahl: Mandel-, Kokos-, Reis, Soja-, Hafercuisine ... zum Verfeinern von Saucen
- Currypaste rot, grün oder gelb (optional)
- Erdmandeln
- Gemüsebrühe ohne Glutamat, Hefeextrakt und Zucker (Hefe ist basisch und okay, außer du verträgst sie nicht)
- Getreide (Dinkelvollkornmehl und/oder Buchweizenmehl)
- Hafer- oder Dinkelflocken
- Hefeflocken
- Hirse
- Hülsenfrüchte:
  Bohnen, Linsen, Erbsen, Kichererbsen, Sojabohnen ...
- Ingwer
- Kapern
- Kartoffelmehl/-stärke
- Kokosflocken oder Kokosmilch – für Currys
- (Wild)Kräuter frisch, im Gefrierfach oder getrocknet
- Kräutertee
- Leinsamenschrot
- Margarine ungehärtet – für Brotaufstriche
- Maroni, bereits gegart im Beutel – als Zwischenmahlzeit oder für unterwegs

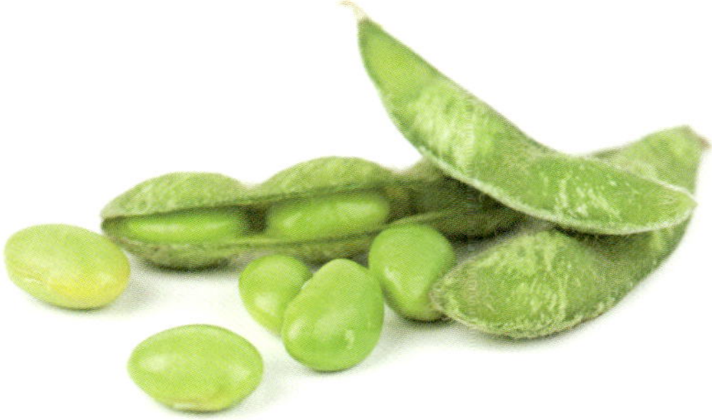

- Mehl aus Kartoffeln, Mais oder Soja zum Binden
- Nudeln aus Mais, Reis, Buchweizen, Hülsenfrüchten (Bohnen, Sojabohnen, Linsen …)
- Nussmus deiner Wahl: Mandel-, Cashew-, Erdnussmus
- Nüsse und Kerne deiner Wahl: Mandeln, Cashew, Walnuss, Haselnuss, Pinien-, Kürbis-, Sonnenblumenkerne, Sesam …
- Öl kalt gepresst zum Erhitzen – Oliven-, Raps- oder Kokosöl
- Öl kalt gepresst für die kalte Küche – Lein-, Hanf-, Walnuss-, Leindotter oder Chiaöl
- Oliven in Öl oder Salzlake
- Orangensaft Direktsaft für Marinaden
- Pesto – wenn's schnell gehen muss
- Pflanzendrink ungesüßt deiner Wahl: Mandel-, Kokos-, Reis-, Sojadrink …
- Pseudogetreide: Hirse, Quinoa, Amaranth, Buchweizen, Maisgrieß (Polenta)
- Reis: Naturreis, Vollkornreis, für Kinder eventuell Basmatireis (enthält noch etwas Nährstoffe)
- Senf basisch von Zwergenwiese oder selbst gemacht
- Sesam
- Soja- oder Hirseflocken – für's Müsli
- Süßungsmittel deiner Wahl: Dattelzucker oder -sirup, Kokosblütenzucker oder -sirup, Yaconsirup, Manuka-Honig, Birkenzucker
- Tamari – fermentierte Sojasauce
- Tiefkühlgemüse und -obst – für alle Fälle oder wenn's schnell gehen muss
- Tomaten (halb)getrocknet in Öl
- Tomatenmark – ohne Zusatzstoffe
- Tomatensauce/Tomatenstücke im Glas
- Trockenfrüchte ungeschwefelt – Rosinen, Datteln, Aprikosen
- Zitronen

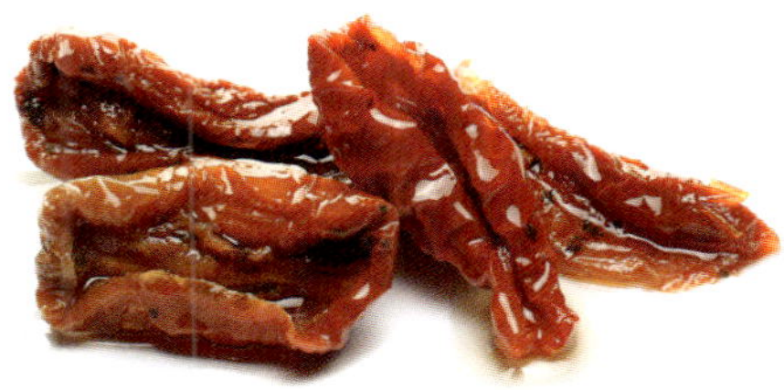

Woher bekomme ich alles Nötige?

Am Anfang fand ich es am schwierigsten, alle Zutaten zu bekommen und anschließend wiederzufinden. Am besten siehst du dich in deiner Gegend nach Bioläden und Reformhäusern um. Da findest du schon ein großes Repertoire an Benötigtem. Du findest aber auch in großen Supermärkten Biogemüse und -obst zu halbwegs erschwinglichen Preisen. Bio sollte es auf jeden Fall sein.

Ich habe mir zu Beginn eine Liste geschrieben, welche Lebensmittel gut sind, mit Angabe der Marke und wo ich sie eingekauft hatte. Diese Liste führe ich noch immer und sie ist schon sehr lang geworden. Ich habe sie für alle Interessierten auf meine Webseite gestellt, da kannst du gern drin schmökern, auch mittels Suchbegriffen, und dir damit den Einstieg erleichtern.

www.basenreich.at/basische-lebensmittel-bestellen/

Praktische Tipps zur Zubereitung

Gemüse im Topf richtig zubereiten

Gemüse klein schneiden, in einen Topf geben, salzen und etwas Raps- oder Olivenöl beifügen. Deckel drauf und bei halber Stufe aufwärmen, bis es zu zischen beginnt, bei kleinen Mengen etwa 3 bis 5 Minuten, bei großen Mengen etwa 10 bis 15 Minuten. Anschließend die Hitze auf die kleinste Stufe reduzieren und weitere 7 bis 15 Minuten garen. Deckel dazwischen nicht öffnen!

Wozu ist das gut?

Damit bleibt die Zellstruktur des Gemüses erhalten und die fettlöslichen Vitamine können aufgenommen werden. Das Salz bildet die nötige Magensäure für die Verdauung des Gemüses. Gemüse ist regenerierend, daher am besten abends genießen. In Kombination mit Getreide erreicht man auch tagsüber eine gute Balance zwischen aktivierenden und regenerierenden Lebensmitteln.

Das Gemüse schmeckt mit dem Fett besonders lecker, da Fett ein Geschmacksträger ist.

Keimen – Für die, die keine Zeit und Mühe scheuen

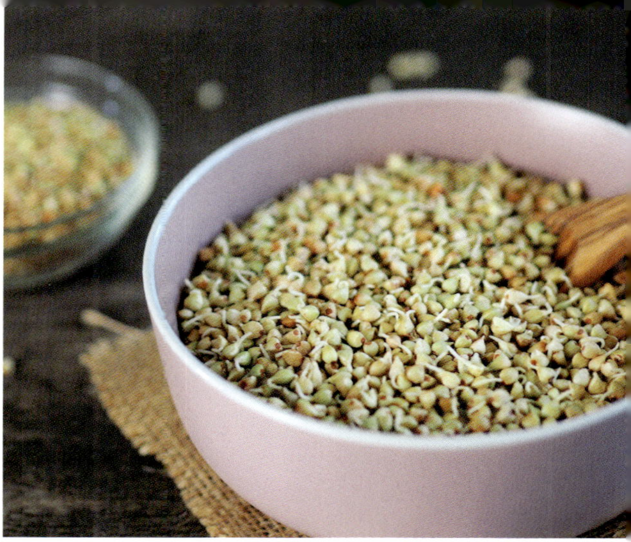

Gekeimte Samen wie Leinsamen, Braunhirse, Buchweizen, Hirse oder Quinoa und gekeimte Getreide wie gekeimte Haferflocken gibt es inzwischen zum Teil in Bioläden oder online schon zu kaufen oder man kann sie selbst herstellen.

Dazu weicht man Getreide, Hülsenfrüchte und Samen mit etwas Flüssigkeit ca. 4 Stunden bei Zimmertemperatur ein, gießt das Wasser ab und lässt sie bei Zimmertemperatur stehen. Morgens und abends je 1 Mal mit Wasser spülen, das Wasser wieder abgießen und die Keime stehen lassen, bis nach 1 bis 2 Tagen ganz kleine Triebe erkennbar sind. Das ist der Zustand, der erreicht werden soll. Die gekeimten Samen sind nun essfertig.

Wer sich diese auf Vorrat herstellen möchte, gibt die Samen auf ein Backblech und lässt diese bei Zimmertemperatur trocknen. So sind sie lange haltbar.

Durch das Keimen wird Phytinsäure abgebaut. Damit werden die Vitamine und Mineralstoffe aus den Samen besser verfügbar und die Fette und Eiweiße in eine für den Körper leichter aufnehmbare Form umgewandelt und damit basisch.

Nüsse müssen im Übrigen nicht eingeweicht werden, da auch beim Einweichen die Phytinsäure nicht abgebaut wird und keine Veränderung der Bioverfügbarkeit der Mikronährstoffe erfolgt. Einheimische Nüsse sind zudem Kältekeimer. Sie benötigen zuerst eine mehrwöchige Kältephase, um in die Gänge zu kommen. Durch das Einweichen der Nüsse kann es möglicherweise zu Verdauungsproblemen kommen. Dies kann sein, muss aber nicht. Hier verlass dich einfach auf das eigene Empfinden und probiere aus, ob es dir mit oder ohne Einweichen besser bekommt. Jeder Mensch verstoffwechselt anders und daher kann man diese Verdaulichkeit auch nicht verallgemeinern.

Gemüse im Dampfgarer zubereiten

Wenn es fertig gegart ist, das Gemüse mit etwas hochwertigem Öl beträufeln. Wird das Gemüse weiterverarbeitet, z. B. für eine Gemüsepfanne, dann darauf achten, dass noch etwas Öl, Nüsse oder Samen hinzukommen.

Wozu ist das gut?

Damit können auch die fettlöslichen Vitamine vom Körper aufgenommen werden. Außerdem schmeckt das Gemüse durch das Fett besonders lecker, da das Fett ein Geschmacksträger ist.

Eingelegt, vorgegart und tiefgefroren

Biotiefkühlgemüse und -obst sind durchaus empfehlenswert, da sie meist ohne lange Lagerung durch die Schockfrostung nach der Ernte zum Teil sogar mehr Vitalstoffe enthalten als lange im Regal gelegenes Gemüse und Obst.

Tomaten, Mais, Oliven, Bohnen, Kichererbsen usw. in Bioqualität können auch aus der Dose verwendet werden. Achte aber darauf, dass keine Zusatzstoffe enthalten sind. Wenn es Gemüse wie Erbsen oder Mais in Bioqualität tiefgefroren oder im Glas gibt, ist dieses der Dose vorzuziehen, da über die Dose Metall ans Lebensmittel abgegeben wird, oder durch die Plastikbeschichtung PBA.

Du kannst dir gerne auch Kichererbsen, Sojabohnen, Bohnen oder Linsen vorkochen und selbst in Gläser füllen, mit noch heißem Sudwasser bedecken, zuschrauben, bis es ausgekühlt ist, auf den Kopf stellen und dann im Kühlschrank bis zu zwei Wochen aufbewahren. Länger haltbarmachen kannst du es, indem du es einrext bzw. einweckst (mit Einrex- oder Einweckgläsern). Dazu auf die Deckelgläser Weingeist tropfen, anzünden, sofort mit den Deckeln verschließen und ebenfalls auf den Kopf stellen, bis es abgekühlt ist. Solcherart Eingemachtes hält gut 1 Jahr.

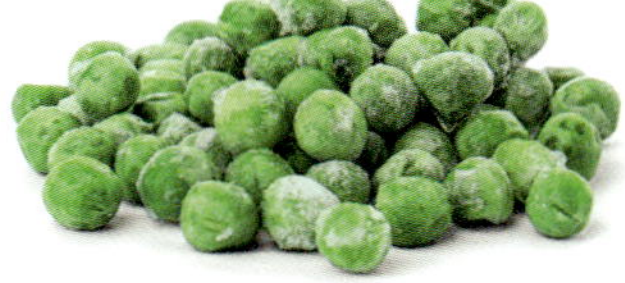

Alle Fertiggerichte, Gerichte mit Sauce und Dosenfrüchte in Zucker sind ein absolutes No-Go. Darin befinden sich künstliche Farbstoffe und Aromen, Süßstoffe, Geschmacksverstärker usw. Viele dieser Stoffe sind gesundheitlich bedenklich und können unter anderem Allergien auslösen.

Hülsenfrüchte richtig kochen

Hülsenfrüchte sind reich an Protein und daher die Haupteiweißlieferanten in der pflanzenbasierten Küche, das Fleisch der Pflanzenesser. Unser Körper benötigt in etwa 10 % unserer Nahrung an Eiweiß. Und da Hülsenfrüchte gute Säurebildner sind, baust du diese am besten täglich in moderater Menge in den Speiseplan ein oder wenigstens ein paar Mal in der Woche. Es gibt bereits gekochte Bohnen, Linsen und Co aus dem Glas oder aus der Dose.

Auch ich habe immer Bohnen aus dem Glas auf Vorrat zu Hause. Denn manchmal hat man eben nicht lange Zeit eine Mahlzeit zuzubereiten. Von den Inhaltsstoffen her unterscheiden sie sich nicht wesentlich von den frisch zubereiteten. Der größte Unterschied liegt aber in der Textur.

Und wie bereitet man diese nun richtig zu?

Die getrockneten Hülsenfrüchte abwaschen und in reichlich kaltem Wasser einweichen, Bohnen ca. 12 Stunden, Kichererbsen ca. 24 Stunden. Anschließend das Wasser abgießen und in frischem Wasser je nach Hülsenfrucht 30 bis 70 Minuten köcheln. Linsen und Erbsen brauchen nicht eingeweicht zu werden, die kleinen Früchte werden auch beim Kochen weich. Rote Linsen werden besonders schnell gar und sind bereits nach 20 Minuten essfertig.

Es bietet sich an, gleich mehrere Portionen zu kochen. So hast du gleich einen Eiweißvorrat.

Aus Hülsenfrüchten kannst du leckere Aufstriche, Suppen, Hauptspeisen und Salate zubereiten.

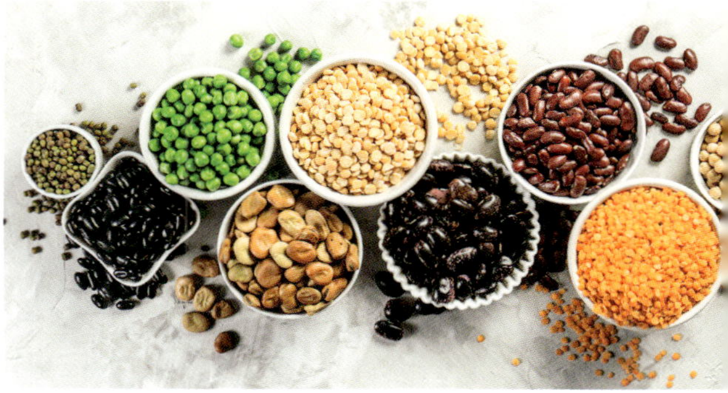

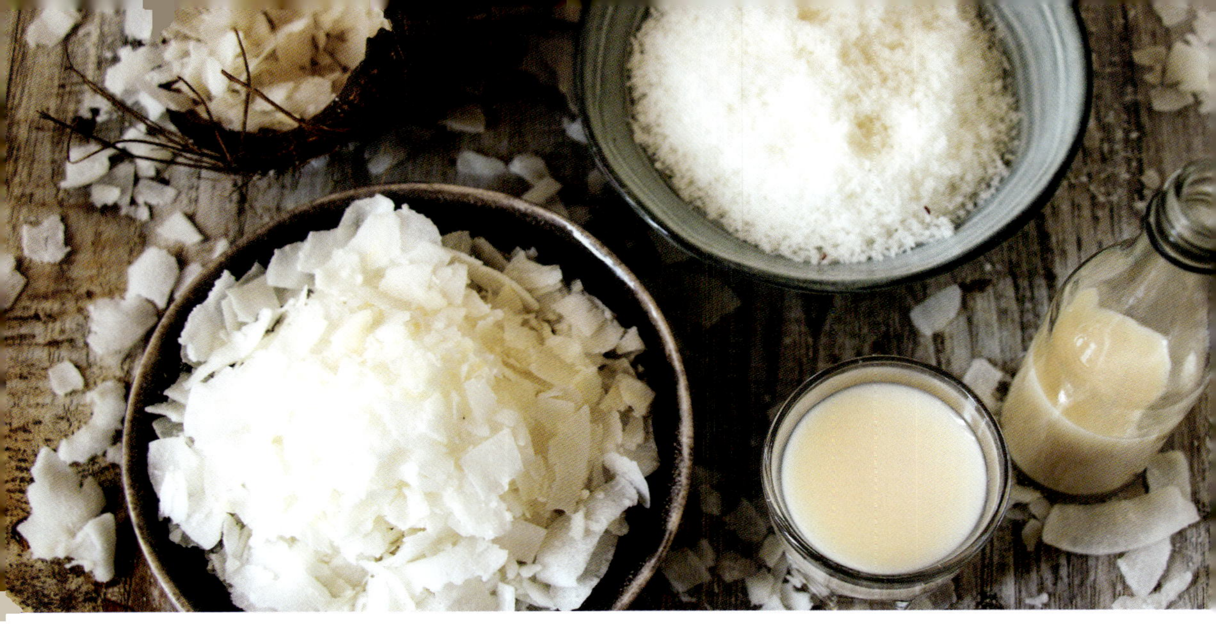

Kokosmilch selbst herstellen

Die frische Kokosnuss wird vom Körper basisch verstoffwechselt. Die Kokosmilch in der Dose ist allerdings stark industriell verarbeitet und damit leider nicht mehr basisch, sondern nur mehr als guter Säurebildner zu betrachten.

Wem das nichts ausmacht, der kann diese natürlich weiterhin verwenden. Wenn wir uns aber 100 % basisch ernähren möchten, wie bei einer 100 % basischen Woche oder generell bei der Ernährungsumstellung auf basische Kost, sollten wir darauf Rücksicht nehmen und die Kokosmilch selbst herstellen. Das ist gar nicht so schwer. Es gibt dabei mehrere Möglichkeiten.

Die **1. MÖGLICHKEIT** ist etwas aufwendiger, da dazu eine frische Kokosnuss verwendet wird.

Du brauchst:
- das Kokosfleisch
- das Kokoswasser
- eventuell etwas Wasser

Zuerst musst du aber die Kokosnuss öffnen:

Kokosnuss öffnen

Du brauchst einen spitzen Gegenstand wie etwa einen Schraubenzieher. Mit diesem kannst du eines der drei Löcher oben leicht durchstoßen. Mit einem Strohhalm gießt du dann das Kokoswasser ab oder schüttelst es heraus.

Dann nimmst du die Kokosnuss in eine Hand. Mit der anderen Hand klopfst du mit einem Hammer auf die Mitte der Kokosnuss (an der dicksten Stelle). Dann drehst du die Kokosnuss etwas und klopfst wieder auf den mittleren Teil. Du drehst und klopfst immer weiter, so lange, bis die Schale einen Sprung bekommt. Das dauert in etwa 30 Sekunden bis 1 Minute. Jetzt kannst du die Kokosnuss auseinanderklappen.

Mit einem Löffel schabst du das Fruchtfleisch heraus und gibst es zusammen mit dem Kokoswasser in den Standmixer. Wenn die Flüssigkeit etwas zu fest ist, gibst du noch etwas Wasser hinzu, bis die gewünschte Konsistenz erreicht ist.

Ist die Konsistenz des Kokosnussfleisches in etwa die einer harten Melone, dann brauchst du die Milch nicht unbedingt zu sieben. Wer dies aber dennoch möchte und eine Milch ohne Nektareffekt will, streicht sie durch ein Sieb.

Wenn aber das Fruchtfleisch schon hart ist, dann streich die Milch durch ein Sieb. Der feste Anteil kann nun weiterverarbeitet werden zu Kokosmus, Kokosflocken, Kokoseis, Kuchen, Energiekugeln, Süßspeisen oder du gibst das *Kokosette* zu Gemüse asiatischer Art. Deinen Ideen sind hier keine Grenzen gesetzt.

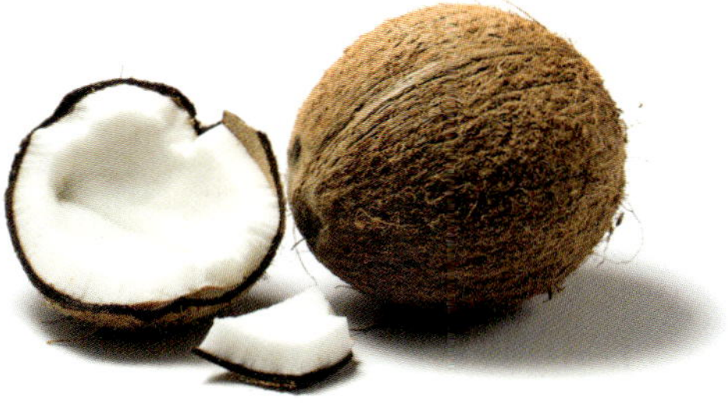

Die 2. MÖGLICHKEIT ist einfacher, da fertige Kokosflocken dazu verwendet werden: Kokosflocken in einen Mixer geben, kurz trocken mixen, mit heißem Wasser bis zur gewünschten Konsistenz vermengen und etwa 1 Minute mixen. Abkühlen lassen. Anschließend durch ein Sieb streichen.

Der feste Anteil kann weiterverarbeitet werden, wie oben beschrieben.

Die 3. MÖGLICHKEIT ist die einfachste: Du gibst Kokosmus mit etwas warmem Wasser im ungefähren Verhältnis 1:10 in den Mixer.

Voilà, das war's.

Zwiebel gesundheitsfördernd verwenden

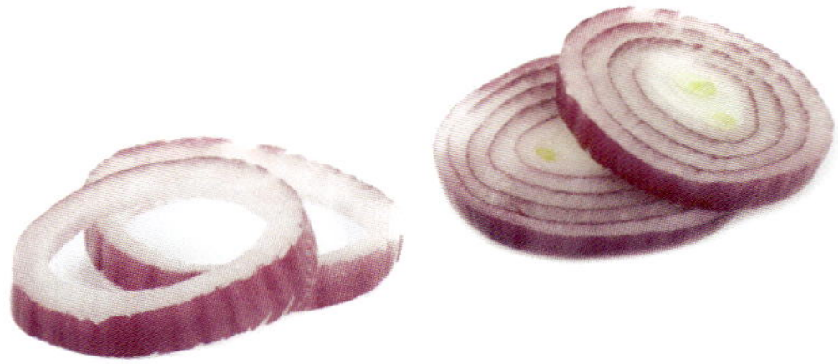

Zwiebel und Kreuzblütler enthalten den gesundheitsfördernden, schwefelhaltigen sekundären Pflanzenstoff Isoalliin, auf den auch der typische Geruch der Zwiebel zurückgeht, und das Enzym Alliinase. Beide verbinden sich nach dem Anschneiden der Zwiebel in etwa 10 Minuten zu Allicin. Allicin gehört zu den besten krebspräventativen Stoffen. Das Enzym Alliinase ist allerdings nicht hitzebeständig. Daher sollte man nach dem Anrösten der Zwiebel und dadurch der Zerstörung des Enzyms zum Schluss dem Gericht noch etwas Schnittlauch, Lauch, Knoblauch oder Zwiebel hinzufügen. Dadurch kann das hinzugefügte, nicht erhitzte Enzym sich mit dem Alliin zu Allicin umwandeln und den gesundheitsfördernden Effekt erzielen.

Nützliche Helfer in der Küche

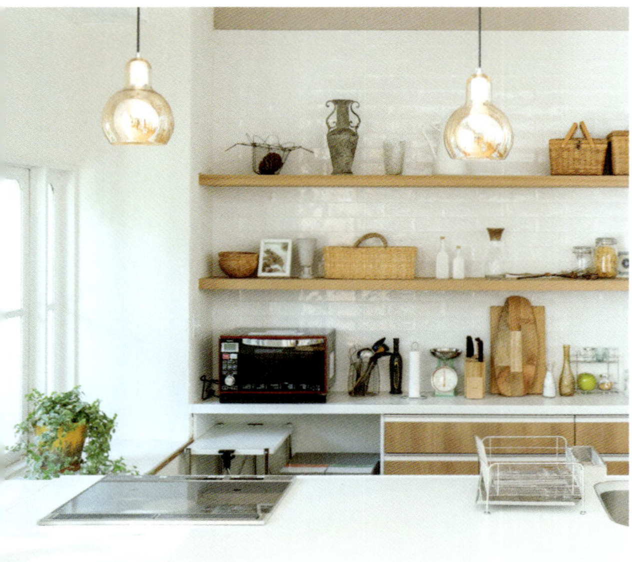

Ich kann sie nur empfehlen: Diese Geräte werden dir in der basenreichen Küche und bei der Zubereitung deiner Gerichte sehr gute Dienste leisten. Die Investition lohnt sich auf alle Fälle. Solltest du das eine oder andere Gerät nicht haben, kannst du dir natürlich mit diversen anderen Dingen aushelfen. Beim Entsafter wird es allerdings sehr mühsam, händisch zu pressen.

Entsafter

Am besten, aber auch am teuersten ist der Slow Juicer. Er hat den riesengroßen Vorteil, dass er das Obst und Gemüse ganz schonend presst, ohne Zentrifugalwirkung und mit weniger Sauerstoffzufuhr. Dadurch entsteht keine Hitzewirkung, weniger Oxidation und die Vitamine, Enzyme und sekundären Pflanzenstoffe bleiben besser erhalten.

Wenn du nur ab und zu entsaften möchtest, reicht ein ganz herkömmlicher Zentrifugalentsafter, der die Entsaftung durch die schnelle Umdrehung bewirkt.

Alternativ:
mixen, anschließend durch ein Sieb gießen und händisch nachpressen.

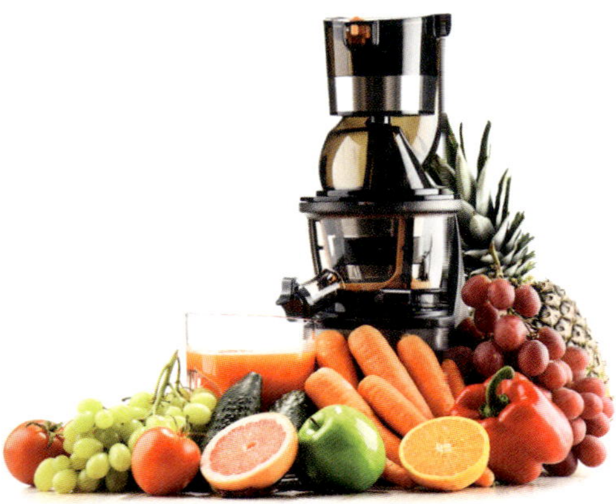

Standmixer

Beim Mixer würde ich nicht sparen. Dieses Gerät ist im Regelfall sehr oft im Einsatz, vor allem, wenn es von guter Qualität ist. Ein Hochleistungsmixer mit mehr als 25.000 Umdrehungen hat den Vorteil, das Chlorophyll aus den Blättern des Gemüses aufzubrechen und damit verfügbar zu machen. Außerdem zerkleinert er sämtliches Mixgut sehr fein. Smoothies schmecken dadurch richtig lecker und sämig. Aber auch Saucen, Suppen und Aufstriche lassen sich damit gut zubereiten. Ich verwende meinen Mixer zudem auch als Getreidemühle und zum Mahlen von Nüssen.

Zu Beginn oder zur Zubereitung von kleinen Mengen, aber auch zusätzlich zum großen, tut es auch ein kleiner herkömmlicher Standmixer. Hier gibt es bereits ganz gute Ergebnisse, nicht perfekt, aber doch ganz gut. Auch ein Cutter/Universal-Zerkleinerer leistet ähnlich gute Dienste.

Alternativ:
Pürierstab

Dampfgarer

Bei mir kommt er fast täglich zum Einsatz. Wer einen Dampfgarer sein Eigen nennt, hat natürlich schon mal einen riesigen Vorteil. Es kann nichts anbrennen. Die Kochzeit lässt sich einstellen. Und das Gemüse wird möglichst schonend mit niedriger Temperatur unter Wasserdampf gegart. Damit bleiben sehr viele Vitamine und Mineralstoffe erhalten. Das Gemüse ist knackig, bissfest und hat, wenn es fertig ist, noch immer eine herrliche Farbe. Der Geschmack ist einzigartig, eine Gaumenfreude. Und durch die Zeituhr muss man nicht einmal dabei stehen bleiben, um ein Anbrennen oder Zerkochen zu verhindern.

Alternativ:
Kochtopf mit Dampfgareinsatz

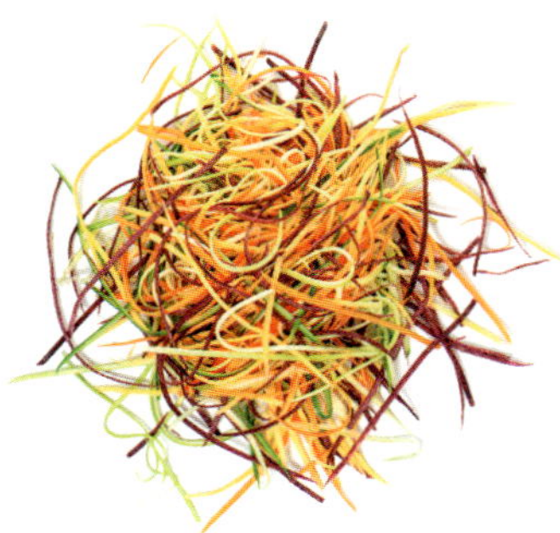

Spiralschneider

Dieses Gerät ist noch nicht überall bekannt, ist aber ein nettes Feature zum Zubereiten von Zucchini-, Kohlrabi oder Karottennudeln. Damit kann man schnell und einfach Gemüse in Nudelform schneiden, Sauce drüber, fertig. Diese Anschaffung lohnt sich besonders, wenn man Kinder hat.

Alternativ:
Gurkenhobel, Juliennehobel

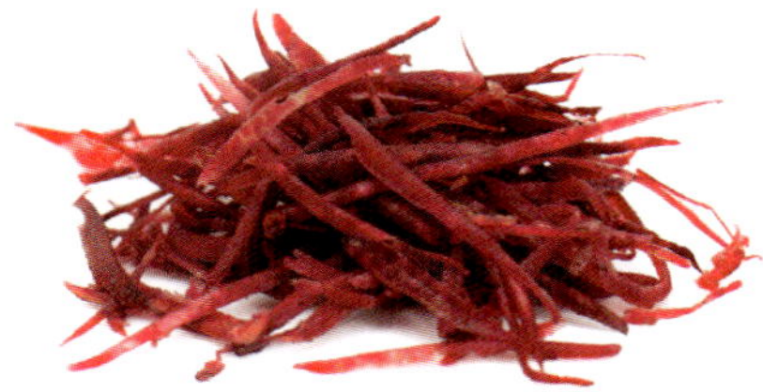

Gemüse-/Gurkenreibe

Dieses Stück sollte in keinem Haushalt fehlen. Scheiben, Stifte, Raspeln fein oder grob, damit kann man blitzschnell Gemüse klein bekommen.

Alternativ:
Küchenmaschine wie Moulinette

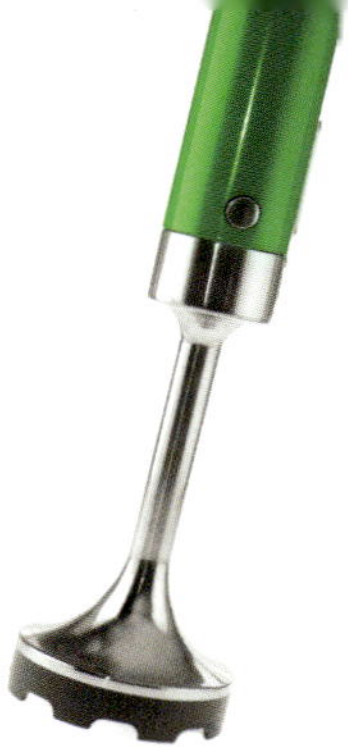

Zitruspresse

Im basenreichen Haushalt würzt man unter anderem viel mit Zitrone und Orange. Eine einfache händische Presse reicht vollkommen, um die Kerne vom Saft zu trennen.

Alternativ:
mit der Hand auspressen

Pürierstab

Für Suppen und Saucen ist der Pürierstab ideal. Kein *must-have*, aber praktisches Helferlein.

Alternativ:
Mixer, Stampfer

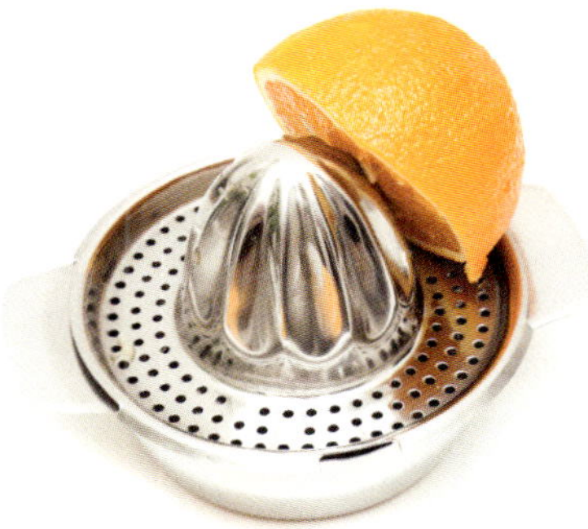

Kleine Haushaltswaage

Wer sie noch nicht hat, sollte sich unbedingt eine zulegen. Für manche Rezepte einfach unentbehrlich.

Alternativ:
Handywaage

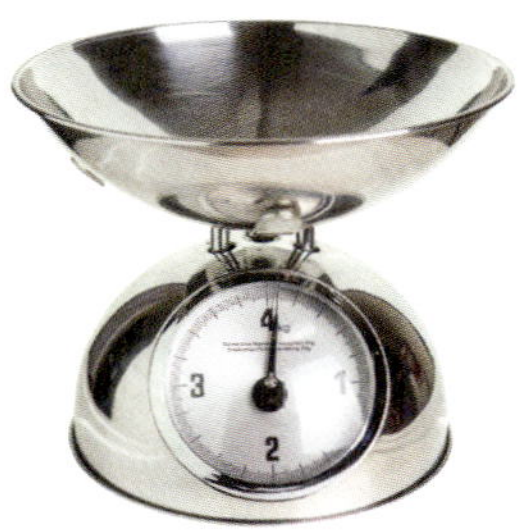

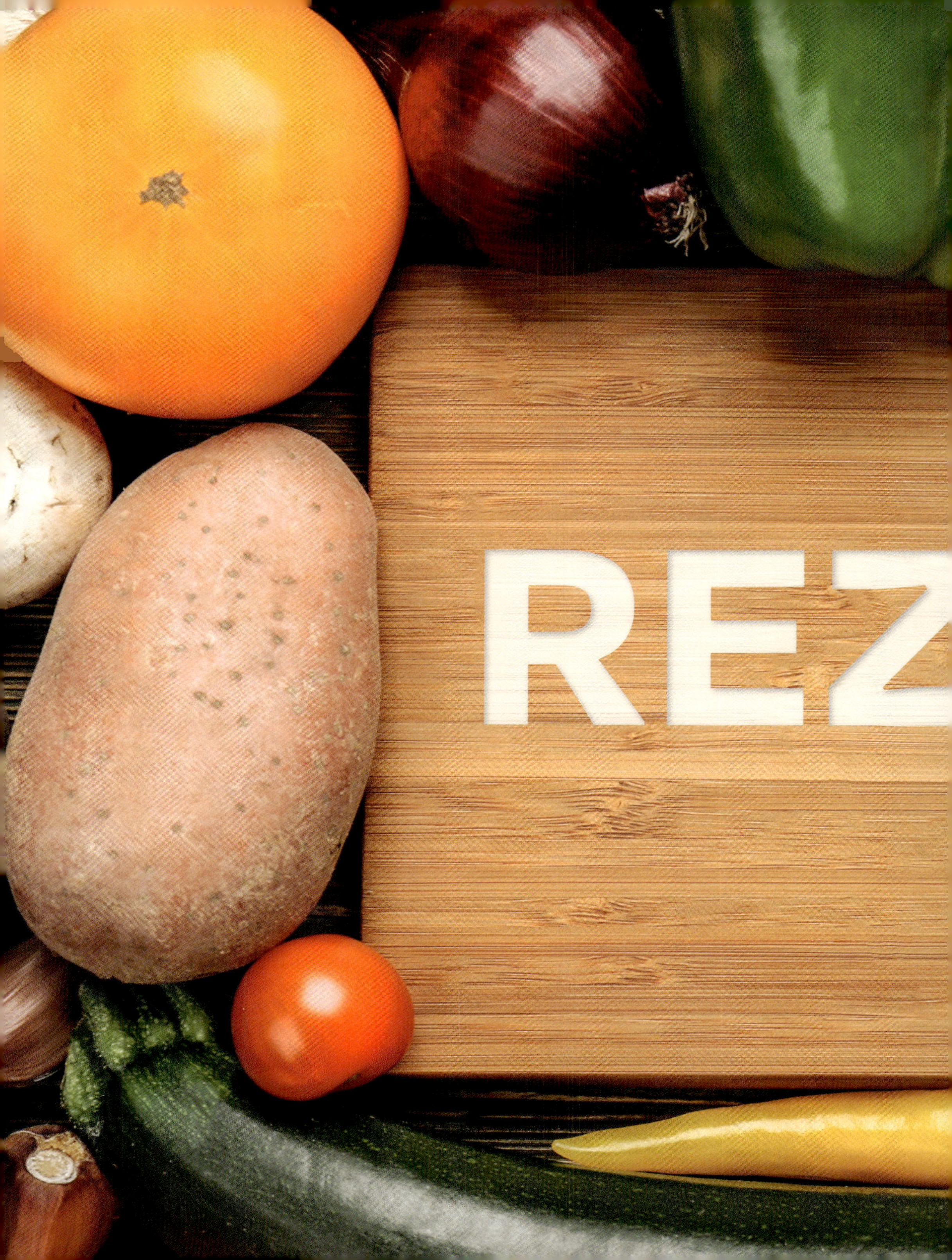
REZ

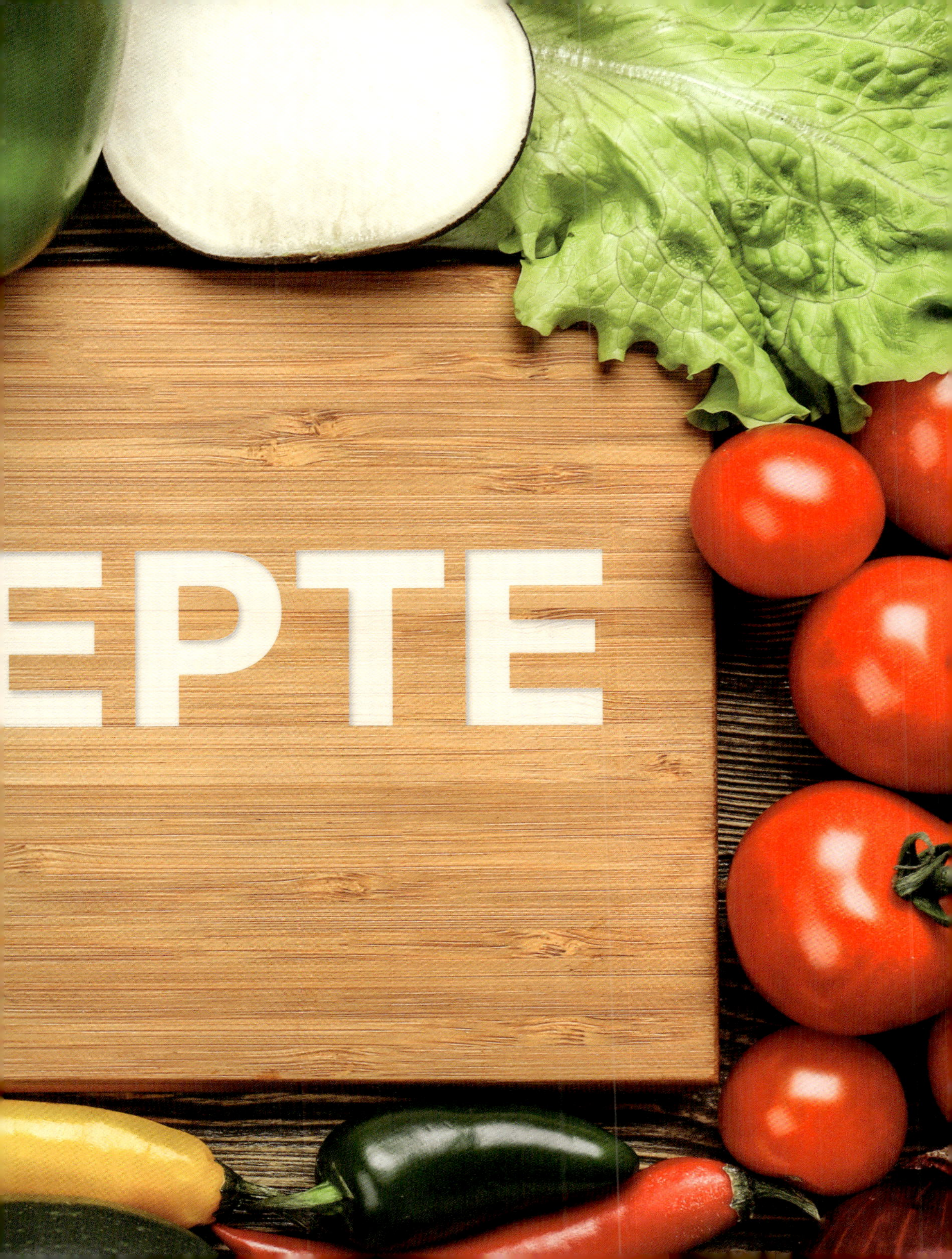
EPTE

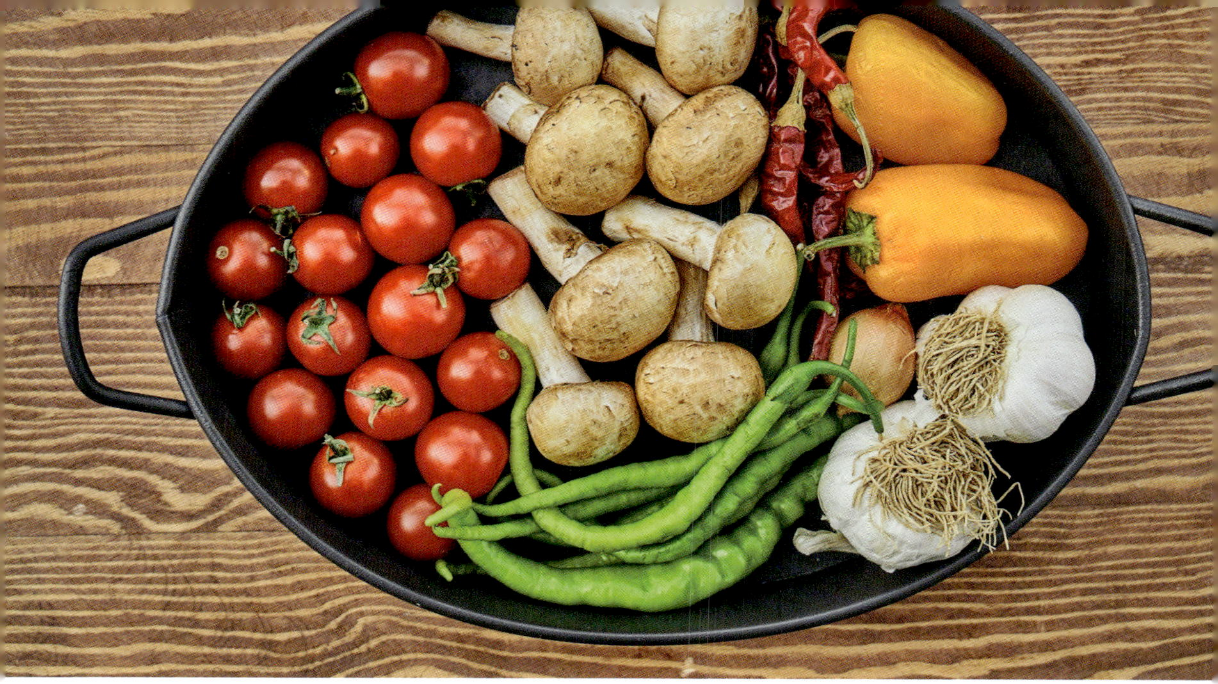

JETZT GEHT'S LOS – AUF INS BASENREICH

Schön, dass du immer noch am Lesen des Buches bist und immer noch interessiert bist, dein Wohlbefinden, deine Energie und deine Gesundheit zu steigern. Damit ist schon der erste Schritt geschafft. Genieße alle Vorteile der basischen und basenreichen Kost. Lass uns losstarten!

Das ist wichtig für die Rezepte

- Alle Rezepte sind vegan, lactosefrei, cholesterinfrei, weizenfrei und so aufgebaut, dass du sie ohne Weiteres untereinander tauschen kannst. Also alle 100 % basischen Rezepte kannst du in der Basenfastenwoche mittags oder abends essen, wie es für dich am besten passt.

- Ab der basenreichen Woche kannst du alle Rezepte untereinander austauschen und auch die 100 % basischen einbauen.

- Es finden sich in beiden Wochen mehr als je 7 Hauptspeisen zur Auswahl. So kannst du nach deinen Vorlieben wählen.

- Du kannst auch ein Gericht mehrmals essen, wenn es dir besonders geschmeckt hat. Wenn du ein Gemüse gar nicht magst, dann tausche es einfach gegen ein anderes aus. Du kannst eigene Ideen einbringen, variieren und abändern, so wie es für dich am besten passt und schmeckt.

- In vielen Rezepten findest du Varianten, somit kannst du auch hier variieren.

- Die Rezepte dienen als Anregung und du kannst natürlich jederzeit Zutaten ergänzen, weglassen oder austauschen, so wie es für deinen Geschmack am besten passt. Wenn du z. B. Apfelessig oder Zitrone nicht verträgst, kannst du diese gegeneinander austauschen.

- Auch die angegebenen Öle oder Süßungsmittel kannst du gegen andere gute Öle oder Süßungsmittel austauschen, die du zu Hause hast (siehe dazu Kapitel **Gewohnte Lebensmittel Schritt für Schritt austauschen**).

- Wenn du weniger Zeit fürs Kochen aufbringen möchtest, dann mach einfach ein Rezept mit der doppelten Menge und du hast gleich eine zweite Mahlzeit für den nächsten Tag.

- Je nachdem, ob du Frau oder Mann bist, unterscheidet sich der Kalorienbedarf. Auch dein Alter, die Größe, die Statur und die tägliche Bewegung hat Einfluss darauf. So kann für dich die Mengenangabe im Rezept eventuell zu viel oder zu wenig sein. Halte dich daher generell an die Regel *Iss dich nur zu 80 % satt*, das Sättigungsgefühl tritt immer erst ein wenig später ein. Ist es für dich zu wenig, weil du z. B. sehr sportlich bist, dann vergrößere die Portionen bzw. iss mehr von den Portionen entsprechend deinem Kalorienbedarf.

- Du kannst pro Mahlzeit je 1 Variante wählen:
  - 1 Portion Hauptspeise oder
  - 1 Portion Salat oder
  - 2 Portionen Suppe oder
  - 1 Portion Nachspeise und die Hälfte einer der oberhalb genannten Varianten

- Zwischendurch Obst oder Gemüse knabbern ist erlaubt.

• Bitte unbedingt Bio-Gemüse und Bio-Obst verwenden. Wir möchten in der basischen Ernährung Giftstoffe durch Spritzmittel oder Ähnliches vermeiden. Auch bei den anderen benötigten Lebensmitteln auf Bio-Qualität und kalt gepresste Öle achten. Nur so kannst du sicher sein, dass die Lebensmittel gentechnikfrei sind, keine chemischen Spritzmittel oder chemischen Dünger erhalten haben und deutlich mehr Nährstoffe, Vitamine, bioaktive Stoffe und Antioxidantien enthalten sind.

• Achte aber dennoch immer auf die Inhaltsstoffe. Auch bei biologischen Produkten können unerwünschte Zusatzstoffe wie z. B. Citronensäure, Glutamat, Hefeextrakt, Kaliumphosphat, Maltodextrin oder modifizierte Stärke enthalten sein. Diese Zusatzstoffe sind chemisch hergestellte Stoffe, die der Körper nur unter erheblichem Aufwand wieder ausscheiden kann und dem Körper wertvolle basische Mineralstoffe entziehen. Welche Zusatzstoffe genau wie bedenklich sind, kannst du hier nachlesen: *www.basenreich.at/zusatzstoffe*

• Die Rezepte sind möglichst einfach gehalten, um auch Anfängern den Einstieg so leicht wie möglich zu machen. Ein paar Basics, die du zu Hause haben solltest, sind aber dennoch nötig.

• Bedenke, das Ganze soll Spaß machen, dir eine neue, gesunde Ernährungsweise aufzeigen, dir helfen, dich bei der Umstellung zurechtzufinden, dich zu neuen Kochideen anregen und kein Zwang sein.

• Wenn du dich nach der ersten Woche super fühlst und deinen Entgiftungsprozess noch fortführen willst (so wie es bei mir war), kannst du gern alle 100 % basischen Rezepte für eine weitere Woche verwenden und schneller als in der basenreichen Ernährung Gewicht verlieren. Wenn du länger basenfasten möchtest, überschreite die Dauer von 10 Wochen nicht. Achte dabei zusätzlich auf die Eiweißzufuhr, um einen Muskelabbau zu verhindern, da in der basischen Ernährung wenig Eiweiß vorhanden ist. Frische Walnüsse, Mandeln, Sesam und Kräuter liefern viel davon.

- Die Rezepte sind ideal für Anfänger, aber auch für diejenigen, die es so richtig angehen wollen. Bist du Anfänger, kannst du etwa das Keimen vorerst weglassen. Wähle einfach das für dich Passende.

- Du kannst natürlich auch größere Mengen vorbereiten und die Rezepte öfter essen, damit sparst du Zeit.

- Für gekeimte Getreide und Saaten fürs Müsli, diese am Vorabend in die Flüssigkeit deiner Wahl einweichen und mindestens 8 Stunden bei mindestens 12 °C (also nicht im Kühlschrank) ankeimen lassen. So kannst du es bereits zum Frühstück verwenden. Im Sommer bei sehr warmen Temperaturen in den Kühlschrank stellen und morgens als Erstes wieder aus dem Kühlschrank nehmen. Fürs Müsli zu Mittag sind dann schon ungefähr 6 Stunden vergangen und der Keimprozess ist bereits im Gange. Die Zutaten sind aktiviert, wenn auch noch nicht ganz gekeimt. Insgesamt sollte die Einweichzeit bei Zimmertemperatur aber nicht länger als 10 Stunden betragen, sonst vermehren sich auch schlechte Bakterien. Bei kühleren Temperaturen können es auch 12 Stunden sein. Nüsse brauchen nicht eingeweicht zu werden.

- Mit  gekennzeichnete Rezepte sind besonders eiweißreich.

- Mit 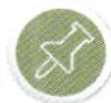 gekennzeichnete Rezepte sind besonders einfach zuzubereiten.

PHASE I – *Entlastungstage*

Dauer: Ein bis drei Tage

Vor dem Start der Basenfastenwoche solltest du ein bis drei Entlastungstage einlegen. So kann sich der Körper schon einstimmen und die Umstellung ist nicht so gravierend. Weglassen solltest du Fleisch, Wurst, Kaffee, Alkohol und Süßigkeiten. Je mehr du bis jetzt regelmäßig davon zu dir genommen hast, umso mehr Entlastungstage solltest du einplanen.

Iss während dieser Tage nur so viel, wie du tatsächlich Hunger hast. Nimm reichlich Gemüse und Obst zu dir.

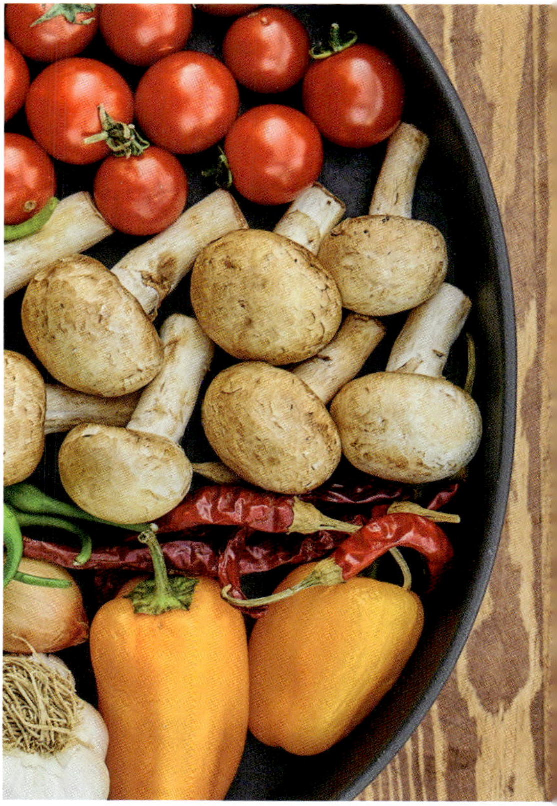

Nimm drei Mal täglich einen Teelöffel Leinsamenschrot mit etwas Flüssigkeit, wie Wasser, Joghurt, Apfelmus oder Ähnlichem, zu dir. Die Leinsamen quellen im Darm und binden Giftstoffe, die du mit dem Stuhlgang ausscheidest.

Lass Stress und Hektik so weit wie möglich hinter dir. Entlasten heißt nicht nur körperlich, sondern auch seelisch entlasten.

PHASE 2 – 100 % basisch – das Basenfasten

Basenfasten im schnellen Überblick

Dauer: Eine bis zehn Wochen

- Nachfolgend findest du einen Überblick über die ganze Basenfasten-Woche. Du findest Tag für Tag die Details unter den entsprechenden Seitenangaben.
- Mit den Rezepten wirst du deinen Körper ordentlich mit Basen fluten und den Entgiftungsvorgang in Gang setzen.
- Die Suppen-Salat-Woche bietet sich besonders für Personen, die abnehmen möchten, als auch für Berufstätige an, da der Salat nicht aufgewärmt werden muss. Die Gerichte kannst du am Vorabend vorbereiten. Wenn du Zeit sparen möchtest, kannst du natürlich am Abend zwei Portionen vorbereiten und die zweite Portion für den nächsten Tag mit zur Arbeit nehmen.
- Wenn du länger als eine Woche basenfasten möchtest, weil es dir so guttut, verwende auch die restlichen Rezepte und wiederhole manche. Ich empfehle aber, die Dauer von zehn Wochen nicht zu überschreiten.
- Idealerweise hast du in dieser Zeit Urlaub, andernfalls ist es am besten, am Freitagabend mit Tag 0 zu beginnen, da du an diesem Tag mit der Darmentleerung starten wirst.
- Du kannst auch gern mehrmals im Jahr basenfasten, wenn du das Bedürfnis dazu hast. Bei abnehmendem Mond geht es besonders leicht, da der Körper zu diesem Zeitpunkt auf Loslassen eingestellt ist. Besonders empfehlenswert ist der Start im Frühling bei Vollmond, man kann aber natürlich auch zu jeder anderen Zeit starten.

SATTMACHER-WOCHE (100 % basisch)

Die Sattmacher-Woche eignet sich für Menschen, die gewohnt sind, viel und deftig zu essen. Dann fällt die Umstellung nicht ganz so schwer. Bedenke aber, die Mengenangaben in den Rezepten gelten für Frauen wie Männer gleichermaßen. Daher bei 80 % Sättigungsgefühl stoppen. Bis das Gefühl „ich bin satt" beim Gehirn angelangt ist, braucht es in der Regel etwas Zeit.

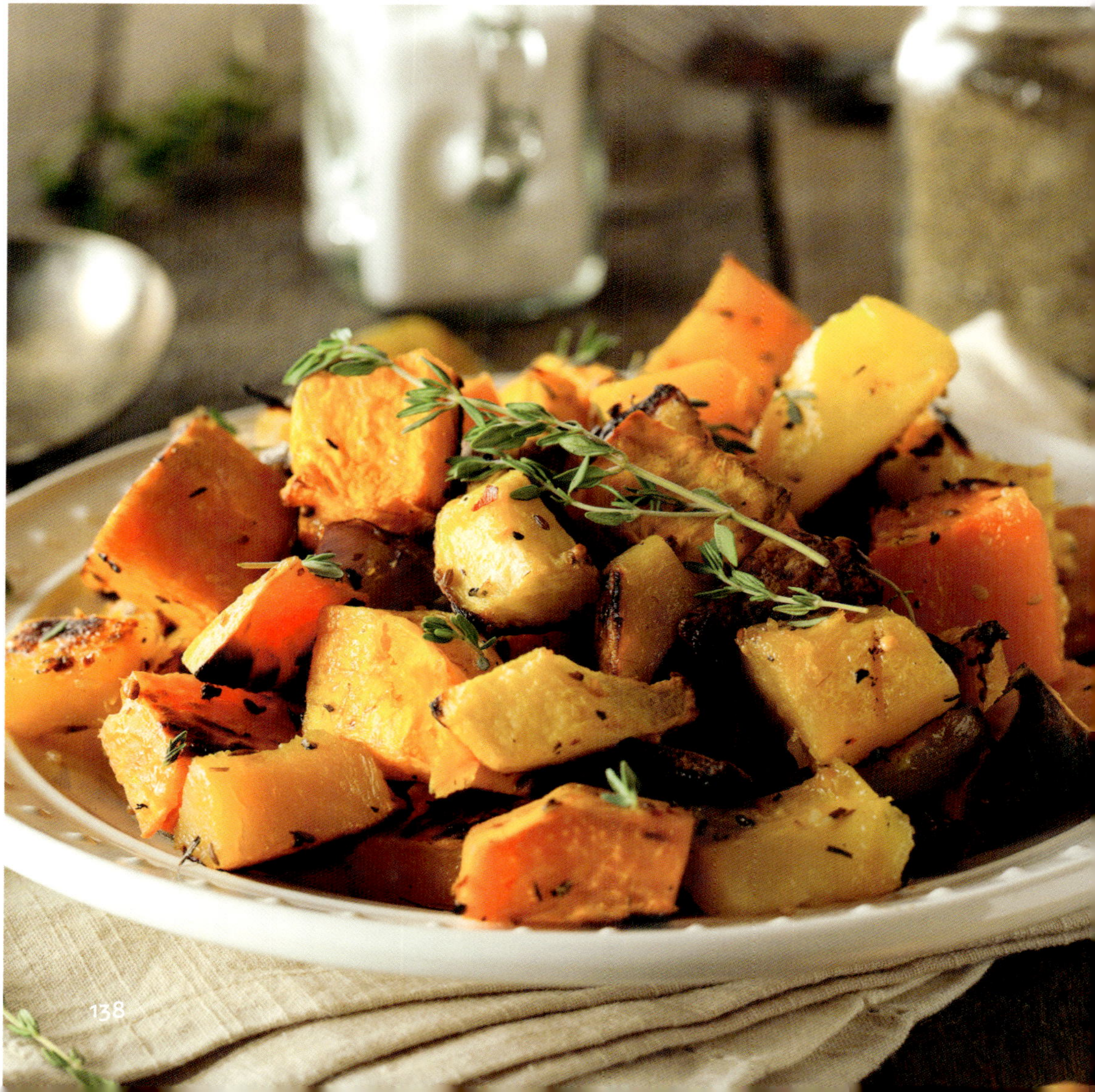

Tag 0

Vorabend des 1. Tages:

- Glaubersalz oder Bittersalz zur Entleerung trinken » *siehe Seite 78*

Tag 1

ERNÄHRUNG

Frühstück:

- Müsli mit einem Stück Obst, Smoothie oder gepresster Saft » *siehe ab Seite 151*

Vormittags:

- Tee und Wasser trinken » *siehe Seite 188*

Mittags:

- Ofengemüse » *siehe Seite 179*

Nachmittags:

- Tee und Wasser trinken » *siehe Seite 188*

Abends:

- Kokos-Kürbis-Suppe » *siehe Seite 157*

KÖRPER

Vormittags:

- Zeolith, Bentonit oder Heilerde nehmen » *siehe Seite 79*
- Ölziehen » *siehe Seite 79*

Nachmittags:

- Zeolith, Bentonit oder Heilerde nehmen » *siehe Seite 79*
- Bei schalem Geschmack im Mund einen Löffel Zitronensaft nehmen
- Bei Unterzuckerung einen Löffel Honig nehmen

BEWEGUNG

Morgens:

- ausgiebig dehnen und strecken

Untertags:

- Ist der Tag ein freier Samstag, würde sich je nach Jahreszeit eine leichte Radtour oder Schifahren anbieten.

ENTSPANNUNG

Morgens:

- am freien Tag ausschlafen

Abends:

- Basenbad zur Entgiftung und Entspannung » *siehe Seite 81*
- Früh zu Bett gehen, Leberwickel vor dem Zubettgehen » *siehe Seite 80*

Tag 2

ERNÄHRUNG

Frühstück:

- Müsli mit einem Stück Obst, Smoothie oder gepresster Saft » *siehe ab Seite 151*

Vormittags:

- Tee und Wasser trinken » *siehe Seite 188*

Mittags:

- Antipasti to go » *siehe Seite 170*

Nachmittags:

- Tee und Wasser trinken » *siehe Seite 188*

Abends:

- Kartoffel-Gurken-Salat » *siehe Seite 163*

KÖRPER

Vormittags:

- Zeolith, Bentonit oder Heilerde nehmen » *siehe Seite 79*
- Ölziehen » *siehe Seite 79*
- 1 Glas Sauerkrautsaft trinken zur Unterstützung der Darmtätigkeit » *siehe Seite 78*

Nachmittags:

- Zeolith, Bentonit oder Heilerde nehmen » *siehe Seite 79*
- Bei schalem Geschmack im Mund einen Löffel Zitronensaft nehmen
- Bei Unterzuckerung einen Löffel Honig nehmen

BEWEGUNG

Morgens:

- ausgiebig strecken und dehnen

Vormittags:

- Ist der Tag ein freier Sonntag, dann raus in die Natur und kräftig frische Luft tanken. Wie wäre es mit einer Wanderung oder einem Waldspaziergang? » *siehe Seite 82*

ENTSPANNUNG

Morgens:

- am freien Tag ausschlafen

Abends:

- mach es dir zu Hause gemütlich » *siehe Seite 82*
- Leberwickel vor dem Zubettgehen » *siehe Seite 80*

Tag 3

ERNÄHRUNG

Frühstück:

- Müsli mit einem Stück Obst, Smoothie oder gepresster Saft » *siehe ab Seite 151*

Vormittags:

- Tee und Wasser trinken » *siehe Seite 188*

Mittags:

- Ofenkartoffeln mit zweierlei Saucen » *siehe Seite 178*

Nachmittags:

- Tee und Wasser trinken » *siehe Seite 188*

Abends:

- Zucchinicremesuppe » *siehe Seite 161*

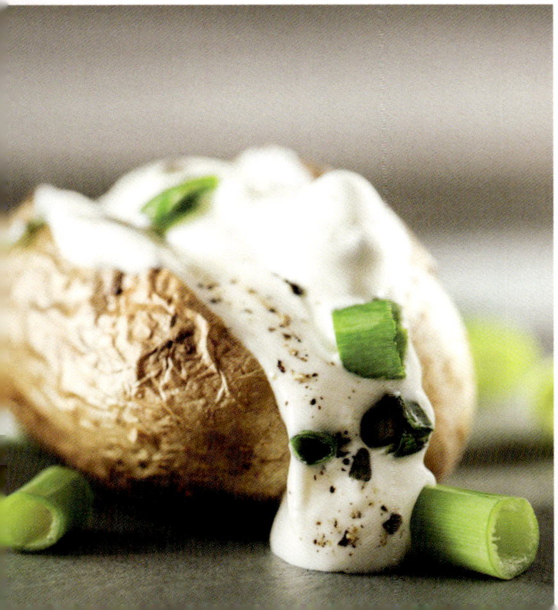

KÖRPER

Vormittags:

- Zeolith, Bentonit oder Heilerde nehmen » *siehe Seite 79*
- Ölziehen » *siehe Seite 79*

Nachmittags:

- Zeolith, Bentonit oder Heilerde nehmen » *siehe Seite 79*
- Bei schalem Geschmack im Mund einen Löffel Zitronensaft nehmen
- Bei Unterzuckerung einen Löffel Honig nehmen

BEWEGUNG

Untertags/abends:

- Wenigstens eine halbe Stunde gemäßigter Sport – wie wäre es mit Fitnessübungen im Wald? » *siehe Seite 84*

ENTSPANNUNG

Abends:

- Basenbad zur Entgiftung und Entspannung » *siehe Seite 81*
- Leberwickel vor dem Zubettgehen » *siehe Seite 80*

TAG 4

ERNÄHRUNG

Frühstück:

- Müsli mit einem Stück Obst, Smoothie oder gepresster Saft » *siehe ab Seite 151*

Vormittags:

- Tee und Wasser trinken » *siehe Seite 188*

Mittags:

- Gemüsecurry mit Kartoffeln » *siehe Seite 175*

Nachmittags:

- Tee und Wasser trinken » *siehe Seite 188*

Abends:

- Feldsalat (Vogerlsalat) mit Orangen » *siehe Seite 166*

KÖRPER

Vormittags:

- Zeolith, Bentonit oder Heilerde nehmen » *siehe Seite 79*
- Ölziehen » *siehe Seite 79*
- 1 Glas Sauerkrautsaft trinken zur Unterstützung der Darmtätigkeit » *siehe Seite 78*

Nachmittags:

- Zeolith, Bentonit oder Heilerde nehmen » *siehe Seite 79*
- Bei schalem Geschmack im Mund einen Löffel Zitronensaft nehmen
- Bei Unterzuckerung einen Löffel Honig nehmen

BEWEGUNG

Morgens:

- Fenster auf und je nach Jahreszeit bekleidet vor dem geöffneten Fenster 5 bis 10 Minuten Gymnastik

Untertags/abends:

- Wenigstens eine halbe Stunde gemäßigter Sport – Schwimmen bietet sich dazu hervorragend an » *siehe Seite 84*

ENTSPANNUNG

Abends:

- eine entspannende Yogaübung » *siehe Seite 83*
- Leberwickel vor dem Zubettgehen » *siehe Seite 80*

TAG 5

ERNÄHRUNG

Frühstück:

- Müsli mit einem Stück Obst, Smoothie oder gepresster Saft » *siehe ab Seite 151*

Vormittags:

- Tee und Wasser trinken » *siehe Seite 188*

Mittags:

- Kartoffelgulasch » *siehe Seite 183*

Nachmittags:

- Tee und Wasser trinken » *siehe Seite 188*

Abends:

- Kalte Kräutercremesuppe » *siehe Seite 160*

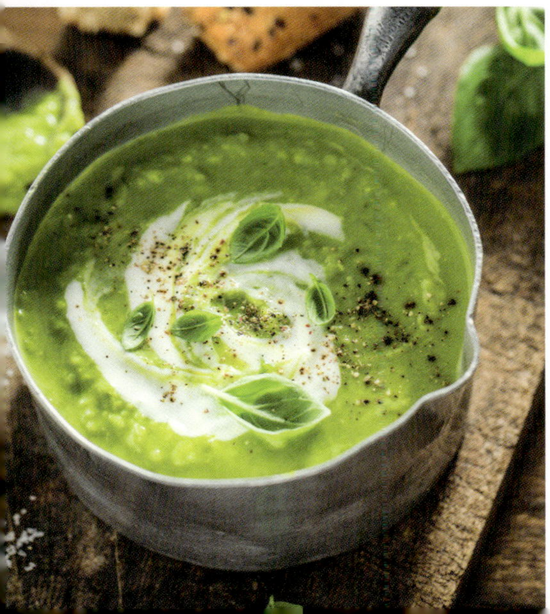

KÖRPER

Vormittags:

- Zeolith, Bentonit oder Heilerde nehmen » *siehe Seite 79*
- Ölziehen » *siehe Seite 79*

Nachmittags:

- Zeolith, Bentonit oder Heilerde nehmen » *siehe Seite 79*
- Bei schalem Geschmack im Mund einen Löffel Zitronensaft nehmen
- Bei Unterzuckerung einen Löffel Honig nehmen

Untertags/abends:

- Wenigstens eine halbe Stunde gemäßigter Sport, Gymnastik bietet sich immer an » *siehe Seite 84*

ENTSPANNUNG

Abends:

- Basenbad zur Entgiftung und Entspannung » *siehe Seite 81*
- Leberwickel vor dem Zubettgehen » *siehe Seite 80*

TAG 6

ERNÄHRUNG

Frühstück:

- Müsli mit einem Stück Obst, Smoothie oder gepresster Saft » *siehe ab Seite 151*

Vormittags:

- Tee und Wasser trinken » *siehe Seite 188*

Mittags:

- Zucchininudeln mit Tomatensauce » *siehe Seite 176*

Nachmittags:

- Tee und Wasser trinken » *siehe Seite 188*

Abends:

- Warmer Endivien-Kartoffel-Salat » *siehe Seite 167*

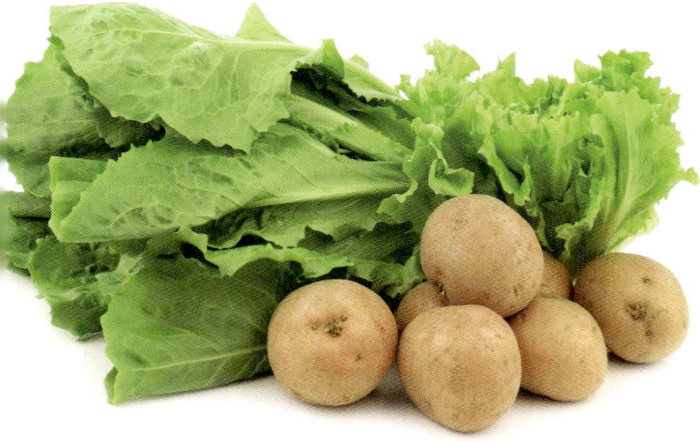

KÖRPER

Vormittags:

- Zeolith, Bentonit oder Heilerde nehmen » *siehe Seite 79*
- Ölziehen » *siehe Seite 79*
- 1 Glas Sauerkrautsaft trinken zur Unterstützung der Darmtätigkeit » *siehe Seite 78*

Nachmittags:

- Zeolith, Bentonit oder Heilerde nehmen » *siehe Seite 79*
- Bei schalem Geschmack im Mund einen Löffel Zitronensaft nehmen
- Bei Unterzuckerung einen Löffel Honig nehmen

BEWEGUNG

Untertags/abends:

- Wenigstens eine halbe Stunde gemäßigter Sport; wie wäre es mit einer Runde Nordic Walking? » *siehe Seite 84*

ENTSPANNUNG

Abends:

- Autogenes Training » *siehe Seite 83*
- Leberwickel vor dem Zubettgehen » *siehe Seite 80*

TAG 7

ERNÄHRUNG

Frühstück:

- Müsli mit einem Stück Obst, Smoothie oder gepresster Saft » *siehe ab Seite 151*

Vormittags:

- Tee und Wasser trinken » *siehe Seite 188*

Mittags:

- Blattspinat mit Kartoffelschmarrn » *siehe Seite 172*

Nachmittags:

- Tee und Wasser trinken » *siehe Seite 188*

Abends:

- Kalte Karotten-Orangen-Suppe » *siehe Seite 156*

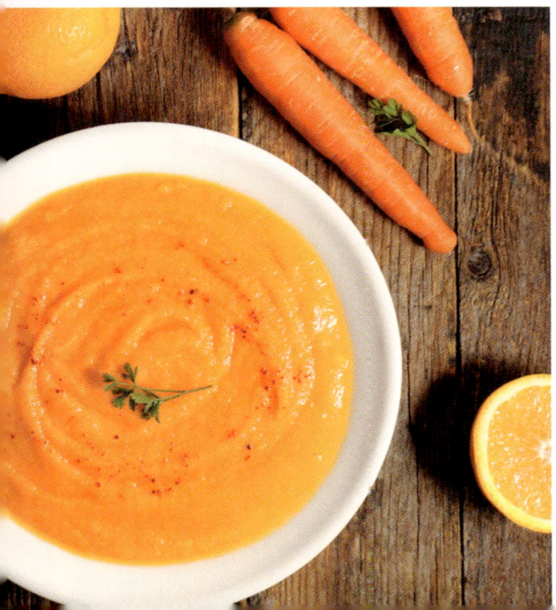

KÖRPER

Vormittags:

- Zeolith, Bentonit oder Heilerde nehmen » *siehe Seite 79*
- Ölziehen » *siehe Seite 79*

Nachmittags:

- Zeolith, Bentonit oder Heilerde nehmen » *siehe Seite 79*
- Bei schalem Geschmack im Mund einen Löffel Zitronensaft nehmen
- Bei Unterzuckerung einen Löffel Honig nehmen

BEWEGUNG

Morgens:

- Eine flotte Runde gehen oder joggen

ENTSPANNUNG

Abends:

- Basenbad zur Entgiftung und Entspannung » *siehe Seite 81*
- Leberwickel vor dem Zubettgehen » *siehe Seite 80*

SUPPEN-SALAT-WOCHE (100 % basisch)

In der Suppen-Salat-Woche kannst du pro Mahlzeit zwei Portionen Suppe oder eine Portion Salat zu dir nehmen. Diese Woche eignet sich auch gut, wenn du mehr Gewicht verlieren möchtest als bei Vorschlag 1.

Du kannst die Portionen verkleinern, aber auf keinen Fall hungern. Lieber mehr Bewegung und Sport.

Die restlichen Abläufe für Körper, Bewegung und Entspannung sind ident zur Sattmacher-Woche.

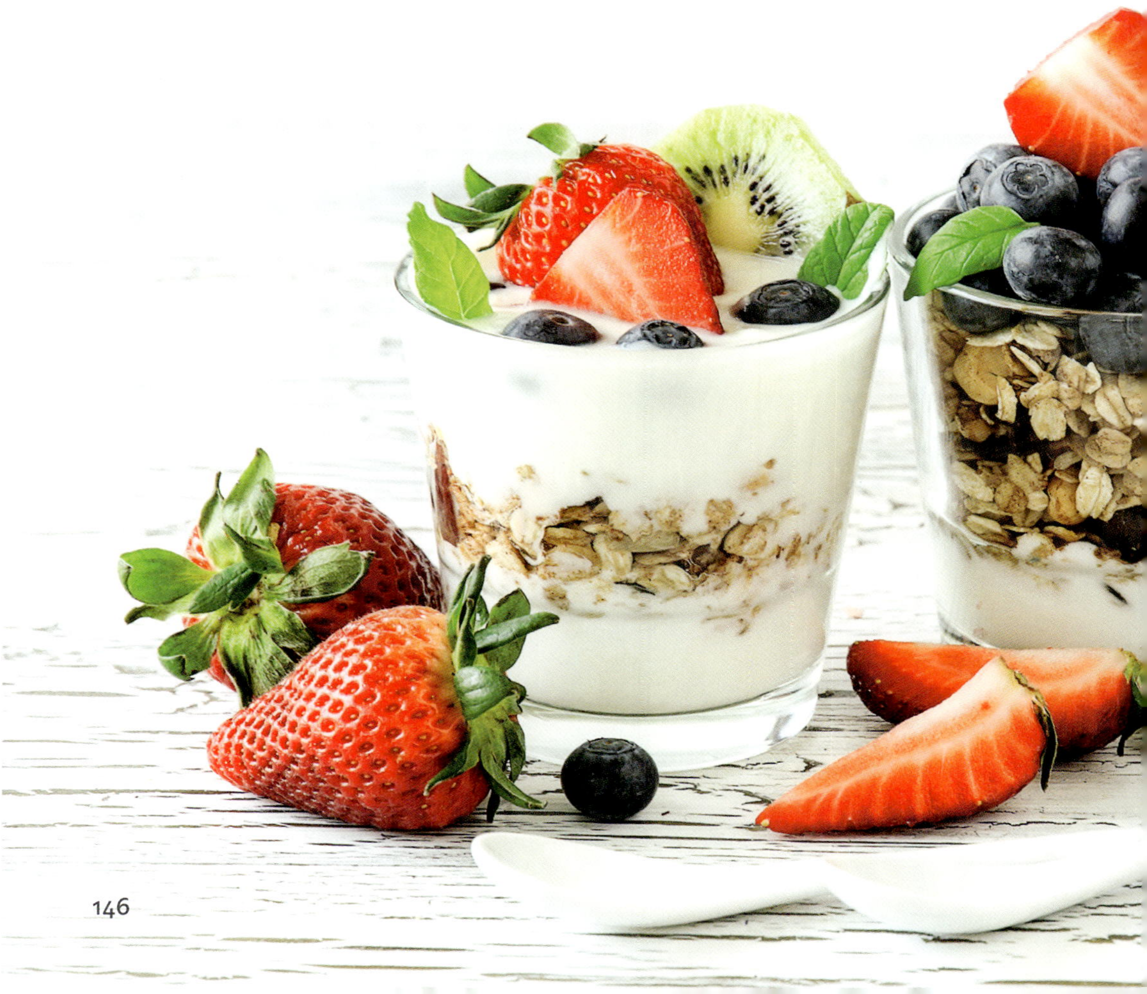

TAG 0

Vorabend des 1. Tages:

- Glaubersalz oder Bittersalz zur Entleerung trinken » *siehe Seite 78*

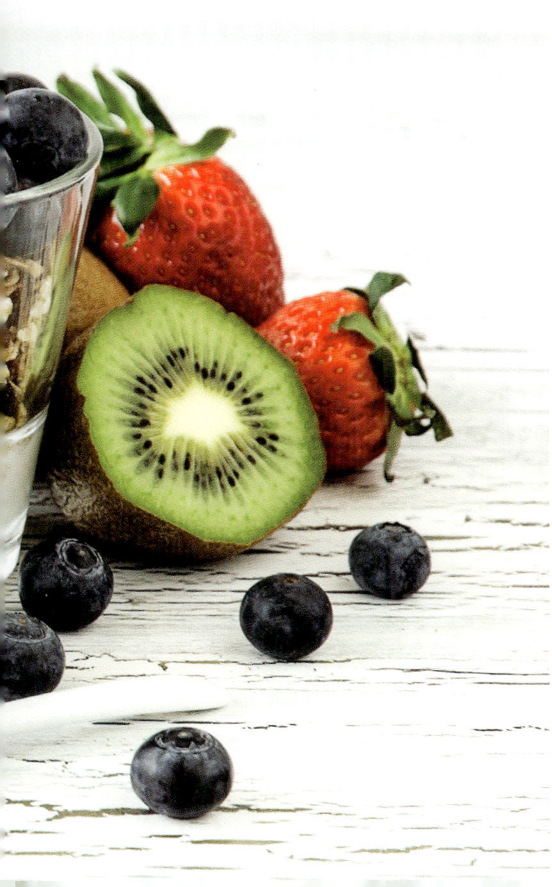

TAG 1

Morgens:

- Zeolith, Bentonit oder Heilerde nehmen » *siehe Seite 79*
- Ölziehen » *siehe Seite 79*

Frühstück:

- Müsli mit einem Stück Obst, Smoothie oder gepresster Saft » *siehe ab Seite 151*

Vormittags:

- Tee und Wasser trinken » *siehe Seite 188*

Mittags:

- Kartoffel-Gurken-Salat » *siehe Seite 163*

Nachmittags:

- Tee und Wasser trinken » *siehe Seite 188*

Abends:

- Karfiolsuppe mit Tomaten und Ingwer » *siehe Seite 155*

TAG 2

Morgens:

- Zeolith, Bentonit oder Heilerde nehmen » *siehe Seite 79*
- Ölziehen » *siehe Seite 79*

Frühstück:

- Müsli mit einem Stück Obst, Smoothie oder gepresster Saft » *siehe ab Seite 151*

Vormittags:

- Tee und Wasser trinken » *siehe Seite 188*

Mittags:

- Feldsalat (Vogerlsalat) mit Orangen » *siehe Seite 166*

Nachmittags:

- Tee und Wasser trinken » *siehe Seite 188*

Abends:

- Kastanien-Kartoffel-Suppe » *siehe Seite 202*

TAG 3

Morgens:

- Zeolith, Bentonit oder Heilerde nehmen » *siehe Seite 79*
- Ölziehen » *siehe Seite 79*

Frühstück:

- Müsli mit einem Stück Obst, Smoothie oder gepresster Saft » *siehe ab Seite 151*

Vormittags:

- Tee und Wasser trinken » *siehe Seite 188*

Mittags:

- Karotten-Rote-Rüben-Salat » *siehe Seite 167*

Nachmittags:

- Tee und Wasser trinken » *siehe Seite 188*

Abends:

- Klassische Gemüsesuppe » *siehe Seite 159*

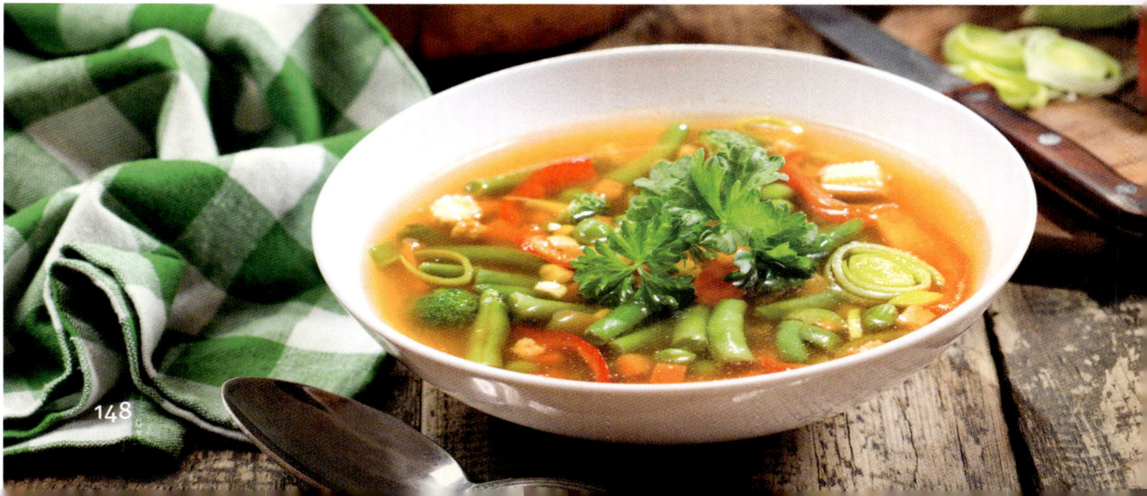

TAG 4

Morgens:

- Zeolith, Bentonit oder Heilerde nehmen » *siehe Seite 79*
- Ölziehen » *siehe Seite 79*

Frühstück:

- Müsli mit einem Stück Obst, Smoothie oder gepresster Saft » *siehe ab Seite 151*

Vormittags:

- Tee und Wasser trinken » *siehe Seite 188*

Mittags:

- Süßkartoffel-Spinat-Salat » *siehe Seite 169*

Nachmittags:

- Tee und Wasser trinken » *siehe Seite 188*

Abends:

- Kalte Kräutercremesuppe » *siehe Seite 160*

TAG 5

Morgens:

- Zeolith, Bentonit oder Heilerde nehmen » *siehe Seite 79*
- Ölziehen » *siehe Seite 79*

Frühstück:

- Müsli mit einem Stück Obst, Smoothie oder gepresster Saft » *siehe ab Seite 151*

Vormittags:

- Tee und Wasser trinken » *siehe Seite 188*

Mittags:

- Brokkoli-Salat » *siehe Seite 165*

Nachmittags:

- Tee und Wasser trinken » *siehe Seite 188*

Abends:

- Kokos-Kürbis-Suppe » *siehe Seite 157*

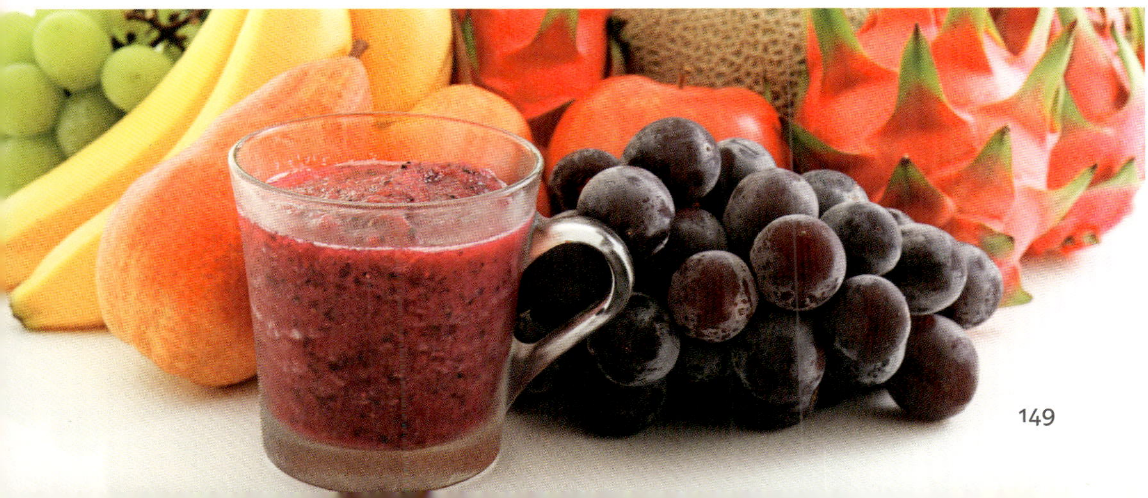

TAG 6

Morgens:

- Zeolith, Bentonit oder Heilerde nehmen » *siehe Seite 79*
- Ölziehen » *siehe Seite 79*

Frühstück:

- Müsli mit einem Stück Obst, Smoothie oder gepresster Saft » *siehe ab Seite 151*

Vormittags:

- Tee und Wasser trinken » *siehe Seite 188*

Mittags:

- Warmer Endivien-Kartoffel-Salat » *siehe Seite 167*

Nachmittags:

- Tee und Wasser trinken » *siehe Seite 188*

Abends:

- Zucchinicremesuppe » *siehe Seite 161*

TAG 7

Morgens:

- Zeolith, Bentonit oder Heilerde nehmen » *siehe Seite 79*
- Ölziehen » *siehe Seite 79*

Frühstück:

- Müsli mit einem Stück Obst, Smoothie oder gepresster Saft » *siehe ab Seite 151*

Vormittags:

- Tee und Wasser trinken » *siehe Seite 188*

Mittags:

- Antipasti to go » *siehe Seite 170*

Nachmittags:

- Tee und Wasser trinken » *siehe Seite 188*

Abends:

- Kalte Karotten-Orangen-Suppe » *siehe Seite 156*

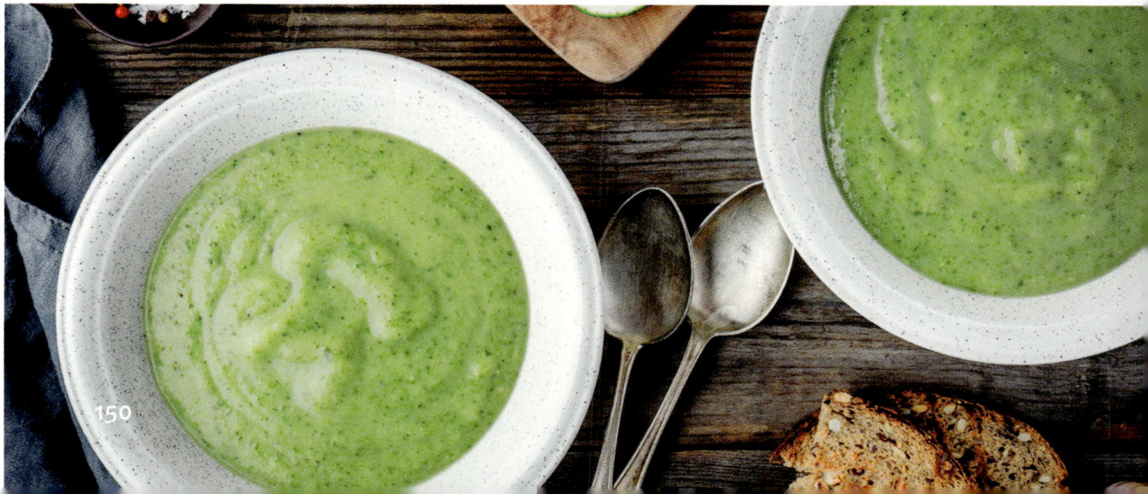

Rezepte für die BASENFASTEN-WOCHE

Bei den Hauptspeisen findest du Rezepte für mehr als eine Woche. So kannst du gern nach deinen Vorlieben auswählen.

Frühstück

Du kannst hier wählen zwischen den einfachen, fortgeschrittenen sowie eiligen Rezepten. Je nachdem, wie es für dich am besten passt.

Müsli

super flexibel – zu jeder Zeit auch für unterwegs

Beim Müsli kannst du aus den folgenden Basics wählen. Stelle dir dein eigenes Müsli zusammen. Du kannst die Zutaten im Ganzen, geschnitten oder gerieben verwenden.

Nimm 2 bis 3 EL Müsli plus Flüssigkeit und 1 bis 2 Stück Obst nach Hungerbedürfnis. Dazu Kräutertee trinken.

Zutaten:

- 1 bis 2 Stück Obst deiner Wahl oder Apfel- oder Obstmus (natürlich ohne Zucker) entsprechend 1 bis 2 Stück Obst
- Erdmandeln, Mandeln, Esskastanien (Maroni), Hanfsamen geschält, Flohsamen, Chiasamen, Sesam, Kokosflocken, frische Walnüsse, Gojibeeren
- Gekeimte Samen wie Braunhirse und Leinsamen von Bio King, gekeimte Haferflocken oder fertig gekeimte Müslis (gibt es online fertig zum Kaufen), Buchweizen, Hirse oder Quinoa (zum Selbst-Keimen für Fortgeschrittene)
- Rosinen, Sultaninen, Datteln und Trockenfrüchte in Maßen
- Vanille, Zimt, Nelkenpulver, Ingwer, Melisse, Brennnessel(samen), Kräuter und Gewürze deiner Wahl
- Saft einer Zitrone oder Orange
- Mandeldrink (natürlich ohne Zucker und ohne Zusatzstoffe)
- Superfoods wie Algen, Acerola, Acai, Aronia, Baobab, Maca oder Brennnesselpulver

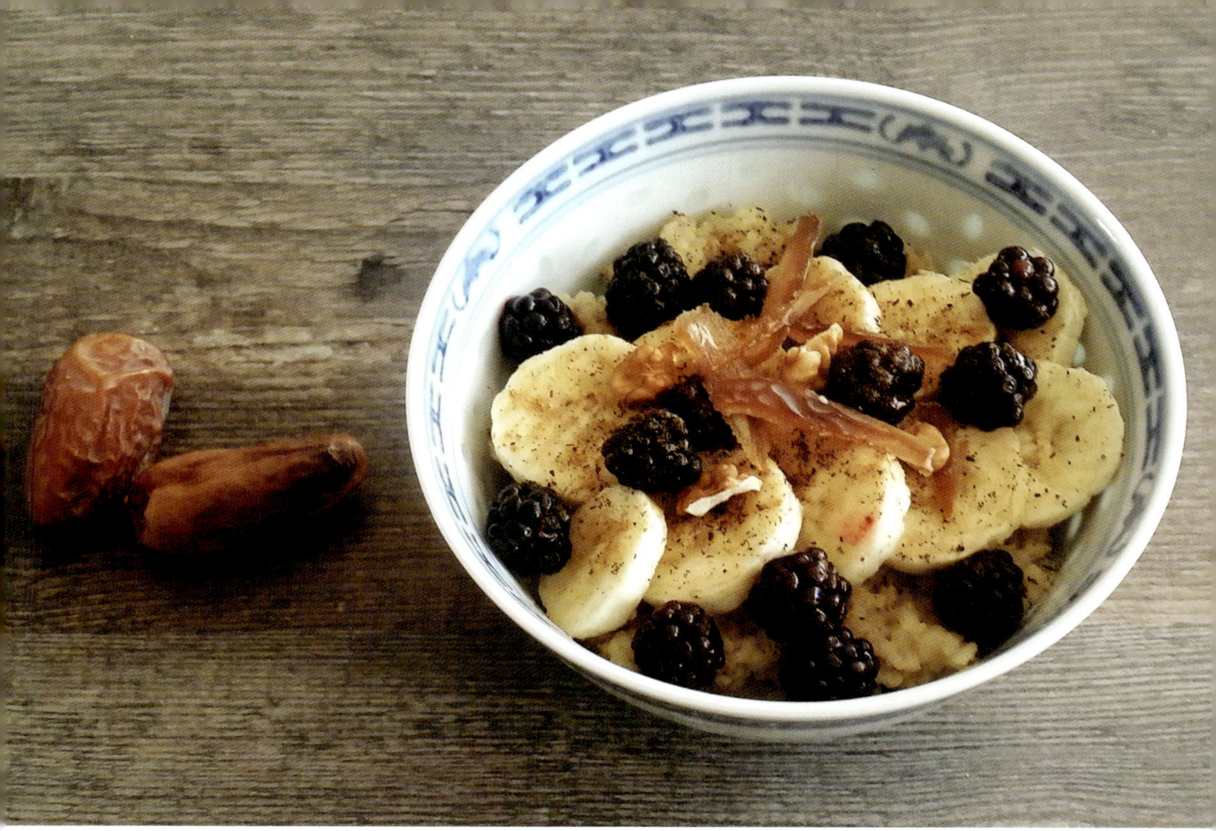

Zubereitung:

» Idealerweise setzt du 2–3 EL Müsli am Vorabend mit etwas Flüssigkeit (Mandeldrink, Mandeljoghurt, Apfelmus) an und lässt es über Nacht bei Zimmertemperatur stehen. Durch das Ankeimen werden mehr Vitalstoffe für den Körper verfügbar. (Siehe dazu auch die Hinweise im Kapitel **Das ist wichtig für die Rezepte**.)

Für die Anfänger und Eiligen:

Lasse einfach die gekeimten Getreide, Hülsenfrüchte und Samen weg.

Tipp:

Dieses Müsli kannst du ideal auch zur Arbeit mitnehmen und als Hauptmahlzeit essen.

» Dazu 4 EL Müsli am Vorabend oder am Morgen mit Flüssigkeit (z. B. 125 ml Joghurt und 125 ml Mandeldrink) vermischen und in einem dichten Gefäß mitnehmen. So wird die Phytinsäure bis zur Mahlzeit abgebaut. In der Arbeit noch Obst drübergeben, fertig.

Smoothie

für die Eiligen zum Mitnehmen

Du kannst dir je nach Saison einen Gemüse- oder Obst-Smoothie machen. Idealerweise nimmst du mehr Gemüse als Obst. Wer es lieber süß mag, kann auch nur Obst nehmen. Aber Achtung, Obst-Smoothies sollten auf keinen Fall dauerhaft täglich getrunken werden, da der hohe Fructoseanteil , wie bereits erwähnt, die Leber auf Dauer schwer belastet. Wer es in der Früh eilig hat und sich für unterwegs gern einen Smoothie mitnehmen möchte, sollte langfristig auf die 30-zu-70-Obst-Gemüse-Balance achten.

Gemüse für Einsteiger:

Spinat, Mangold, grüner Salat, Rucola, Fenchel, Gurke, Zucchini, Karotte, Kürbis, Yacon.

Achtung:

Karotte und Kürbis sind süße Gemüsesorten, weisen einen relativ hohen Fructoseanteil auf und sind daher als Obst zu betrachten.

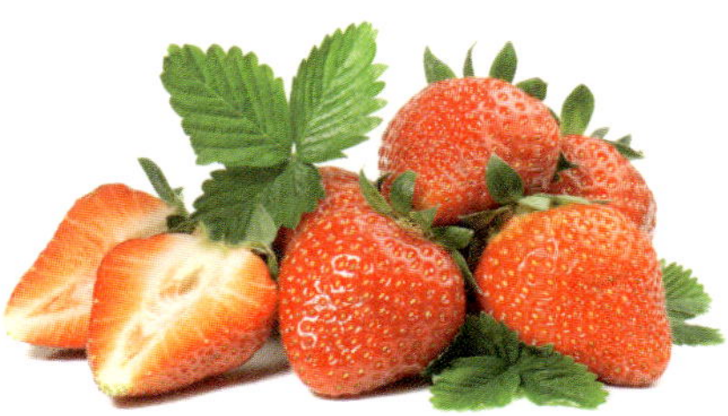

Superfoods wie Algen, Acerola, Acai, Aronia, Baobab, Maca oder Brennnesselpulver ergänzen den Smoothie perfekt und geben noch mal einen Extraschub an Mineralstoffen und Vitaminen. Unbedingt ein paar Tropfen gutes Öl wie Lein-, Chia-, Hanf-, Leindotter- oder Walnussöl nach dem Mixen kurz einrühren, damit die fettlöslichen Vitamine A, D, E und K aufgenommen werden können.

Achtung:

Aus geschlagenem Öl mit hohen mehrfach ungesättigten Fetten (wie die oben genannten) werden schädliche Transfette! Daher das Öl nur kurz zum Schluss unterrühren.

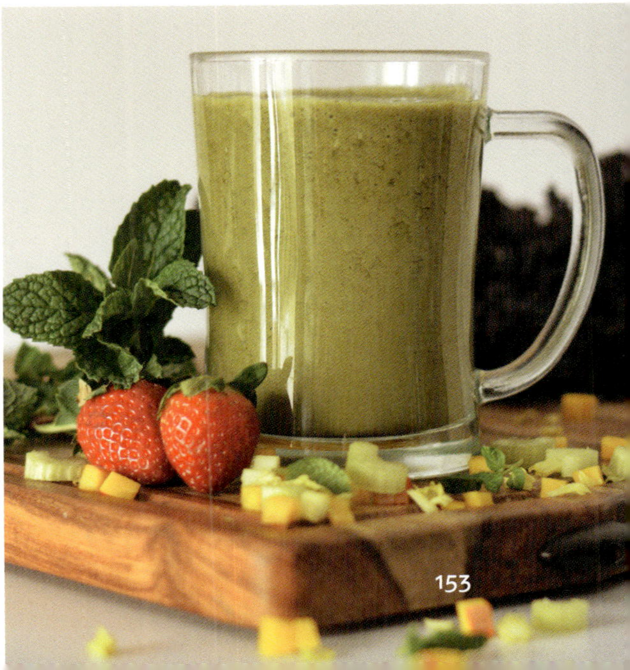

Gepresste Säfte

zum Depotfüllen

Für die Basenfastenwoche und zum Auffüllen der Vitaminpegel können gern gepresste Säfte getrunken werden. Auf Dauer aber auf keinen Fall! Auf Dauer nur so viel, wie du auch als Obst essen würdest. Denn auch hier belastet der hohe Fructoseanteil die Leber und die dadurch ausgelösten Blutzuckerachterbahnen die Bauchspeicheldrüse.

Gekeimter Hirsebrei

für die Hardliner

Für 2 Personen

- 5 EL gekeimte Goldhirse
- 1 Tasse (à 250 ml) Mandeldrink
- 1 Tasse (à 250 ml) Wasser
- 1 TL Zimt
- ¼ TL Vanille
- Obst deiner Wahl

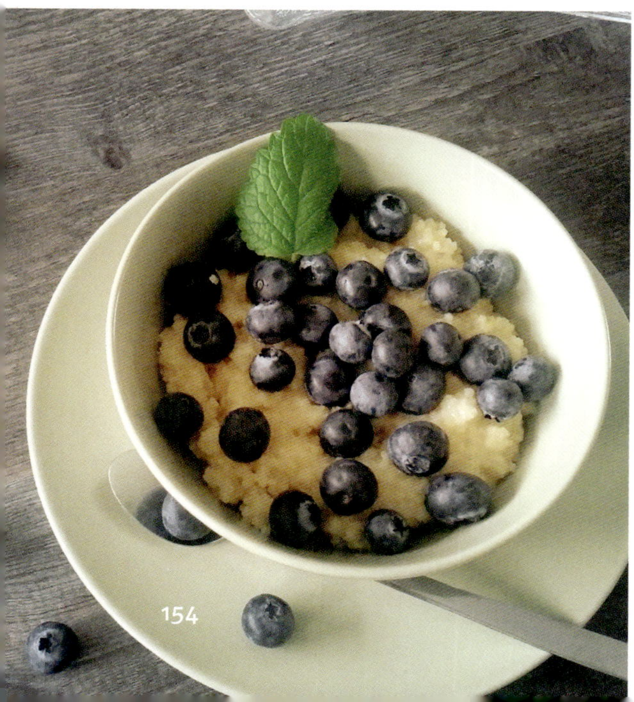

Zubereitung:

1. Die Hirse 6 bis 12 Stunden einweichen, Wasser abgießen und etwa 2 Tage keimen lassen. Zwei Mal täglich spülen. Damit wird die Hirse basisch, da die Mineralstoffe und Vitamine aufgeschlossen werden.
2. Die gekeimte Hirse mit den anderen Zutaten außer dem Obst in einem Topf aufkochen lassen und bei mittlerer Hitze etwa 30 Minuten köcheln.
3. Über klein geschnittenes Obst geben und wahlweise noch etwas Sesam oder Mandelblättchen drüberstreuen.

Variante:

Du kannst auch Quinoa statt Hirse verwenden.

Es gibt so viele gute, rein basische Suppen, dass du auch bei den Rezepten der basenreichen Küche welche davon findest.

Karfiolsuppe mit Tomaten und Ingwer

Für 4 Personen

- 2 EL Olivenöl
- 1 Zwiebel
- 1 Knoblauchzehe
- 1 TL Curry
- 800 ml Gemüsebrühe
- 1 Stück Bio-Zitronenschale
- 1 TL frischer geriebener Ingwer
- 200 g Kartoffeln in kleinen Würfeln
- 400 g Karfiol (Blumenkohl)
- 200 g Tomaten geschält
- ½ TL Thymian
- ½ Bund Basilikum
- 1 TL Zitronensaft
- Steinsalz
- 2 EL Petersilie
- 2 EL Koriander
- 1 EL Minze

Varianten:

Curry weglassen.

Tomaten, Thymian und Basilikum weglassen.

Nimm statt Koriander oder Minze Petersilie.

Zubereitung:

1. Zwiebel und Knoblauch schälen, fein hacken und in Öl anschwitzen.
2. Mit Curry stauben und mit Gemüsebrühe aufgießen. Zitronenschale, Ingwer und Kartoffeln zugeben und 7 Minuten köcheln.
3. Klein geschnittenen Karfiol und Tomaten, Thymian und Basilikum zugeben und weitere 5–8 Minuten leicht köcheln, so lange, bis der Karfiol bissfest ist, aber noch nicht zerfällt.
4. Mit Zitronensaft und Salz abschmecken.
5. Suppe vom Herd nehmen und Petersilie, Koriander und Minze unterrühren.

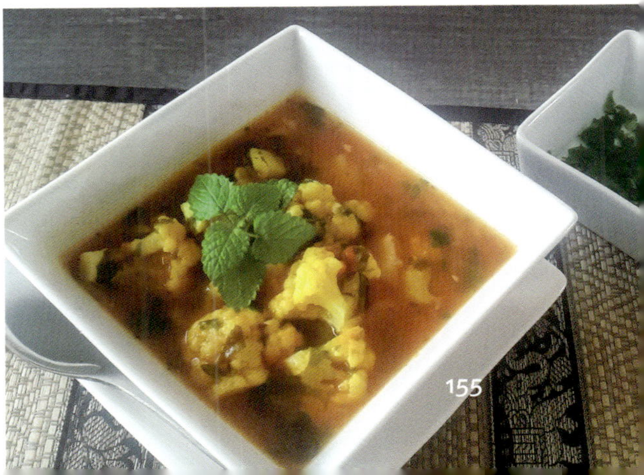

Kalte Karotten-Orangen-Suppe

Für 2 Personen:

- 450 ml Gemüsebrühe
- 1 kleine Zwiebel
- etwas geriebene Muskatnuss
- 250 g Karotten klein geschnitten
- 50 ml frische Kokosmilch (*siehe Seite* 124)
- 1 Stück Zitronenschale
- ½ TL Ingwer
- Saft von 2 Orangen
- 1 TL Zitronensaft
- Kräuter (Petersilie, Zitronenmelisse, Koriander ...) zum Garnieren

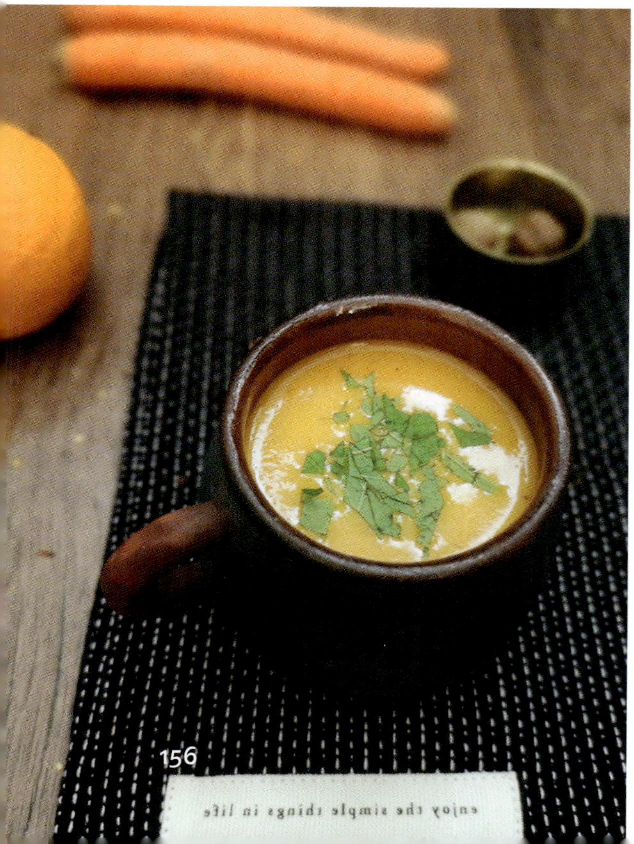

Zubereitung:

1. Gemüsebrühe mit etwas geriebener Muskatnuss und klein geschnittener Zwiebel etwa 15 Minuten köcheln, bis die Zwiebel weich ist.
2. Inzwischen Karotten klein schneiden, Kokosmilch, Zitronenschale und Ingwer dazugeben und weiter köcheln, bis die Karotten weich sind.
3. Die Suppe mit dem Pürierstab pürieren und auskühlen lassen.
4. Orangen- und Zitronensaft einrühren und mit Kräutern garnieren.

Tipp:

Kann super zur Arbeit oder für unterwegs mitgenommen werden.

Nach dem Basenfasten kannst du auch Kokosmilch aus der Dose verwenden.

Exotische Kürbis-Kokos-Suppe

Für 2 Personen:

- 300 g Hokkaido- oder Butternusskürbis
- 1 EL Kokosöl
- 200 ml frische Kokosmilch (*siehe Seite 124*)
- 100 ml Gemüsebrühe
- 100 ml Wasser
- ½ Mango
- 1 TL Steinsalz
- Saft und geriebene Schale einer ¼ Zitrone
- 1 Msp. geriebene Muskatnuss
- Sesam zum Bestreuen

Zubereitung:

1. Kürbis schälen, klein schneiden und in einem Topf mit Kokosöl etwa 10 Minuten anbraten.
2. Kokosmilch, Gemüsebrühe und Wasser dazugeben.
3. Mango klein schneiden und mit den Gewürzen hinzufügen. Kurz aufkochen.
4. Suppe mit dem Pürierstab pürieren. Sesam vor dem Servieren drüberstreuen.

Variante:

Wer nicht auf die Kalorien schauen möchte, kann 400 ml Kokosmilch anstatt 200 ml Gemüsebrühe und 200 ml Wasser verwenden. Auch delicious!

Tipp:

Nach dem Basenfasten kannst du auch Kokosmilch aus der Dose verwenden.

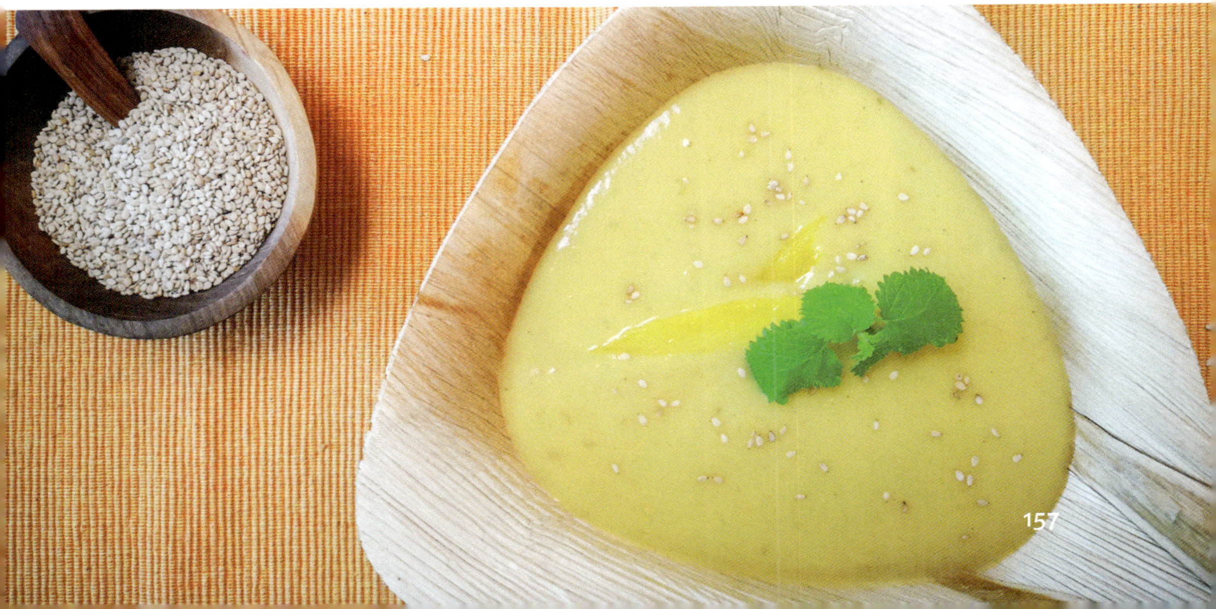

Kohlrabi-Petersilien-Suppe

Für 2 Personen:

- 1 EL Rapsöl
- 1 kleine Zwiebel
- 2 Knoblauchzehen
- 600 ml Gemüsebrühe
- 50 g Kartoffeln
- 200 g Kohlrabi
- 10 g Petersilie
- 1 gehäufter TL Liebstöckel
- 1 kleines Lorbeerblatt
- 1 Stück Zitronenschale
- 1 EL Zitronensaft

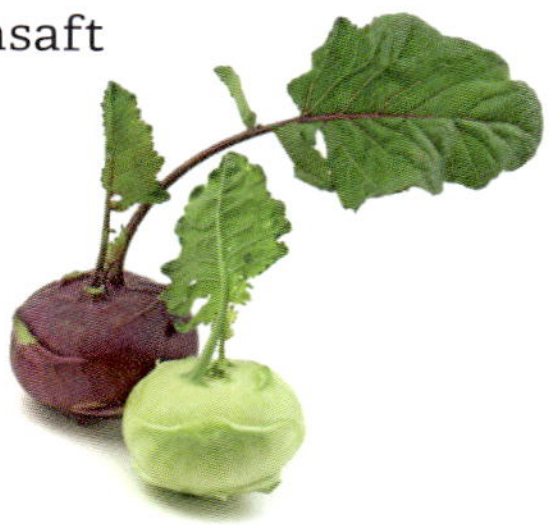

Zubereitung:

1. Zwiebel klein schneiden und in Öl anrösten. Knoblauchzehen klein hacken und mit der Zwiebel kurz mitrösten, bis es duftet. Mit Gemüsebrühe aufgießen.
2. Kartoffeln und Kohlrabi schälen, klein schneiden und zur Gemüsebrühe hinzufügen.
3. Petersilie, Liebstöckel (braucht nicht klein geschnitten zu werden), Lorbeer und Zitronenschale ebenfalls hinzufügen und etwa 20 Minuten köcheln. Den Zitronensaft hinzufügen und umrühren, noch einmal abschmecken. Mit dem Pürierstab pürieren.

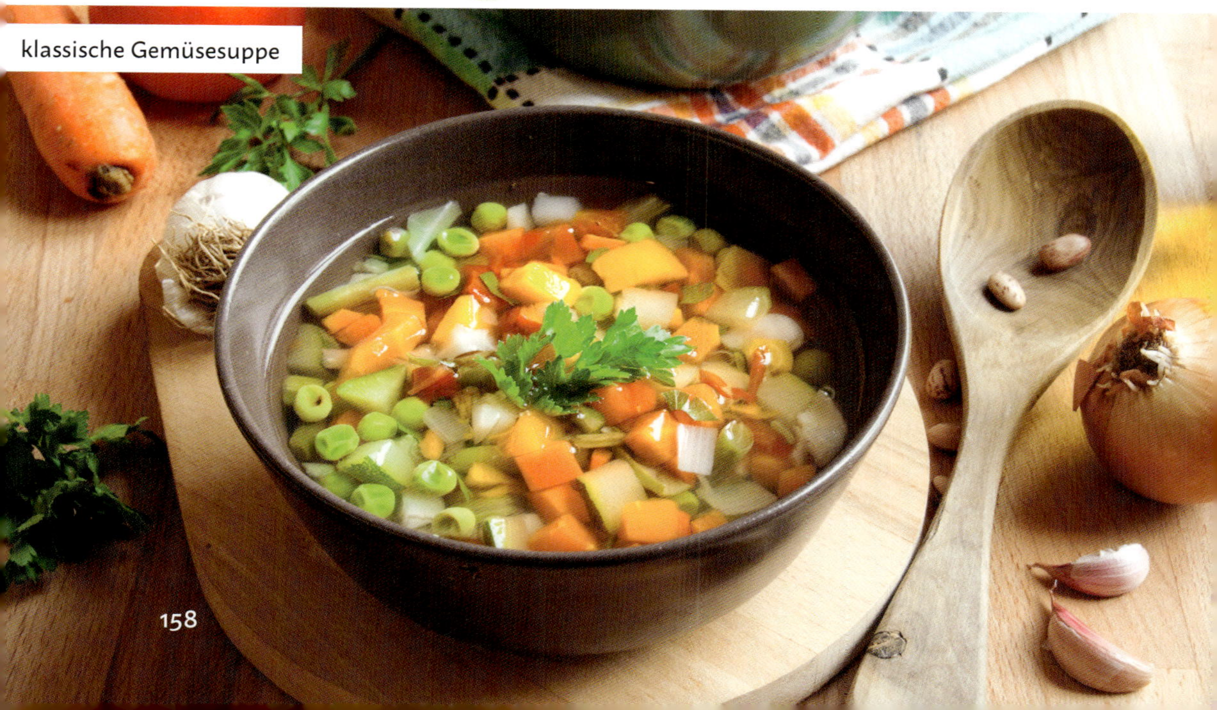

klassische Gemüsesuppe

Die klassische Gemüsesuppe

Für 2 Personen:

- 1 EL Kokosöl
- 1 kleine Zwiebel
- 500 ml Wasser
- ½ Stange Lauch
- 1 Petersilienwurzel
- 1 Karotte
- 100 g Weißkraut oder Kohl
- 100 g Sellerie
- 100 g Stangensellerie
- 100 g Karfiol
- 100 g Kartoffeln
- Petersilie
- Lorbeer
- Thymian
- Liebstöckel
- Muskatnuss
- Steinsalz
- Pfeffer

Varianten:

Statt Thymian kann auch Majoran verwendet werden.

Statt Stangensellerie kann auch mehr Sellerie verwendet werden.

Statt der Zugabe des ganzen Selleries kannst du 500 g Sellerie entsaften und nur den Saft dazugeben. Dies gibt eine besonders kräftige Suppe.

Zubereitung:

1. Zwiebel in Öl anrösten und mit kaltem Wasser aufgießen.
2. Gemüse und Kartoffeln klein schneiden und mit den Gewürzen zugeben.
3. Zugedeckt etwa 30 Minuten köcheln. Zum Schluss noch einmal abschmecken.

Tipp:

Diese Suppe kann auch mit anderem Gemüse wie Kohlrabi oder Rüben noch ergänzt werden.

Sellerie, Petersilienwurzel und Karotten sind das A und O der Gemüsesuppe. Je mehr in der Suppe drin ist, desto kräftiger wird die Bouillon.

Wichtig ist auch das lange Köcheln. Je länger, desto geschmacksintensiver wird die Suppe.

Wem es zu wenig nach Brühe schmeckt oder wer es eilig hat und die Zutaten nicht so lange köcheln mag, kann mit einem Suppenwürfel nachwürzen.

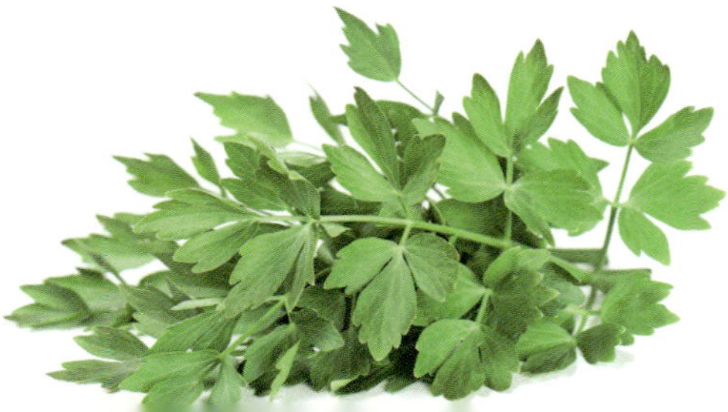

Kalte Kräutercremesuppe

Für 2 Personen:

- 100 g Lauch
- 200 g Kartoffeln
- 500 ml Gemüsebrühe
- 1 EL Rapsöl
- Saft einer ½ Zitrone
- etwas geriebene Muskatnuss
- 1 Bund gemischte Kräuter (z. B. Petersilie, Basilikum, Thymian, Oregano, Majoran, Schnittlauch, Liebstöckel, Kerbel, Koriander)
- Steinsalz
- Pfeffer

Variante:

Die Kräuter variieren.

Zubereitung:

1. Lauch und Kartoffeln in kleine Würfel schneiden.
2. Mit Öl, Zitrone und Muskat etwa 15 Minuten in Gemüsebrühe köcheln. Abkühlen lassen und anschließend pürieren.
3. Die Kräuter zugeben und mit Zitrone, Salz und Pfeffer abschmecken.

Tipp:

Nicht zu viele verschiedene Kräuter verwenden, weniger ist in diesem Fall mehr.

Kann super zur Arbeit oder für unterwegs in einem Smoothiebecher mitgenommen werden.

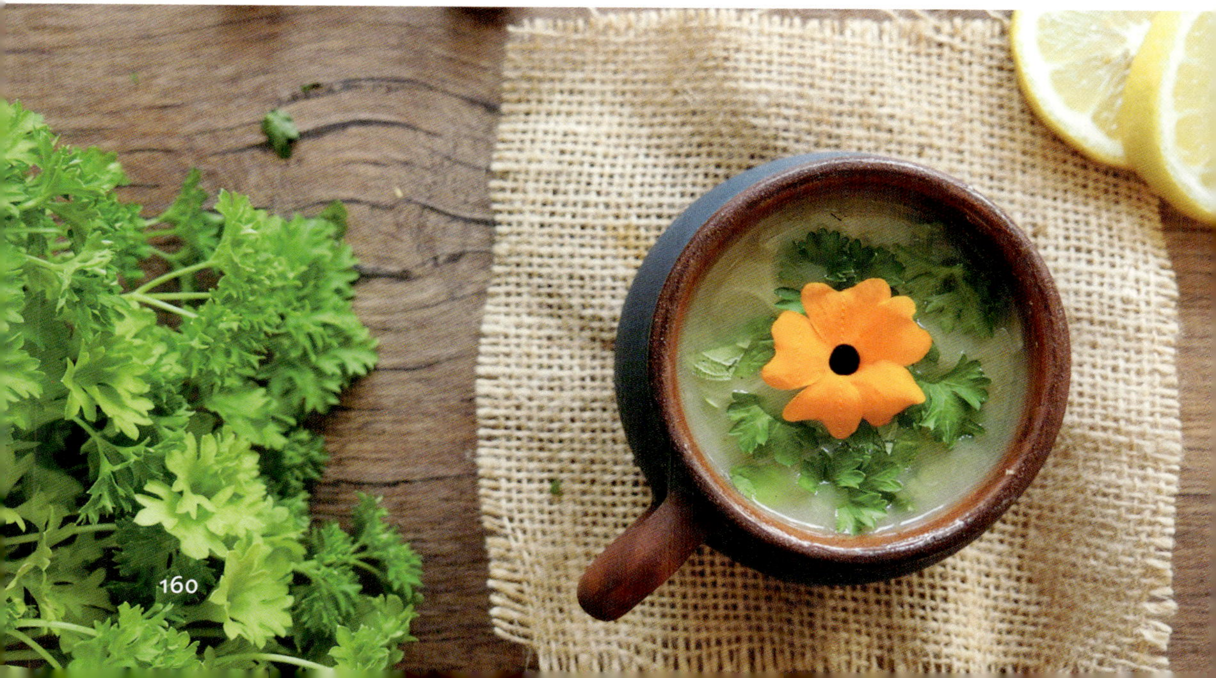

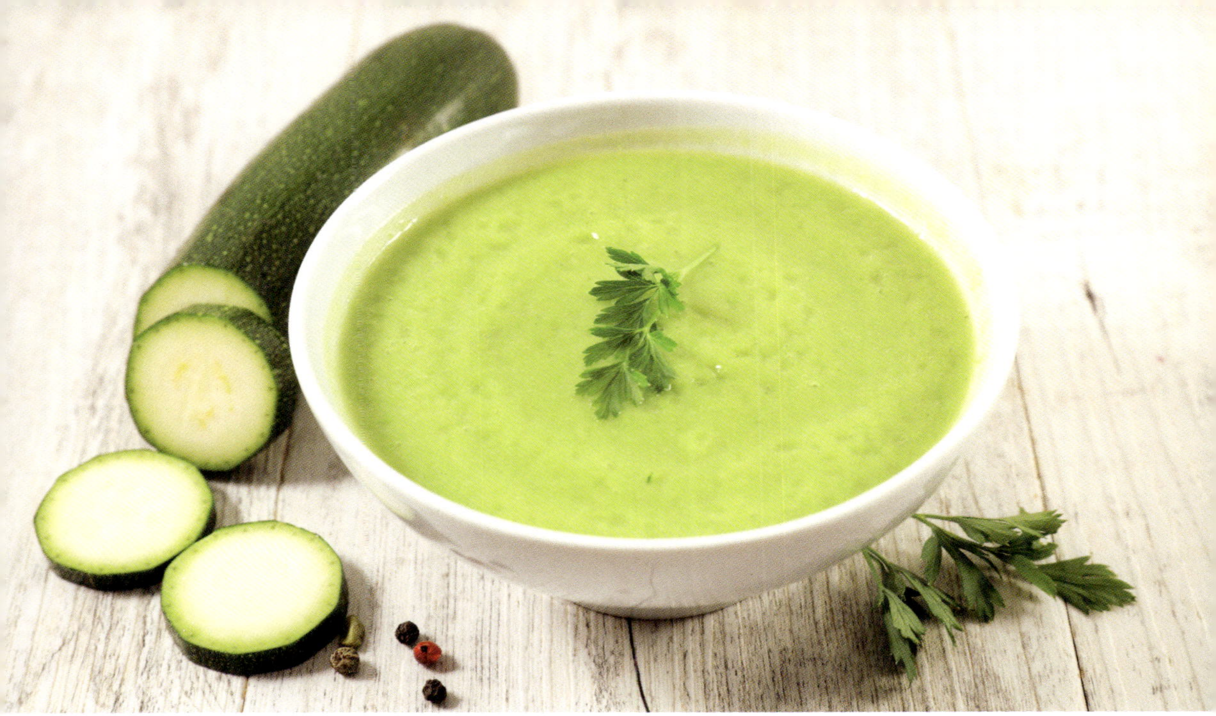

Zucchinicremesuppe

Für 2 Personen:

- 1 EL Olivenöl
- 1 kleine Zwiebel
- 1 kleine Kartoffel
- 500 ml Gemüsebrühe
- etwas geriebene Muskatnuss
- 1 TL Zitronensaft
- Steinsalz
- Pfeffer
- 1 große Zucchini (ca. 400 g)
- 50 ml Mandel-Cuisine
- Schnittlauch zum Garnieren

Variante:

Schwammerln anrösten und über die Suppe streuen.

Zubereitung:

1. Zwiebel in Öl anrösten, klein geschnittene Kartoffel hinzufügen und mit Gemüsebrühe aufgießen. Gewürze dazugeben und etwa 10 Minuten köcheln.
2. Zucchini klein schneiden, hinzufügen und noch weiter köcheln, bis die Kartoffeln durch sind.
3. Mit Mandel-Cuisine verfeinern.
4. Mit dem Pürierstab pürieren und nochmal abschmecken. Vor dem Servieren mit Schnittlauch bestreuen.

Kartoffelcremesuppe mit Lauch

Für 2 Personen:

- 100 g Lauch
- 2 EL Olivenöl
- 400 g Kartoffeln
- 1 Knoblauchzehe
- 1 EL Bohnenkraut
- 600 ml Gemüsebrühe
- 30 g Mandelmus
- 250 ml Wasser
- Steinsalz
- Pfeffer
- etwas Lauch, Mandeln und Petersilie zum Garnieren

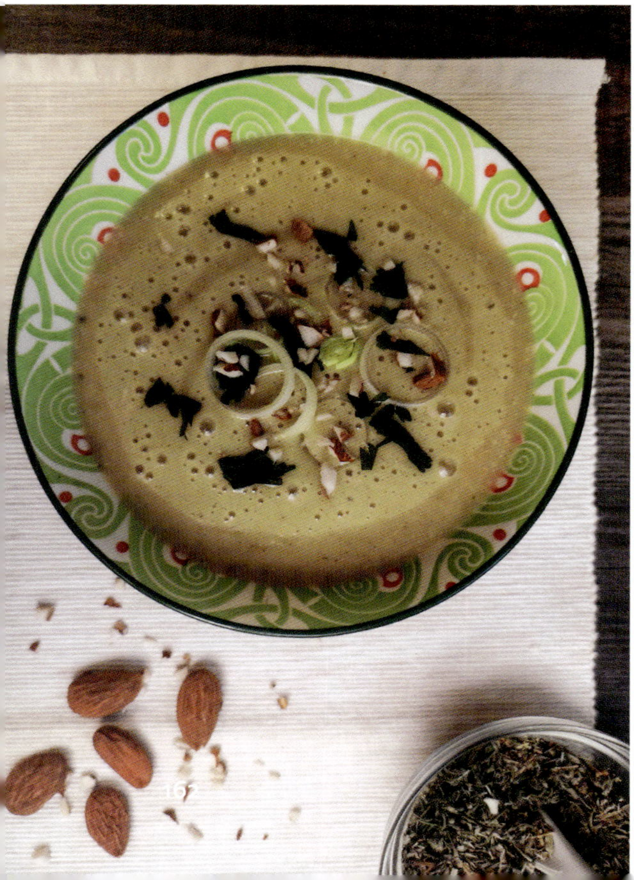

Zubereitung:

1. Lauch klein schneiden und in Öl anschwitzen.
2. Inzwischen die Kartoffeln schälen und klein schneiden.
3. Knoblauch klein schneiden und zum Lauch hinzugeben, kurz mitrösten.
4. Kartoffeln und Bohnenkraut dazugeben und mit Gemüsebrühe aufgießen. Etwa 20 Minuten köcheln.
5. Mandelmus und Wasser im Mixer verrühren und in die Suppe gießen. Die Suppe mit dem Pürierstab pürieren und mit Salz und Pfeffer würzen.
6. Mit klein gehackten Mandeln, Lauchstreifen und Petersilie garnieren.

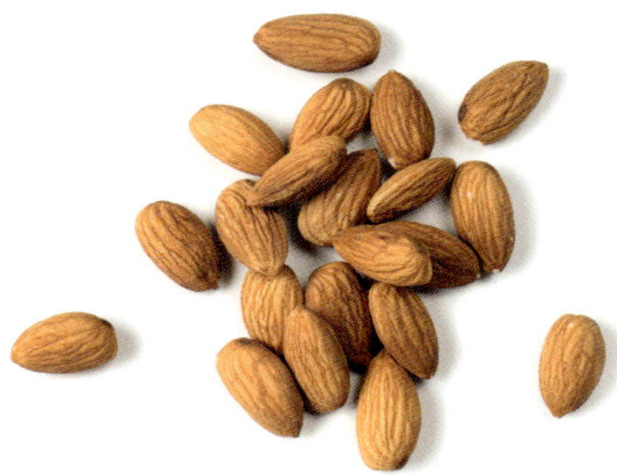

Kartoffel-Gurken-Salat

Für 2 Personen:

- 400 g gekochte Kartoffeln
- 1 Salatgurke
- ¼ Stange Lauch
- Schnittlauch zum Garnieren

Für das Essig-Öl-Dressing:

- 100 ml Gemüsebrühe
- 1 TL Dill
- 1 TL basischer Senf
- 3 EL Apfelessig naturtrüb
- 1 EL Lein- oder Walnussöl
- Steinsalz
- Pfeffer

Tipp:

Sehr gut wird der Salat auch mit noch warmen Kartoffeln.

Basischen süßen Senf selbst herstellen:

- 3 EL Senfkörner
- 4 Datteln
- 2 getrocknete Feigen
- ½ Orange
- 60 ml Wasser
- 2 EL Apfelessig
- 1 EL Olivenöl
- 1 TL Kurkuma
- Steinsalz
- Pfeffer

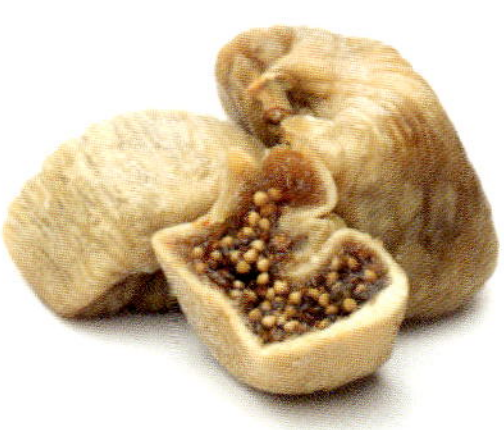

Zubereitung:

1. Kartoffeln, Gurken und Lauch in dünne Scheiben schneiden.
2. Für das Dressing die Gemüsebrühe mit den restlichen Zutaten vermischen und über den Salat gießen. Mit etwas Schnittlauch garnieren.

Basischen scharfen Senf selbst herstellen:

- 4 EL Senfkörner
- 3 Datteln
- 1 Apfel
- 50 ml Wasser
- 2 EL Apfelessig
- 1 EL Olivenöl
- 1 TL Kurkuma
- Steinsalz
- Pfeffer

» Alles zusammen im Mixer oder mit dem Pürierstab gut mixen. Bei Bedarf noch etwas Flüssigkeit zugeben. Hält sich im Kühlschrank mehrere Wochen.

Basischen Senf kaufen

Basischen Senf gibt es von Zwergenwiese.

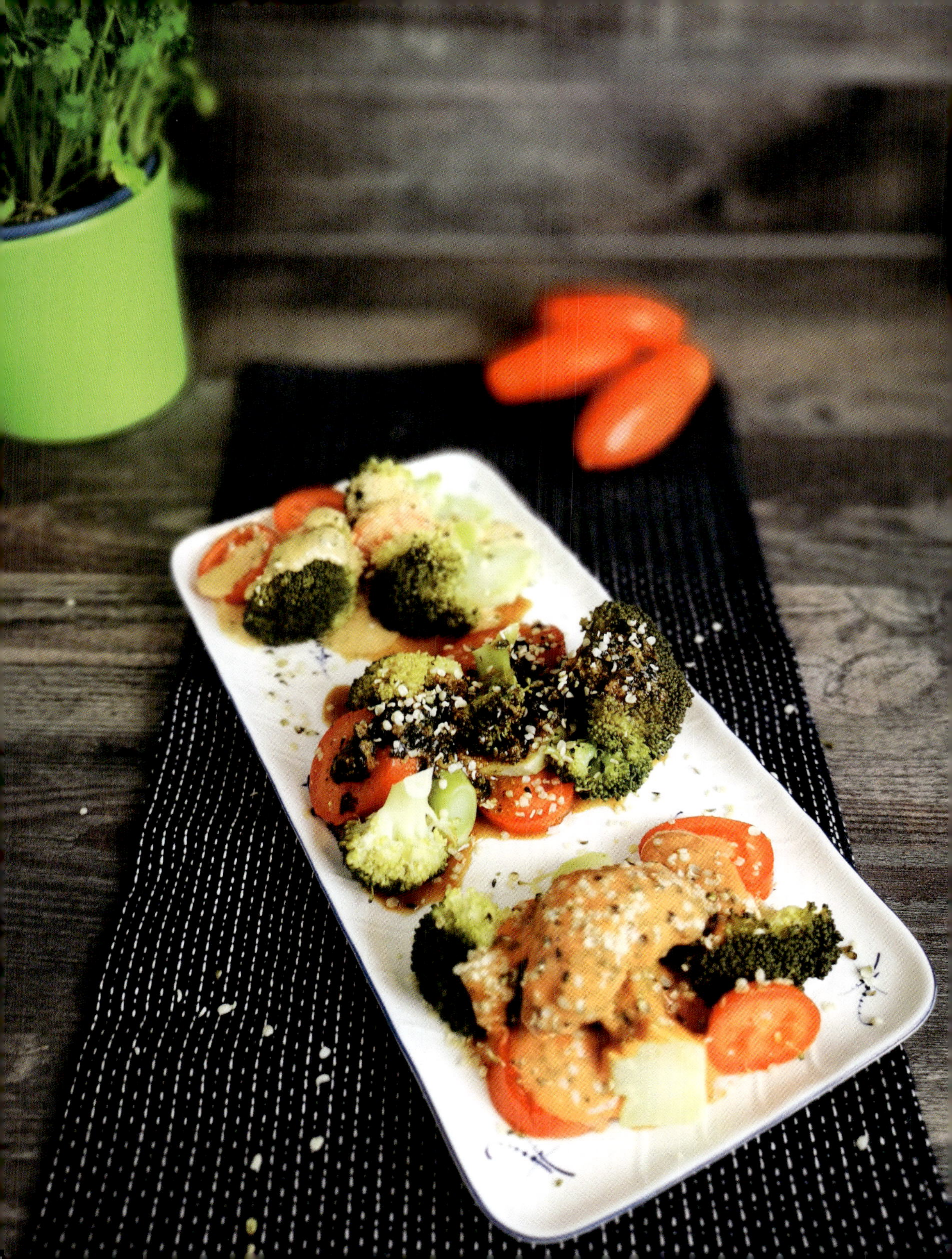

Brokkoli-Salat mit dreierlei Dressing

Für 2 Personen:

- 1 Brokkoli
- 2 Tomaten
- Steinsalz
- 2 EL Hanfnüsse

Für das Mandeldressing:

- 1 EL Mandelmus
- 4 EL Wasser
- 4 EL Zitronensaft
- 2 TL basischer Senf (*siehe Kartoffel-Gurken-Salat Seite 163*)
- 2 TL Dattelsirup
- Steinsalz
- Pfeffer

Zubereitung:

1. Den Brokkoli in Röschen zerteilt im Dampfgarer oder im Wasserdampf bissfest köcheln und auskühlen lassen.
2. Inzwischen Tomaten klein schneiden, mit dem Brokkoli in einer Schüssel vermengen und etwas salzen.
3. Dressing deiner Wahl vermengen, darüber verteilen und mit den Hanfnüssen bestreuen.

Für das orientalische Dressing:

- 2 EL Hanföl
- 6 EL Apfelbalsam (*siehe Balsamico Dressing Seite 211*)
- 2 TL Zitronensaft
- 1,5 EL frischer Koriander
- 2 TL frischer geriebener Ingwer
- 2 TL Kreuzkümmel gemahlen
- Prise Zimt
- Prise Kardamom
- Prise Kurkuma
- Steinsalz
- Pfeffer

Für das Tomaten Dressing:

- 4 EL veganer Rahm
- 2 EL Tomatenmark
- 2 EL Apfelessig naturtrüb
- 2 EL Wasser
- 2 TL Walnussöl
- Steinsalz
- Pfeffer
- Petersilie

Variante:

Warum nicht mal Karfiol (Blumenkohl) anstatt Brokkoli?

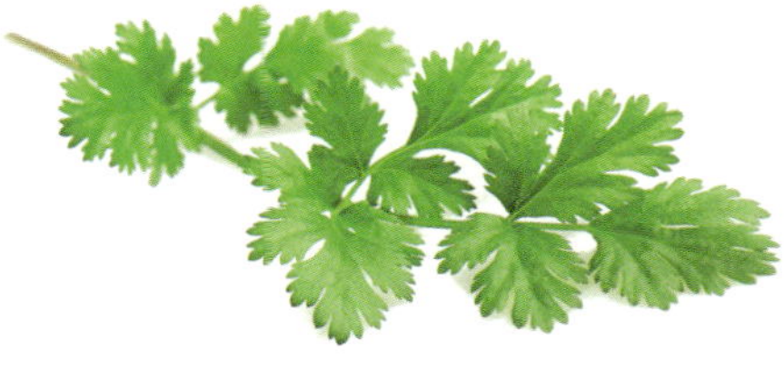

Feldsalat mit Orangen

Für 2 Personen:

- 300 g Feldsalat (Vogerlsalat)
- 2 Orangen
- 2 Datteln
- 1 Avocado
- 1 EL Hanfsamen

Für das Zitronen-Orangen-Dressing:

- 1 EL Zitronensaft
- Saft einer Orange
- 2 TL Lein- oder Hanföl
- Steinsalz
- Pfeffer

Variante:

Anstatt der Orangen können auch Mandarinen oder Melonen verwendet werden.

Zubereitung:

1. Feldsalat fein schneiden. Die Avocado halbieren, den Kern entfernen. Das Fruchtfleisch mit einem Löffel herausheben und in kleine Stücke schneiden. Orangen und entkernte Datteln klein schneiden und alles vermengen.
2. Das Dressing gut mischen und über den Salat gießen, eine Weile ziehen lassen. Mit Hanfsamen bestreuen.

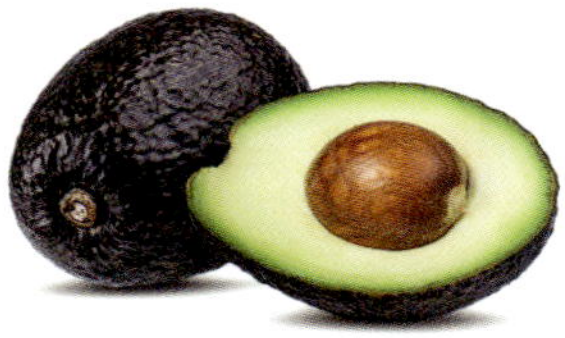

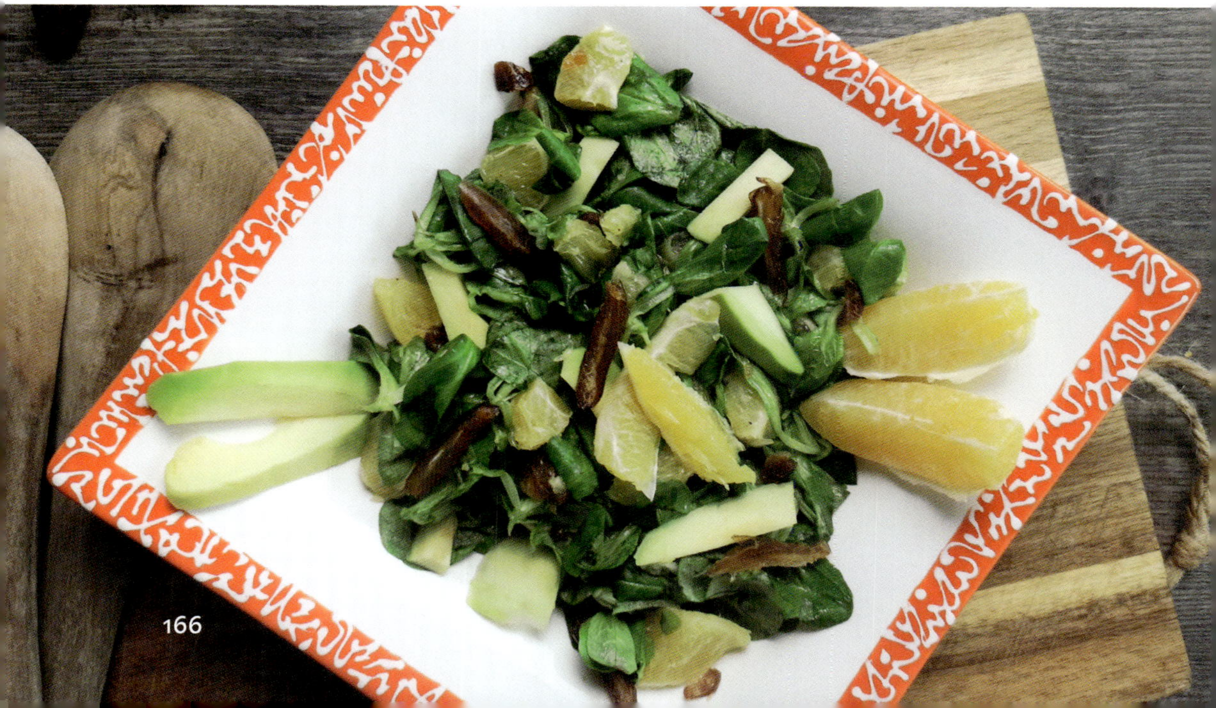

Karotten-Rote-Rüben-Salat

Für 2 Personen:

- 400 g Rote Rüben
- 200 g Karotten

Für das Kren-Dressing:

- 1 EL Kren
- 5 EL Apfelessig naturtrüb
- 5 EL Orangensaft aus Direktpressung
- Steinsalz
- Pfeffer

Tipp:

Orangensaft (aus Direktpressung) eignet sich hervorragend für Dressings zum Süßen und ist ein super Basic in der basenreichen Küche.

Zubereitung:

1. Rote Rüben etwa 35 Minuten in Wasser kochen, abkühlen lassen, die Haut abschälen und in feine Streifen schneiden.
2. Karotten grob reiben und unter die Rüben mischen.
3. Das Dressing vermengen, über die Rüben und Karotten gießen, unterrühren und noch etwas ziehen lassen.

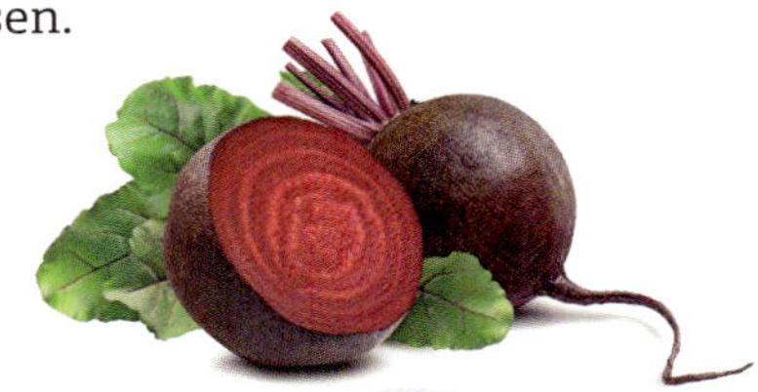

Warmer Endivien-Kartoffel-Salat

Für 2 Personen:

- 6 Kartoffeln
- ½ Häuptel Endiviensalat

Für das Essig-Öl-Dressing:

- 4 EL Apfelessig naturtrüb
- 10 EL Orangensaft
- 2 TL Lein- oder Hanföl
- 1 TL basischer Senf *(siehe Kartoffel-Gurken-Salat Seite 163)*
- Steinsalz
- Pfeffer

Zubereitung:

1. Kartoffeln kochen, noch heiß schälen, in Scheiben schneiden und zu dem fein geschnittenen Endiviensalat geben.
2. Das Dressing darübergießen und den Salat gut durchmischen. Noch warm genießen.

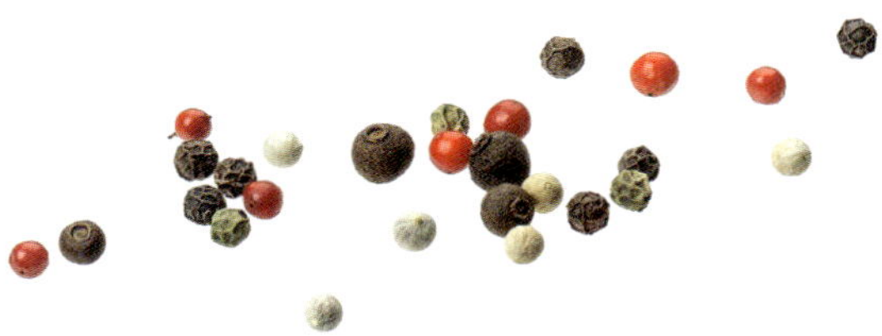

Warmer Endivien-Kartoffel-Salat

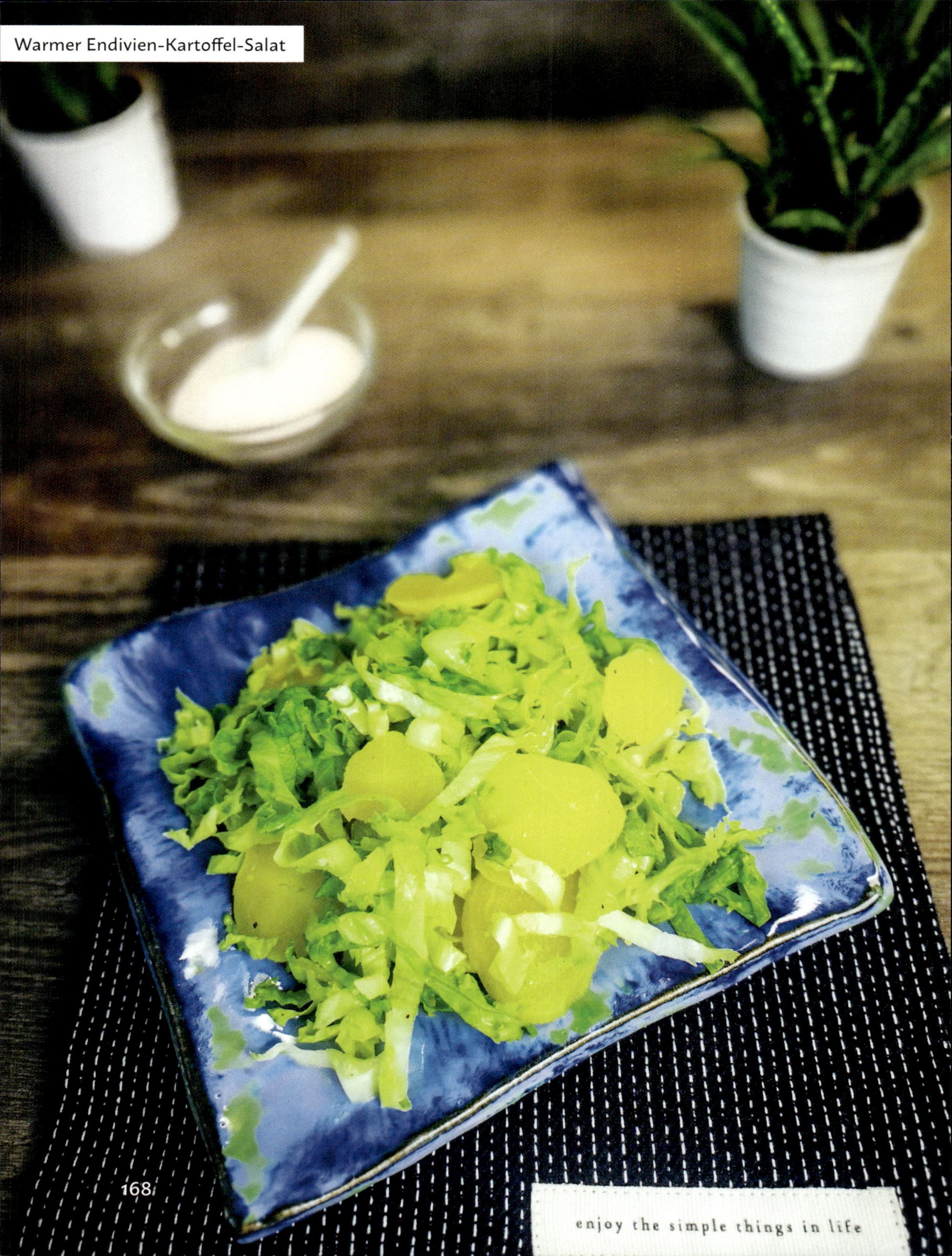

Süßkartoffel-Spinat-Salat

Für 2 Personen:

- 700 g Süßkartoffeln
- Steinsalz
- Pfeffer
- 50 g Spinatblätter

Für das Mayonnaise-Dressing:

- 60 g Mandelmus oder gemahlene Mandeln
- 85 ml Mandeldrink
- 1 TL basischer Senf (*siehe Kartoffel-Gurken-Salat Seite 163*)
- 5 EL Zitronensaft
- 1 TL Apfeldicksaft
- ½ TL Steinsalz

Variante:

Im Herbst macht sich Kürbis gut im Salat, dazu passen der Saison entsprechend Wildbeeren.

Zubereitung:

1. Die Süßkartoffeln in Salzwasser kochen, auskühlen lassen, schälen, in kleine Stücke schneiden und in eine Schüssel geben, etwas salzen und pfeffern.
2. Den Spinat klein schneiden und vorsichtig unter die Süßkartoffeln heben.
3. Für die Mayonnaise die Zutaten in einer Schüssel verrühren. Die Süßkartoffeln auf einem Teller anrichten und mit dem Dressing übergießen.

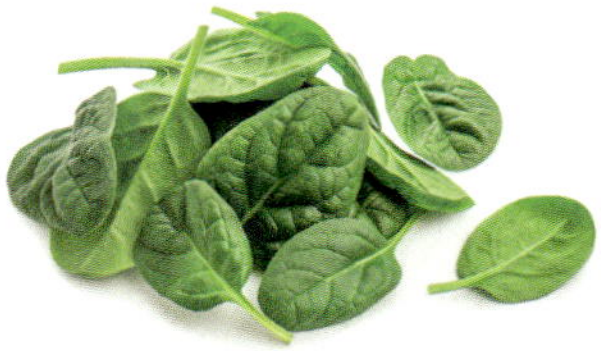

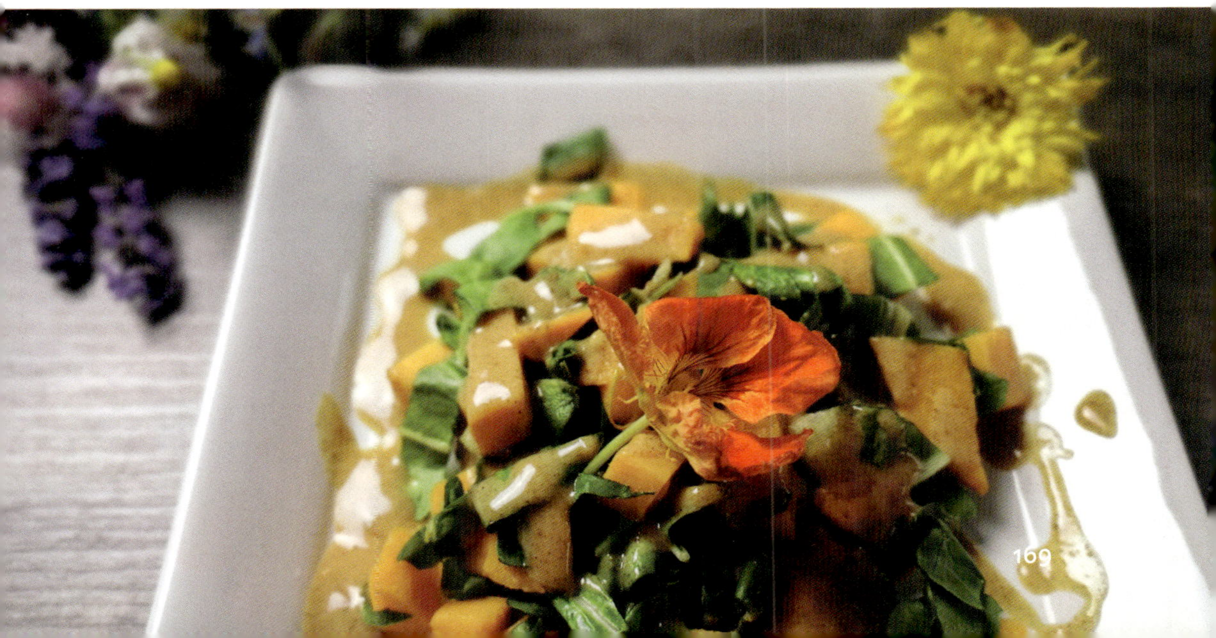

Antipasti to go

Für 2 Personen:

- 1 Melanzani (Aubergine)
- 1 kleine Zucchini
- 3 große Karotten
- 150 g Champignons
- 5 Stück getrocknete Tomaten in Öl
- 12 Stück Oliven
- ¼ Bund frische Petersilie
- 8 EL Olivenöl (am besten das Öl von den Oliven oder den getrockneten Tomaten nehmen)
- 4 EL Apfelessig naturtrüb
- Steinsalz
- Pfeffer

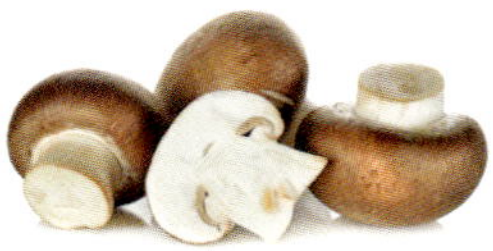

Zubereitung:

1. Melanzani, Zucchini, Karotten und Champignons im Dampfgarer oder in einem Topf (am besten mit Dampfgareinsatz) in wenig Salzwasser bissfest kochen.
2. Das gekochte Gemüse in Streifen schneiden und in eine Schüssel geben. Getrocknete Tomaten, Oliven und Petersilie klein schneiden und dazugeben. Mit Öl, Apfelessig, Salz und Pfeffer abschmecken. Im Kühlschrank ziehen lassen.

Tipp:

Das Antipasti am Vorabend zubereiten und zur Arbeit mitnehmen.

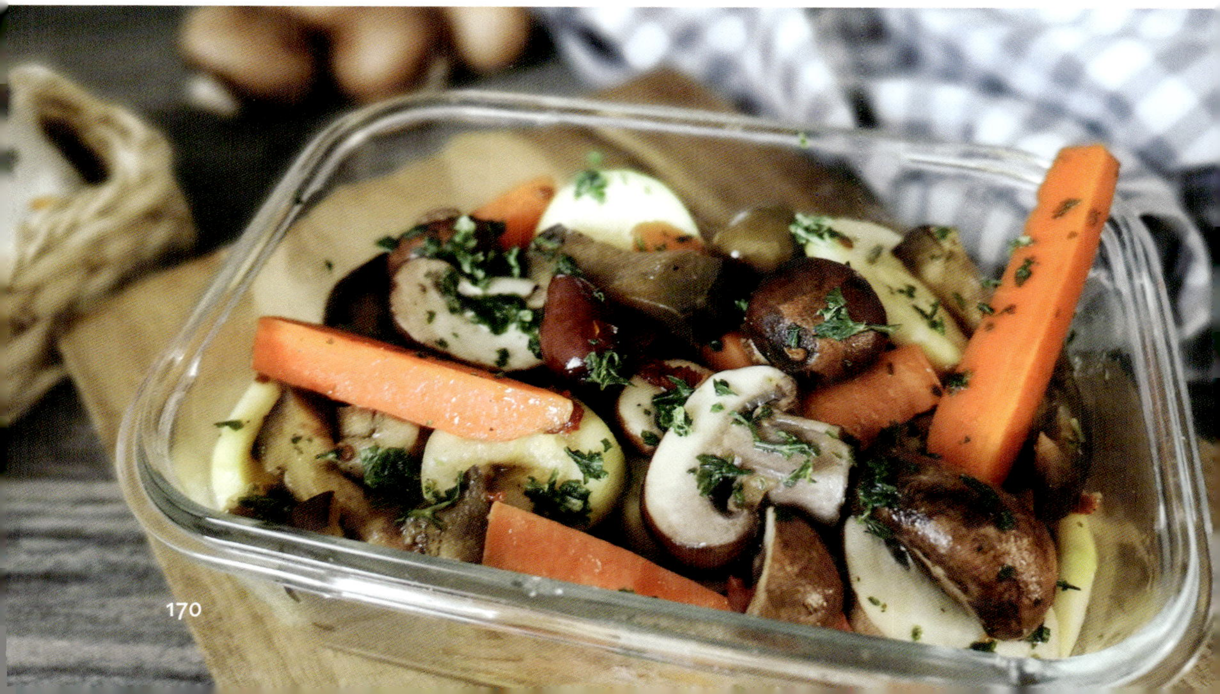

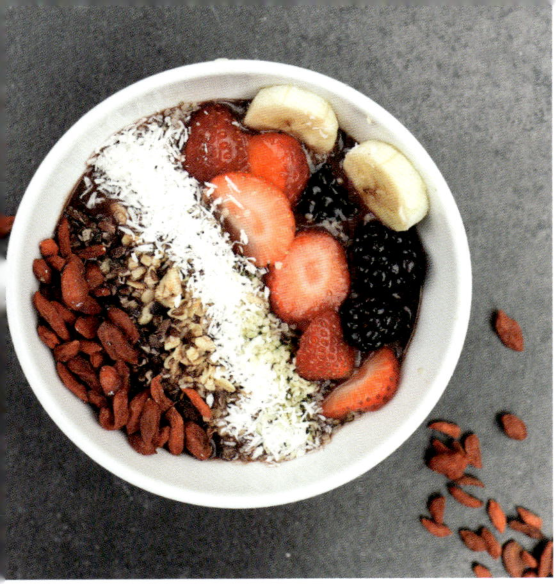

Hauptspeisen

Müsli

Das Müslirezept vom Frühstück kann ideal auch als Hauptmahlzeit für unterwegs oder in der Arbeit gegessen werden. Einfach dieses in der Früh zubereiten und mitnehmen. Obst kurz vorher drübergeben.
(*siehe Seite 151*)

Blattspinat mit Kartoffelschmarrn

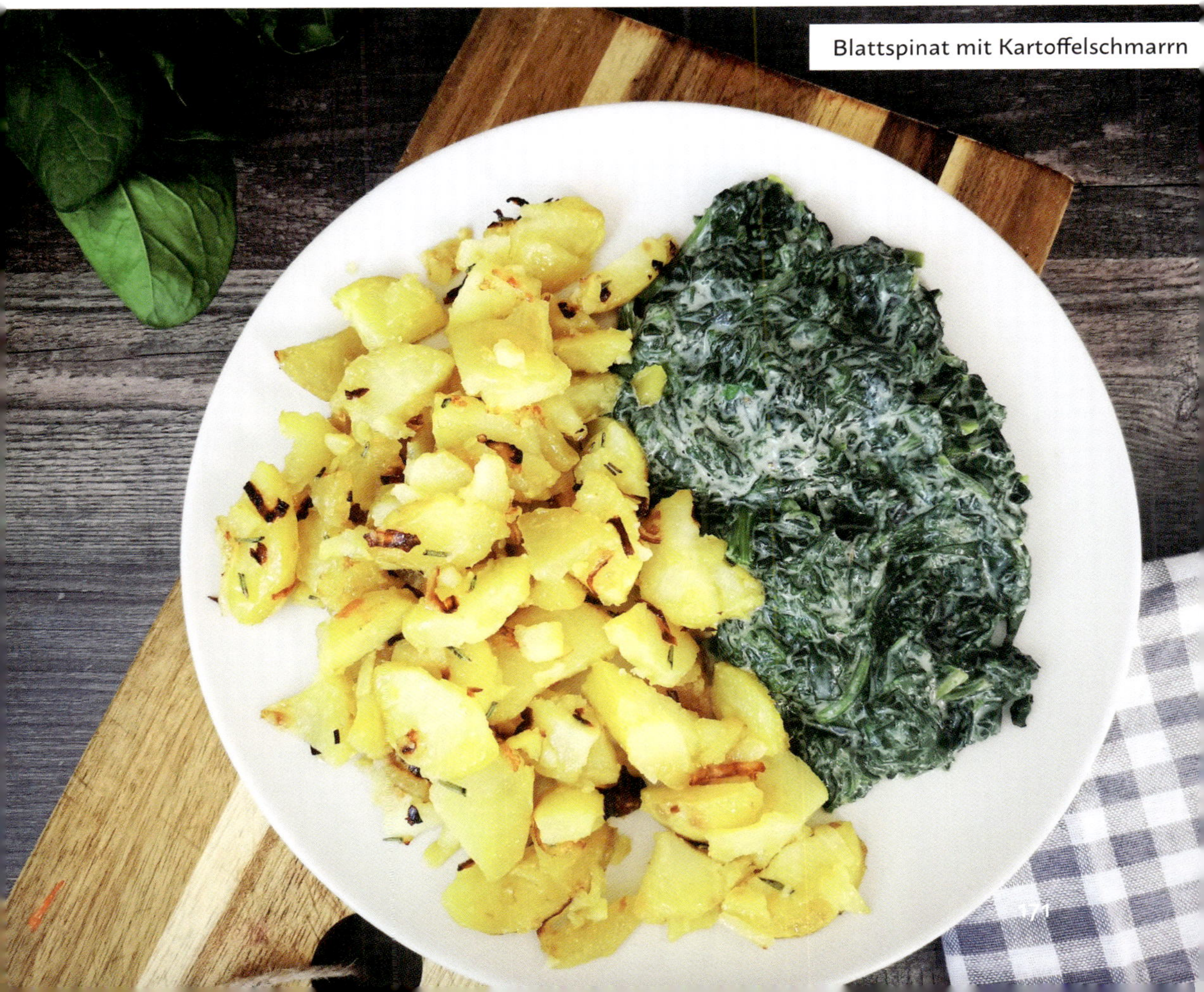

Blattspinat mit Kartoffelschmarrn

Für 2 Personen:

- 300 g Kartoffeln
- 1 kleine Zwiebel
- 200 g Blattspinat
- 2 Knoblauchzehen oder ein paar Blätter Bärlauch je nach Saison
- 60 ml Mandel-Cuisine
- 1 TL Zitronensaft
- Salz
- Pfeffer

Tipp:

Durch das Vitamin C der Zitrone kann das im Spinat enthaltene Eisen besser aufgenommen werden. Die beste Eisenaufnahme ist übrigens vormittags. Wichtig ist aber, dass der Zitronensaft nicht mitgekocht wird, da Vitamin C nicht hitzebeständig ist.

Die im Spinat enthaltene Oxalsäure bindet Eisen und Kalzium, anstatt es für den Körper verfügbar zu machen. Dem kann man abhelfen, indem man während des Kochens kalziumreiche Lebensmittel zugibt. Dies neutralisiert die Oxalsäure. Brennnessel oder Zitronenmelisse sind z. B. sehr kalziumreich. Mit ein paar Blättern kannst du den Spinat enorm aufwerten.

Zubereitung:

1. Kartoffeln kochen. Zwiebel klein schneiden und in einer Pfanne mit Olivenöl goldgelb rösten. Kartoffeln schälen, in Scheiben schneiden, zu den Zwiebeln geben und mitrösten.

2. In der Zwischenzeit Blattspinat im Dampfgarer etwa 10 Minuten dämpfen. Ohne Dampfgarer kurz blanchieren und das Kochwasser wegschütten, da es Oxalsäure enthält.

3. Spinat in eine Pfanne geben. Mandel-Cuisine einrühren und mit zerkleinerten Knoblauchzehen oder klein geschnittenen Bärlauchblättern würzen. Bei mittlerer Hitze ein paar Minuten schmoren. Zum Schluss noch Zitronensaft unterrühren und mit Salz und Pfeffer abschmecken.

Gut zu wissen:

Dass Spinat viel Eisen enthält, ist ein Mythos. Er enthält aber auch nicht allzu wenig. Mit 100 g Blattspinat kann ungefähr 30 % des Tagesbedarfes an Eisen, zudem auch 500 % des Tagesbedarfes an Vitamin K und 250 % an Beta Carotin sowie 30 % an Vitamin C gedeckt werden.

Karotten-Kartoffelpüree mit Kohlsprossen

13 g Eiweiß pro Portion

Für 2 Personen:

- 6 mittelgroße Kartoffeln
- 3 mittelgroße Karotten
- etwa 30 Stück Kohlsprossen (Rosenkohl)
- 200 ml frische Kokosmilch *(siehe Seite 124)*
- ½ Muskatnuss gerieben
- Steinsalz
- ein Schuss Mandeldrink

Tipp:

Nach dem Basenfasten kannst du auch Kokosmilch aus der Dose verwenden.

Variante:

Das Kartoffel-Karotten-Püree schmeckt auch hervorragend zu Fisch, der ebenfalls in Kokosmilch, leicht gesalzen und mit etwas Zitrone abgeschmeckt, herausgebraten wird. Dann ist das Gericht aber natürlich nur mehr basenreich und auch nicht mehr vegan.

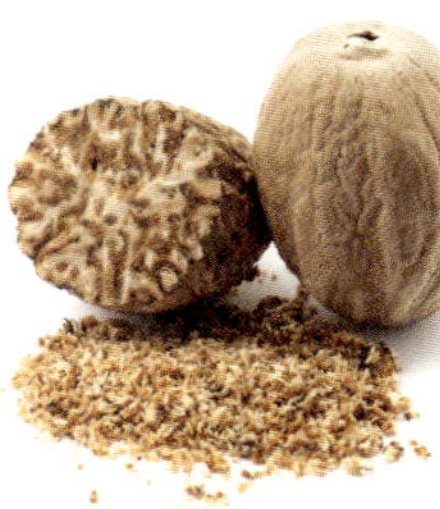

Zubereitung:

1. Kartoffeln, Karotten und Kohlsprossen im Dampfgarer oder in einem Topf (am besten mit Dampfgareinsatz) in wenig Salzwasser bissfest kochen.
2. Die gegarten Kartoffeln schälen und in einen Topf geben. Die gegarten Karotten dazu, mit Kokosmilch, Salz und Muskatnuss vermengen. Nun mit einem Kartoffelstampfer alles zerkleinern und mit einem Schuss Mandeldrink zur gewünschten Festigkeit bringen.
3. Die Kohlsprossen kurz in einem Topf in heißem Olivenöl schwenken und mit Salz abschmecken. Das Püree zu den Kohlsprossen servieren.

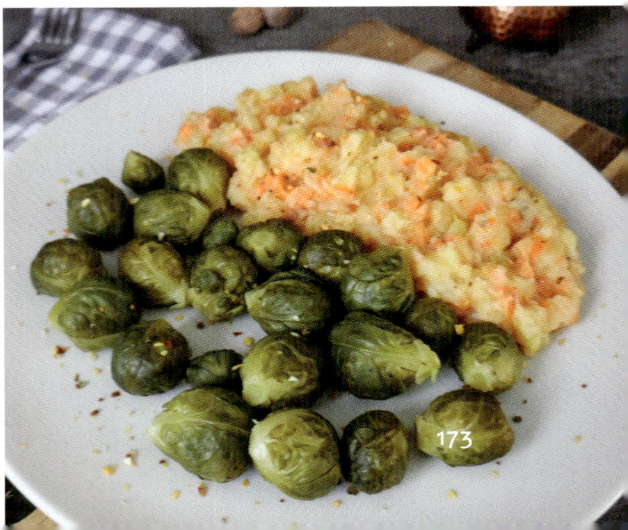

Marokkanische Tajine mit Aprikosen

Für 2 Personen:

- 2 EL Olivenöl
- 1 kleine Zwiebel
- 2 Knoblauchzehen
- 1 gestrichener TL Koriander gemahlen
- 1 gestrichener TL Kreuzkümmel
- 1 gestrichener TL Kurkuma
- 200 g Karotten
- 200 g Fenchel
- 300 ml Gemüsebrühe
- Steinsalz
- Pfeffer
- 1 Stück Zitronenschale
- 1 TL Ingwer
- 2 Gewürznelken
- 5 getrocknete Aprikosen
- 240 g Tomatenstücke

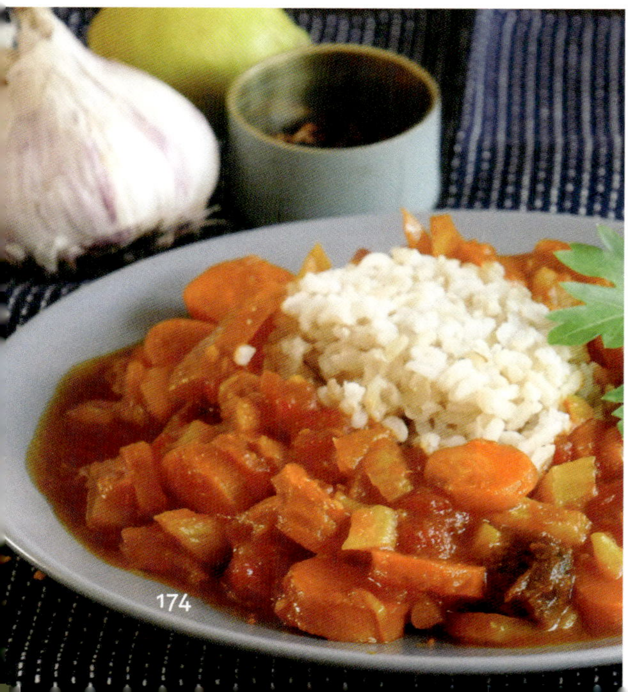

Zubereitung:

1. Zwiebel und Knoblauch schälen, fein hacken und in Öl anbraten. Koriander, Kreuzkümmel und Kurkuma hinzufügen, bis sie einen Duft verströmen. Mit Gemüsebrühe ablöschen.
2. Karotten und Fenchel in kleine Würfel schneiden und hinzugeben. Mit Salz und Pfeffer würzen. Zitrone, Ingwer, Gewürznelken und geviertelte Aprikosen dazugeben und zugedeckt 15 Minuten köcheln.
3. Tomaten mit heißem Wasser übergießen, die Schale abziehen, klein schneiden und zu den anderen Zutaten hinzugeben. Unterrühren und kurz durchziehen lassen, aber nicht mehr kochen.

Tipp

In der anschließenden dauerhaften basenreichen Kost kann auch Reis dazu serviert werden und die Tomaten dürfen auch aus der Dose sein.

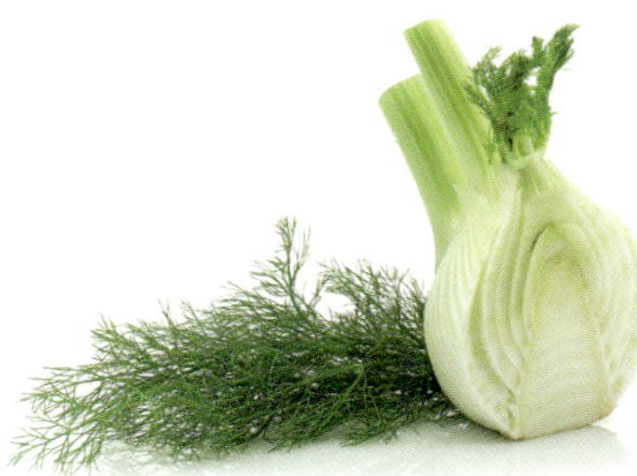

Gemüsecurry mit Kartoffeln

Für 2 Personen:

- 2 EL Kokosöl
- ¼ Stange Lauch
- 500 g Gemüse deiner Wahl (Karotten, Brokkoli, Karfiol, Paprika, Kürbis, Kohl, Jackfrucht …)
- 250 g Kartoffeln
- 2 EL Apfelessig naturtrüb
- 400 ml frische Kokosmilch (*siehe Seite 124*)
- 50 ml Wasser
- 1 TL rote und 1 TL grüne Currypaste
- 1 TL Curry
- 1 TL Ingwer
- Steinsalz
- Pfeffer

Variante:

In der anschließenden dauerhaften basenreichen Kost kann statt den Kartoffeln auch Reis serviert werden.

Zubereitung:

1. Lauch in Kokosöl anbraten. Grüne und rote Currypaste dazugeben und mit Apfelessig ablöschen.
2. Gemüse und Kartoffeln in kleine Würfel schneiden und dazugeben. Mit Kokosmilch und Wasser bedecken, Ingwer und Curry beigeben und etwa 30 Minuten köcheln lassen. Mit Salz und Pfeffer abschmecken.

Tipp:

Nicht mehr als 3 Gemüsesorten verwenden.

Nach dem Basenfasten kannst du auch Kokosmilch aus der Dose verwenden.

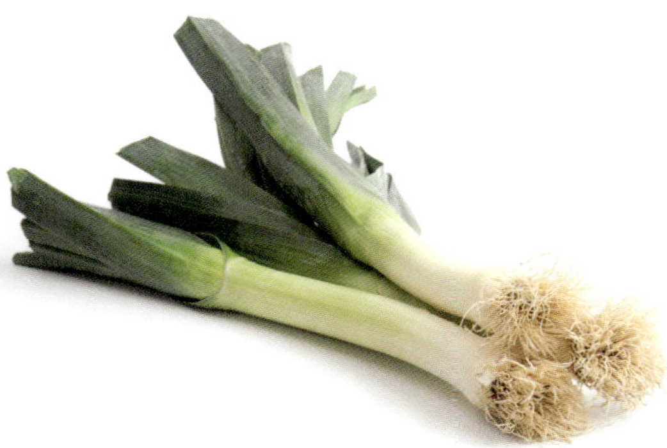

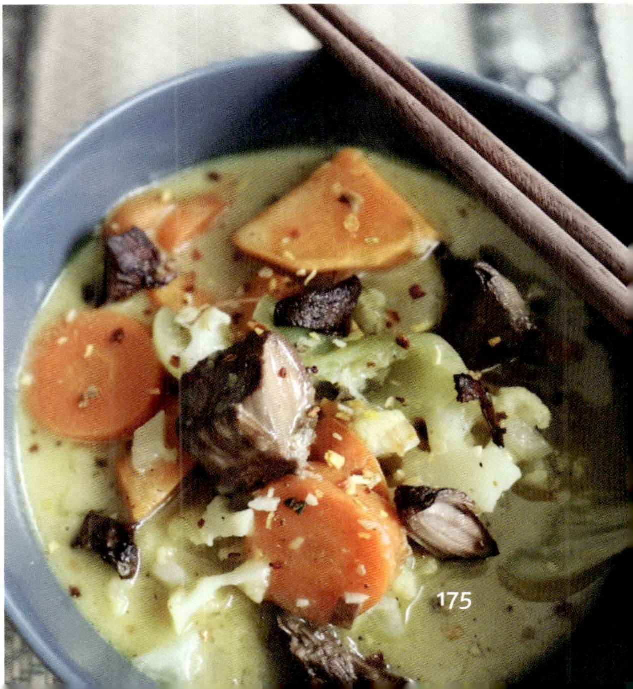

Zucchininudeln mit Tomatensauce

Für 2 Personen:

- 2 Zucchini (ca. 6 cm Durchmesser, dann passen sie gut in den Spiralschneider)
- 1 Karotte
- ¼ Stange Lauch
- 1 Knoblauchzehe
- 2 EL Olivenöl
- 1 TL Zitronensaft
- 30 ml Wasser
- 1 TL Apfelessig naturtrüb
- 4 Stück getrocknete Tomaten
- 2 Stück Tomaten (200 g)
- 1 EL Basilikum
- 1 TL Oregano
- 1 EL Mandelmus oder gemahlene Mandeln
- Salz
- Pfeffer

Variante:

Wer es gern á la Bolognese haben möchte, zerdrückt 100 g Räuchertofu (mein Favorit ist Mandel-Sesam-Tofu von Taifun) mit einer Gabel und lässt es mit der Karotte mitschwitzen. Es ist dann allerdings nicht mehr zu 100 % basisch und ab der basenreichen Woche erlaubt.

Zubereitung:

1. Wasser für die Zucchini zustellen und zum Kochen bringen.
2. In der Zwischenzeit Zucchini im Spiralschneider schneiden. Wer keinen hat, nimmt einen Gurkenschäler. Karotten fein raspeln. Lauch klein schneiden und in Öl anschwitzen. Knoblauch klein schneiden und dazugeben. Die Karotte dazugeben und mitschwitzen lassen.
3. Die Tomaten kurz in das heiße Wasser tauchen. Die Haut abschälen, die Tomaten klein schneiden, zur Sauce geben und mit den restlichen Zutaten nur mehr ganz kurz mitköcheln. Mit Salz und Pfeffer abschmecken und zur Seite stellen.
4. Die Zucchini in das kochende Wasser geben und in etwa eine Minute kochen. Abgießen, Zucchini in tiefen Tellern anrichten und die Sauce darüber verteilen. Mit Kräutern garnieren.

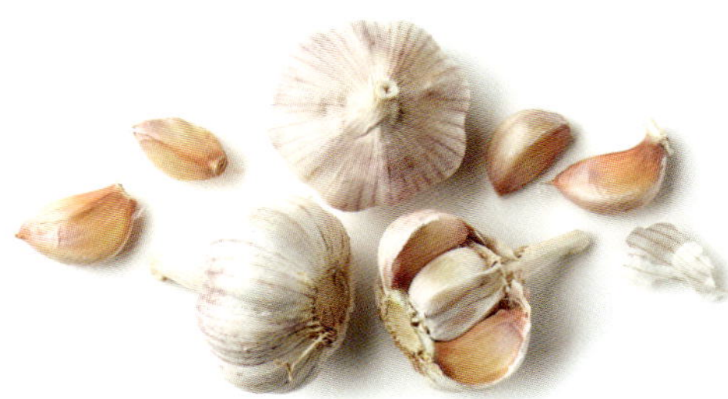

Tipp:

Ab der basenreichen Woche kann noch 1 EL Tomatenmark hinzugefügt werden. Dann wird die Sauce noch etwas kräftiger und die Tomaten können dann auch aus der Dose sein. Zum Drüberstreuen passt veganer Parmesan (*siehe Rezept Linsen-Gemüse-Gratin Seite 220*) oder veganer Käse.

Anstatt der Zucchini können auch Karotten, Rote Beete oder Kohlrabi als Nudeln mit dem Spiralschneider geschnitten werden.

Die Sauce passt natürlich auch hervorragend über jede Art von Nudeln.

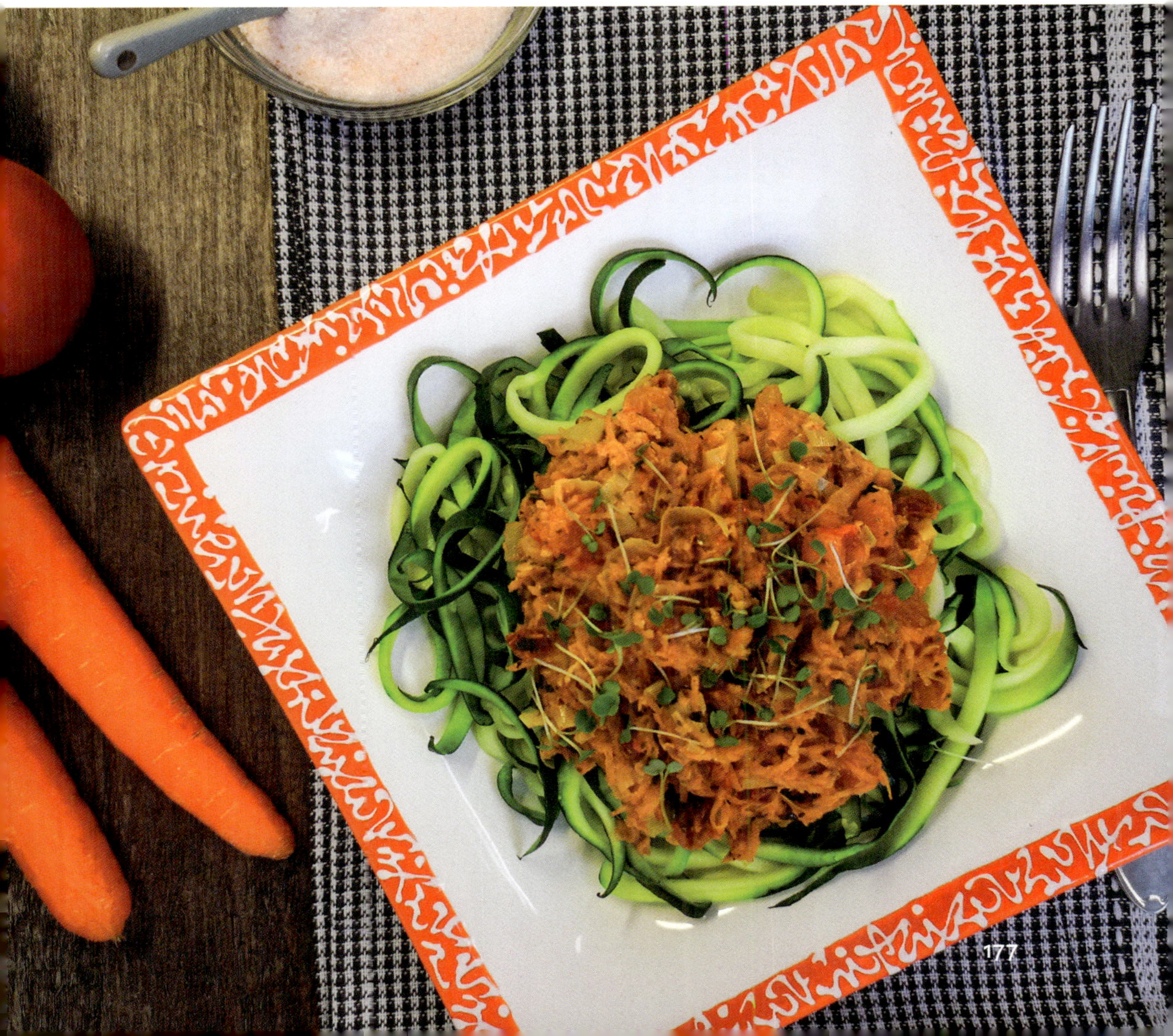

Ofenkartoffeln mit zweierlei Saucen

Für 2 Personen:

- 2 große Kartoffeln
- etwas Olivenöl
- 2 Zehen Knoblauch
- Rosmarin
- Steinsalz

Mit Spinatfüllung:

- 250 g Babyspinat
- 1 EL Olivenöl
- ½ Zwiebel
- 1 Knoblauchzehe
- 1 TL Curry
- 1 TL Ingwer
- 50 ml Mandel-Cuisine
- 2 EL Zitronensaft
- Steinsalz
- Petersilie

Mit Tomatenfüllung:

- 250 g Tomaten
- 1 EL Olivenöl
- ½ Zwiebel
- 1 Knoblauch
- 2 TL Kapern
- 5 Oliven
- Steinsalz
- Pfeffer
- Basilikum

Tipp:

Nach der Basenfasten-Woche kann auch Rahm anstatt der Mandel-Cuisine verwendet werden.

Zubereitung Ofenkartoffel:

1. Kartoffeln mit Olivenöl, Knoblauch, Rosmarin und Salz bestreichen. In Alufolie wickeln und bei 250 °C Umluft etwa 45 Minuten im Rohr braten.
2. Kartoffeln aus der Alufolie auswickeln, der Länge nach einschneiden und mit der Sauce deiner Wahl übergießen.

Zubereitung Spinatfüllung:

» Spinat kurz blanchieren und klein schneiden. Zwiebel und Knoblauch in Olivenöl anrösten. Geriebenen Ingwer dazugeben und kurz mitrösten. Mit der Mandel-Cuisine ablöschen, Spinat hinzugeben und mit Curry und Salz würzen. Über die aufgeschnittenen Kartoffeln geben und mit zerkleinerter Petersilie bestreuen.

Zubereitung Tomatenfüllung:

» Tomaten klein schneiden. Zwiebel und Knoblauch in Olivenöl anrösten. Die zerkleinerten Kapern und Oliven dazu und kurz mitrösten. Die zerkleinerten Tomaten noch kurz dazu und alles pürieren. Mit Salz und Pfeffer abschmecken, über die aufgeschnittene Kartoffel geben und mit zerkleinertem Basilikum bestreuen.

Ofengemüse easy cheesy

So einfach und so lecker

Für 2 Personen:

- 500 g Gemüse deiner Wahl (Kartoffeln, Karotten, Brokkoli, Süßkartoffeln, Paprika, Fenchel, Kürbis, Champignons ...)
- Kräuter deiner Wahl (Rosmarin, italienische Kräuter, Thymian, Oregano, Basilikum)
- Olivenöl
- Steinsalz

Dazu selbst gemachtes Ketchup:

- 70 g frische Tomaten geschält
- 30 g getrocknete Tomaten (in Öl)
- 1 Dattel ohne Kern
- ½ EL Zitronensaft
- etwas Steinsalz

Variante:

Das Gemüse schmeckt herrlich, wenn es auf einem eingefetteten Backblech geröstet wird. Die Backzeit beträgt dann 15 Minuten.

Zubereitung:

1. Gemüse klein schneiden und in eine Auflaufform geben. Mit Kräutern und etwas Salz bestreuen und gut durchmischen. Etwas Olivenöl über das Gemüse träufeln und mit einem Pinsel auf dem Gemüse gleichmäßig verteilen. Im vorgeheizten Backrohr bei 200 °C Ober-/Unterhitze etwa 30 Minuten rösten.

Zubereitung Ketchup:

» Das Ganze im Mixer oder mit dem Pürierstab pürieren, fertig!

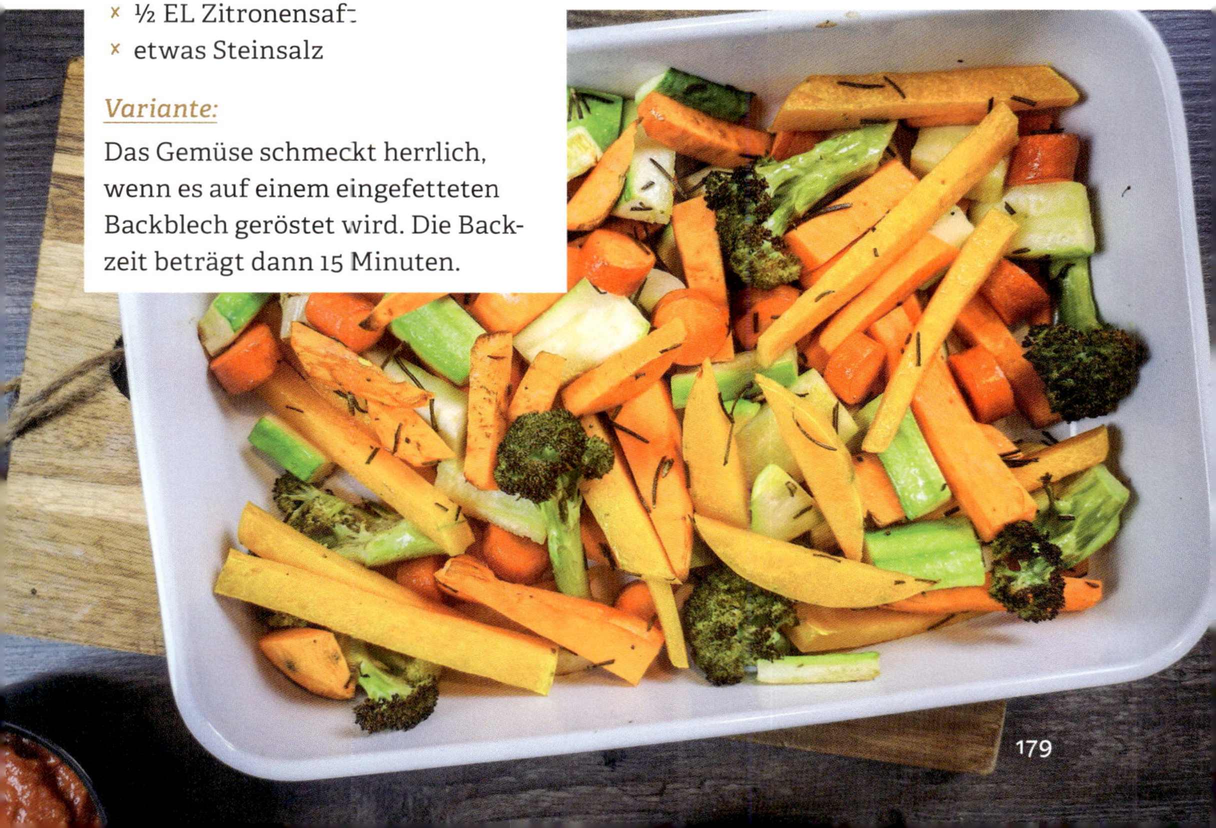

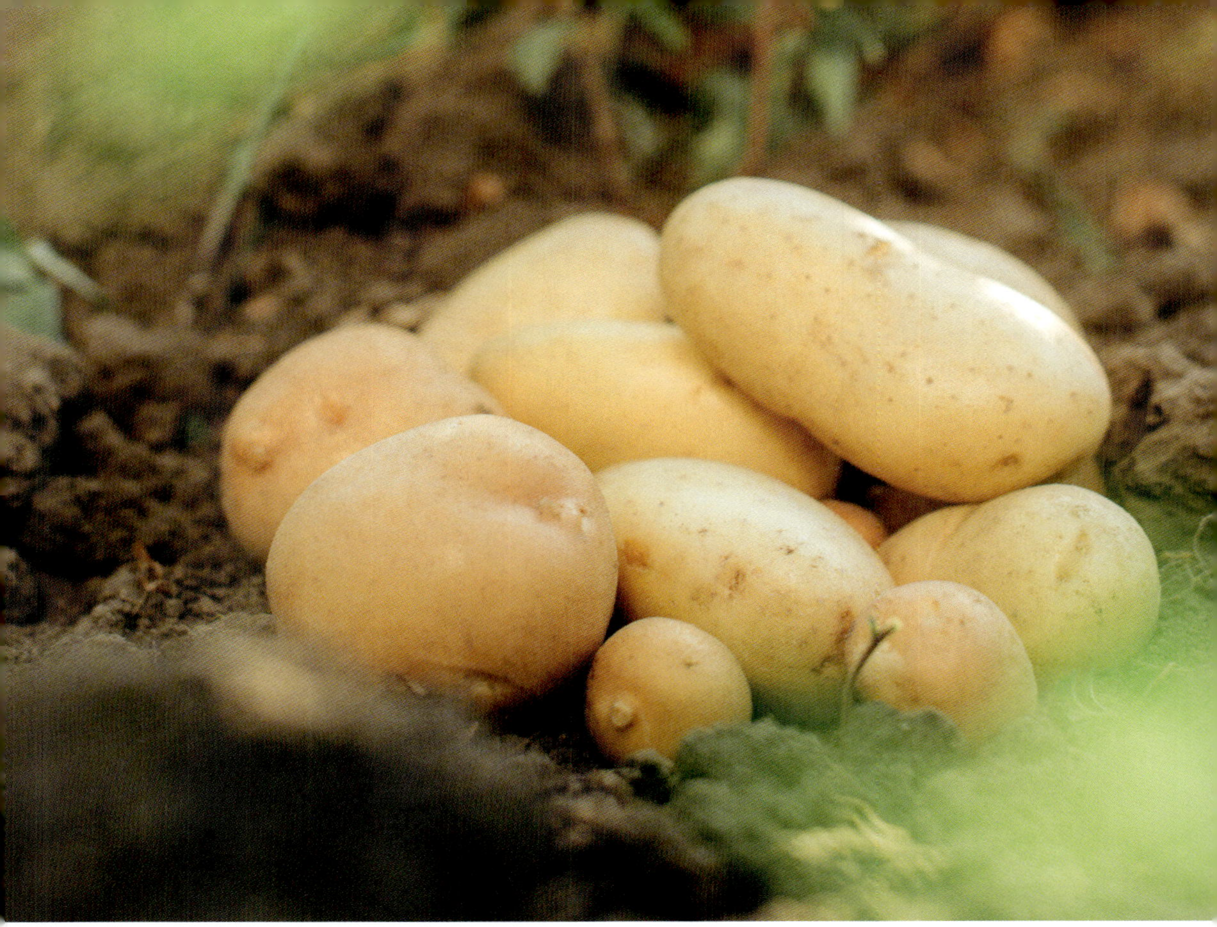

Kartoffeln sind das A und O der basischen Küche.

Bei diesem Rezept werden sie kombiniert mit Kohlrabi. Der besonders hohe Selengehalt des Kohlrabis unterstützt das Immunsystem und stellt einen wirksamen Schutz vor Erkältungen und grippalen Infekten dar. Der hohe Kalziumgehalt stärkt das Knochenskelett und die Zähne. Das konzentrierte Magnesium unterstützt vor allem die Herzfunktion, hilft bei der Blutbildung und kann der Arterienverkalkung vorbeugen.

Kartoffelpuffer mit Kohlrabi

Für 4 Personen:

- 500 g Kohlrabi
- 500 g Kartoffeln
- 8 TL Kartoffelstärke
- ¼ Muskatnuss gerieben
- 2 TL Koriander
- Salz
- Olivenöl

Ab der basenreichen Kost kann dazu folgende Rahmsauce gereicht werden:

- 100 g Seidentofu (in regionalen Bioläden erhältlich)
- ½ Zitrone
- Steinsalz
- Pfeffer

Zubereitung:

1. Kohlrabi und Kartoffeln grob reiben und mit den restlichen Zutaten vermengen.
2. Olivenöl in einer Pfanne erhitzen und darin kleine Puffer mit der Gabel flach drücken und auf beiden Seiten knusprig braun braten.

Zubereitung Rahmsauce:

» Alle Zutaten vermengen und mit dem Pürierstab mixen.

Tipp:

Wer es eilig hat, kann fertigen Rahm verwenden. Ich empfehle den Rahm von Soyananda, weil er basisch ist und frei von Zusatzstoffen.

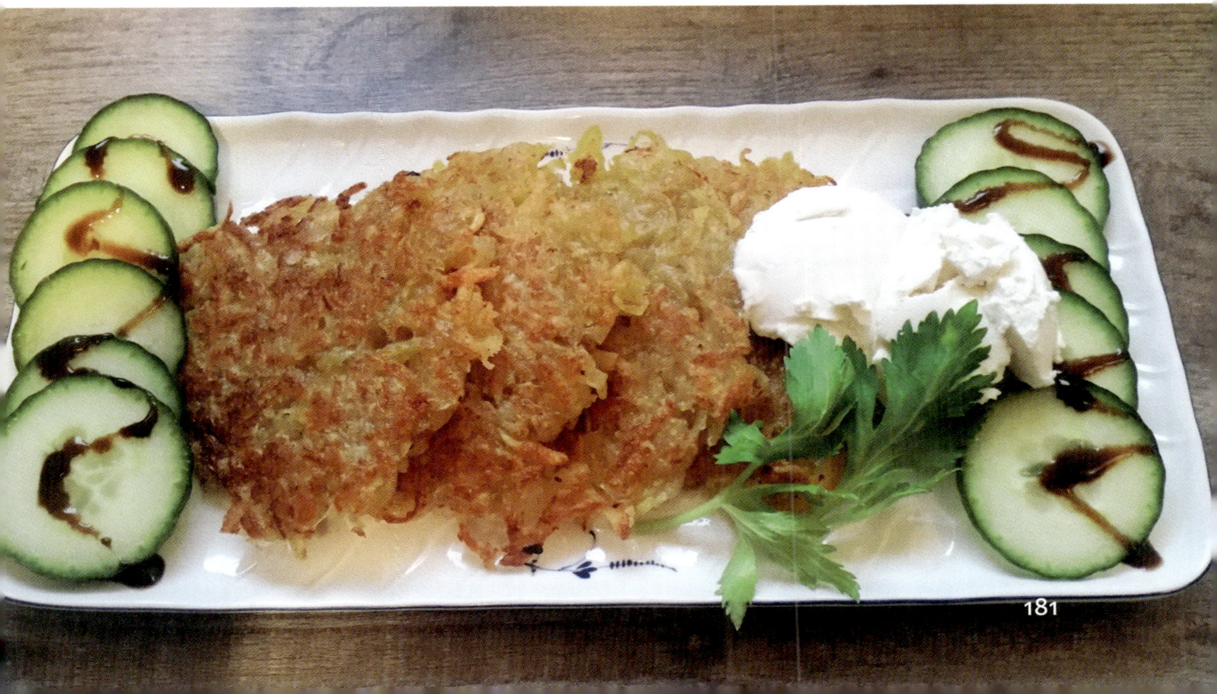

Gefüllte Melanzani mit Pilzen

Für 2 Personen:

- 2 Melanzani (Auberginen)
- 3 EL Olivenöl
- 1 kleine Zwiebel
- 2 Knoblauchzehen
- 80 g Pilze deiner Wahl (Kräuterseitlinge, Champignons, Eierschwammerl, Steinpilze ...)
- 50 ml Wasser
- Steinsalz
- Pfeffer
- Petersilie

Zubereitung:

1. Melanzani zur Hälfte aushöhlen und in eine gefettete Auflaufform legen.
2. Zwiebel klein schneiden und in Olivenöl goldgelb rösten. Klein geschnittenen Knoblauch dazugeben und weiterrösten, bis der Knoblauch zu duften beginnt.
3. Die Pilze und das Fruchtfleisch der Melanzani klein schneiden und in die Pfanne geben. Wasser zugeben und alles rösten. Petersilie dazu, mit Salz und Pfeffer würzen und in die ausgehöhlten Melanzani füllen. Für etwa 30 Minuten bei 160 °C im Backrohr schmoren. Die fertigen Melanzani mit Petersilie bestreuen.

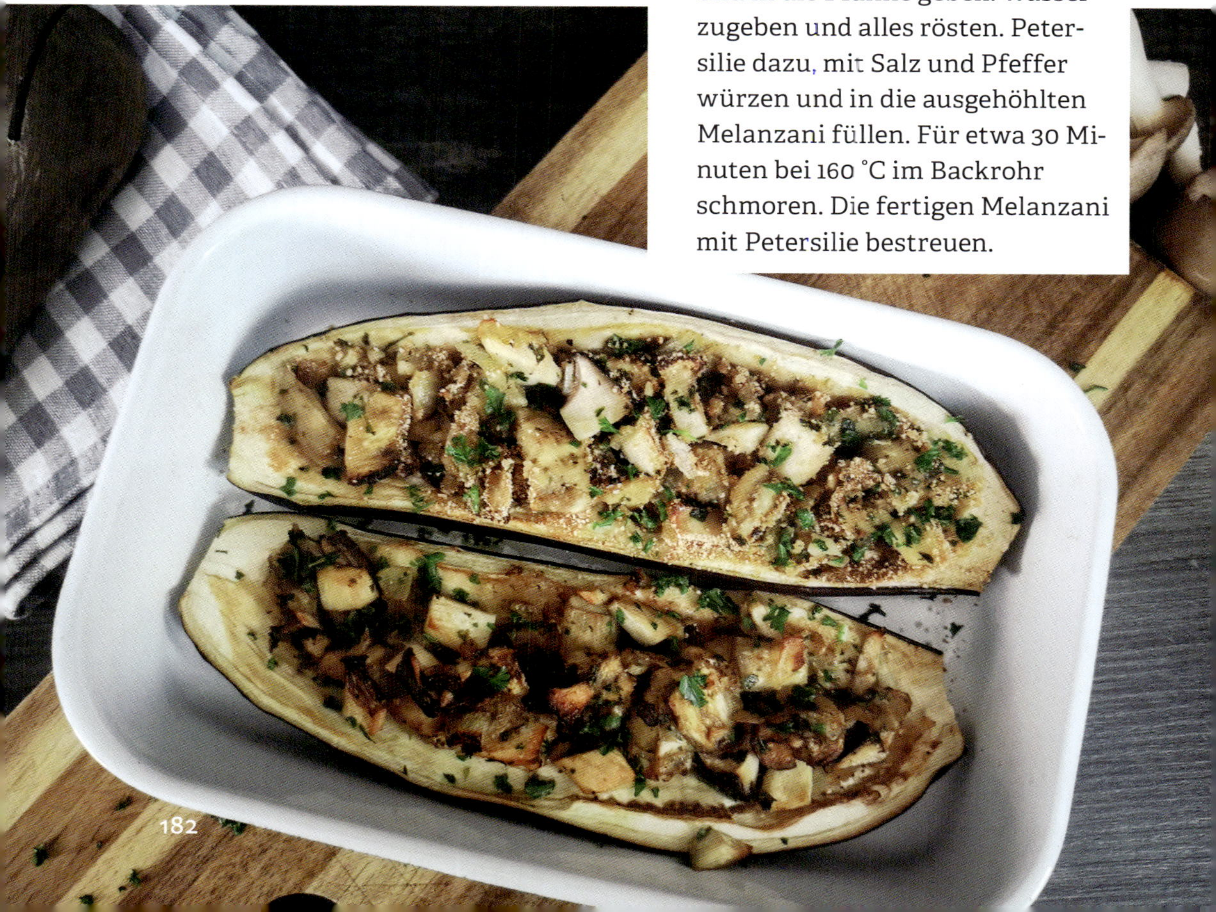

Kartoffelgulasch

Für 3 Personen:

- 500 g Kartoffeln
- 400 ml Gemüsebrühe
- 2 große Zwiebel
- 2 Knoblauchzehen
- 4 EL Olivenöl
- 2 rote Paprikaschoten
- 2 EL (geräuchertes) Paprikapulver
- 2 EL Apfelessig naturtrüb
- 100 ml Mandel Cuisine
- 2 EL getrocknete Tomaten
- ½ TL Majoran
- 1 TL gemahlener Kümmel
- 1 Stück Zitronen- oder Orangenschale
- 2 EL Dattelsirup
- 200 g Tomaten
- Salz
- Pfeffer
- Chili

Tipp:

Wem es zu wenig sämig ist, ein paar Kartoffeln rausnehmen, zerdrücken und wieder hinzufügen. Oder etwas Flüssigkeit entnehmen, mit Kartoffelstärke binden, ins Gulasch einrühren und ein Mal aufkochen lassen.

Wem es zu sämig ist, der gibt noch etwas Gemüsebrühe dazu.

Zubereitung:

1. Klein geschnittene Kartoffeln in der Gemüsebrühe etwa 20 Minuten bissfest köcheln.
2. In der Zwischenzeit Zwiebeln in Öl in einem Topf anschwitzen. Knoblauch hinzufügen und kurz mitrösten. Paprikaschoten hinzugeben und kurz mitrösten. Paprikapulver einrühren und mit Apfelessig ablöschen. Mit der Kartoffel-Gemüsebrühe ablöschen und Mandel-Cuisine hinzufügen. Getrocknete Tomaten klein schneiden und hinzugeben. Majoran, Kümmel, Zitronen- oder Orangenschale, Dattelsirup, Salz, Pfeffer und Chili hinzufügen und kurz mitköcheln. Zum Schluss noch klein geschnittene Tomaten dazugeben. Nochmals abschmecken.

Varianten ab der dauerhaften basenreichen Kost:

Anstatt der Mandel-Cuisine kann auch Hafer-Cuisine, Reis-Cuisine oder Soja-Rahm verwendet werden.

Anstatt der getrockneten Tomaten können auch 2 EL Tomatenmark oder auch geschälte Tomaten aus der Dose verwendet werden.

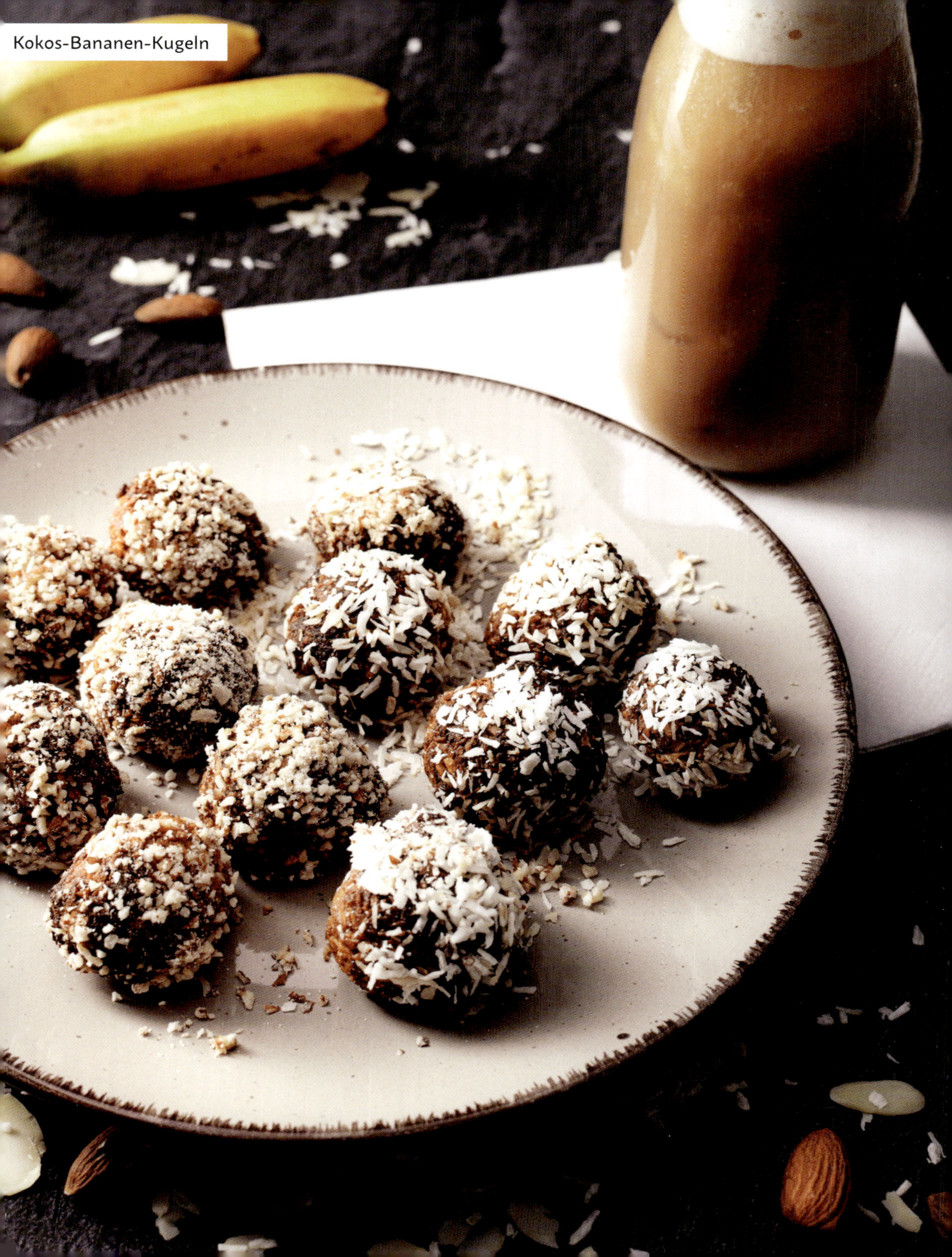
Kokos-Bananen-Kugeln

Kokos-Bananen-Kugeln

Für den Vorrat etwa 12 Kugeln:

- 1 reife Banane (aber nicht überreif)
- 30 g geriebene Mandeln
- 30 g Kokosflocken
- 10 g Kokosmus
- 10 g Dattelzucker
- Kokosflocken

Tipp:

Mandeln sind Hirnnahrung, eiweißreich und sättigen sehr gut, aber sie sind auch kalorienreich. Bei 3 Kügelchen sollte der Heißhunger gestillt sein.

Zubereitung:

1. Backrohr auf 120 °C vorheizen.
2. Die Bananen mit einer Gabel zerquetschen, die restlichen Zutaten dazugeben und gut durchmischen. Kleine Kugeln formen und auf ein mit Backpapier ausgelegtes Backblech legen.
3. Im vorgeheizten Rohr bei Umluft etwa 20 Minuten backen. Noch warm in Kokosflocken wälzen.

Kokos-Ananas-Traum

Für 2 Personen:

- ½ Ananas
- frische Kokosmilch zum Bestreichen (*siehe Seite 124*)
- Zimt
- geriebene Erdmandeln

Tipp:

Nach dem Basenfasten kannst du auch Kokosmilch aus der Dose verwenden.

Zubereitung:

1. Ofen auf 160 °C Umluft vorheizen.
2. Ananas schälen, in dünne Scheiben schneiden und auf ein mit Backpapier ausgelegtes Backblech legen.
3. Mit Kokosmilch bepinseln, mit Zimt bestreuen und etwa 15 Minuten im vorgeheizten Rohr backen. Vor dem Anrichten mit geriebenen Erdmandeln bestreuen.

Bratäpfel in Vanillesauce

Für 4 Personen:

- 4 große Äpfel

Nusstopping:

- 100 g geriebene Nüsse
- 5 EL Rosinen
- 2 TL Zimt
- 60 ml Orangensaft
- 4 TL Dattelsirup

Vanillesauce:

- 200 ml Mandeldrink
- 2 gestrichener EL Kartoffelstärke
- 1 Vanilleschote
- 3 EL Birkenzucker

Zubereitung:

1. Ofen auf 180 °C Umluft vorheizen.
2. Das Kerngehäuse der Äpfel ausstechen oder Äpfel vierteln.
3. Die Zutaten für das Nusstopping gut vermischen und beiseitestellen. Die Äpfel auf ein mit Backpapier ausgelegtes Backblech legen und etwa 25 Minuten im Rohr braten.
4. In der Zwischenzeit von den 150 ml Mandeldrink etwa 30 ml entnehmen und mit Kartoffelstärke verrühren. Den restlichen Mandeldrink erhitzen.
5. Die Vanilleschote halbieren und mit einem Löffel das Mark herausschaben. Vanille und Birkenzucker einrühren, mit dem abgenommenen Mandeldrink binden. Ein Mal aufkochen lassen und dabei stetig gut umrühren.
6. Die Vanillesauce in Schüsseln gießen, Äpfel dazugeben und mit dem Nusstopping garnieren.

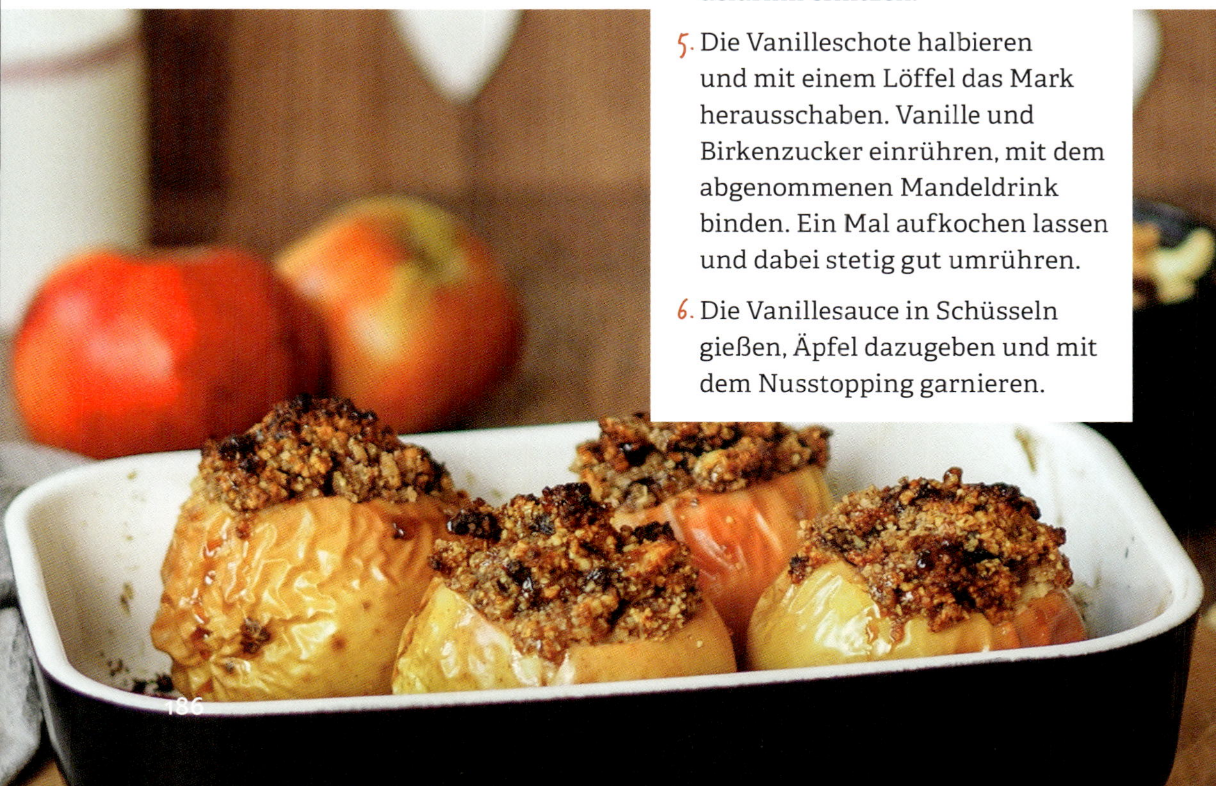

Orangenpudding mit Himbeersauce

Für 2 Personen:

- 250 ml Orangensaft (entweder direkt gepresst oder Direktsaft ohne Zusatzstoffe)
- Schale einer Bio-Orange fein gerieben
- Prise Zimt
- Prise Vanille
- ¾ gestrichener TL Agar-Agar-Pulver
- 100 g Himbeeren
- etwas Birkenzucker

Zubereitung:

1. Den Orangensaft erhitzen. Geriebene Orangenschale, Zimt und Vanille zugeben.

2. Agar Agar in etwas kaltem Wasser verrühren, in den Orangensaft einrühren und etwa 1 Minute köcheln. In Formen gießen und kalt stellen.

3. Die Himbeeren pürieren und nach Wunsch mit etwas Birkenzucker süßen.

4. Den kalt gestellten Pudding mit einem Teller bedecken, umdrehen und so aus der Form auf den Teller platzieren. Mit Himbeersauce und Zitronenmelisse garnieren.

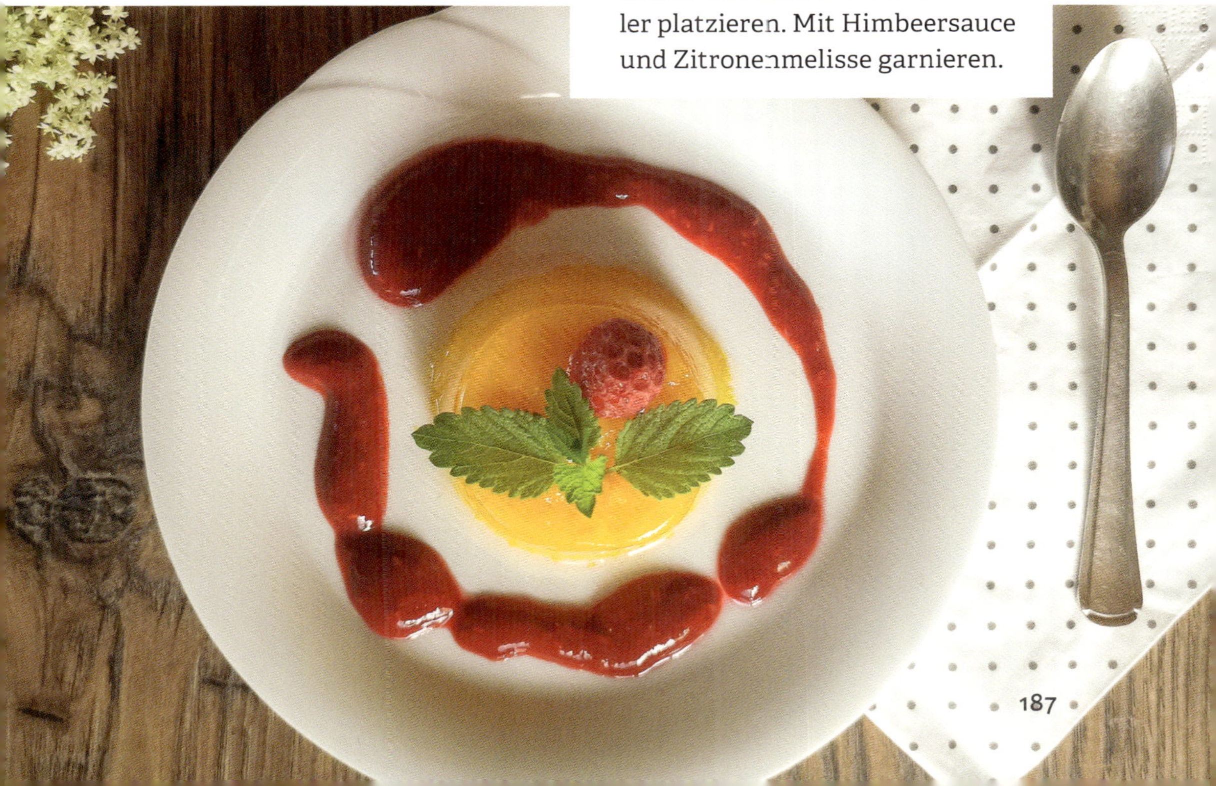

Getränke

Trinken kannst du stilles Mineralwasser, Leitungswasser, auch gerne mit Zitrone, Ingwer, Melisse, Minze und Ähnlichem, Kräutertees, Ingwertee, Kokoswasser, Mandeldrink, Fruchtsaft selbst gepresst in kleinen Mengen und Smoothies mit viel Gemüseanteil (bedenke aber, dass diese eine Mahlzeit ersetzen).

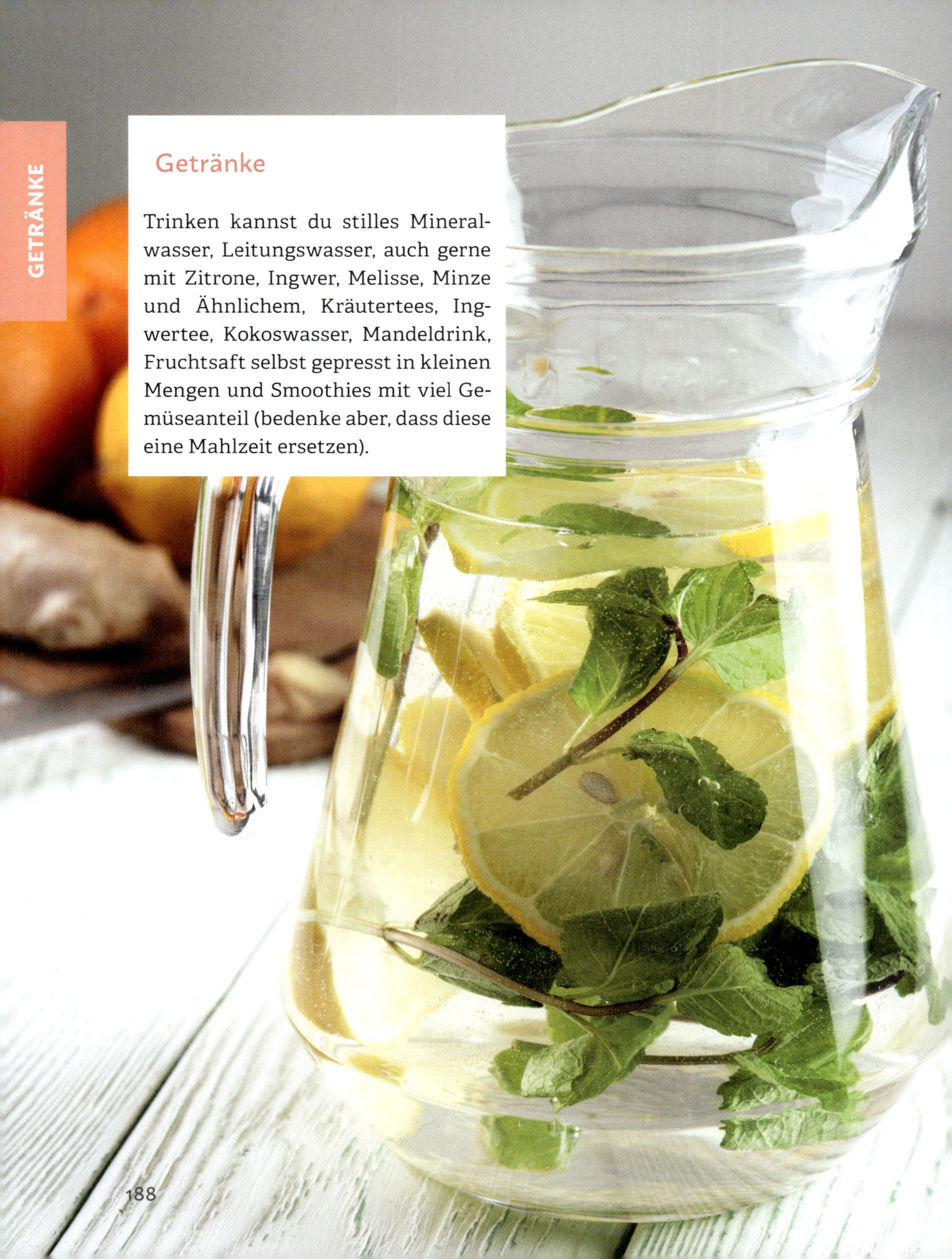

PHASE 3 – *Basenreich mit der 80/20 Regel*

Dauer: Eine Woche bis unendlich

- Für die dauerhafte Umstellung sind die basenreichen Rezepte ideal. Dabei isst du idealerweise 80 % basische und neutrale Lebensmittel sowie 20 % gute Säurebildner. Damit nimmst du möglichst viele basenreiche Nährstoffe auf, um restliche Säureablagerungen aus dem Körper auszuscheiden, um ihn langfristig optimal mit allen nötigen Vitalstoffen zu versorgen und damit im Säure-Basen-Gleichgewicht zu bleiben.
- Du kannst die Rezepte nach der Basenfasten-Woche mit den rein basischen Rezepten kombinieren. Du wirst ein Gefühl dafür entwickeln, welche Lebensmittel dir guttun. Und natürlich kannst du nach eigener Kreativität kochen und deine Menüs mit anderen basenreichen Rezepten erweitern.
- Neben der Ernährung solltest du regelmäßig Ausdauersport betreiben. Zwei bis drei Mal die Woche je eine Stunde ist großartig, mehr wäre noch besser.

Rezepte für DIE BASENREICHE WOCHE

Frühstück / Jause für zwischendurch

Fürs Frühstück gilt das Gleiche wie in der Basenfastenwoche, aber jetzt können auch alle guten Säurebildner ergänzt werden und es muss nicht alles gekeimt sein. Wichtig ist nur, dass in der Bilanz immer die basische Seite überwiegt, am besten 80 % davon. Also viel Gemüse, Kartoffeln, Pilze, Obst, Sprossen, Kräuter und idealerweise gekeimte Saaten und gekeimte Getreide verwenden.

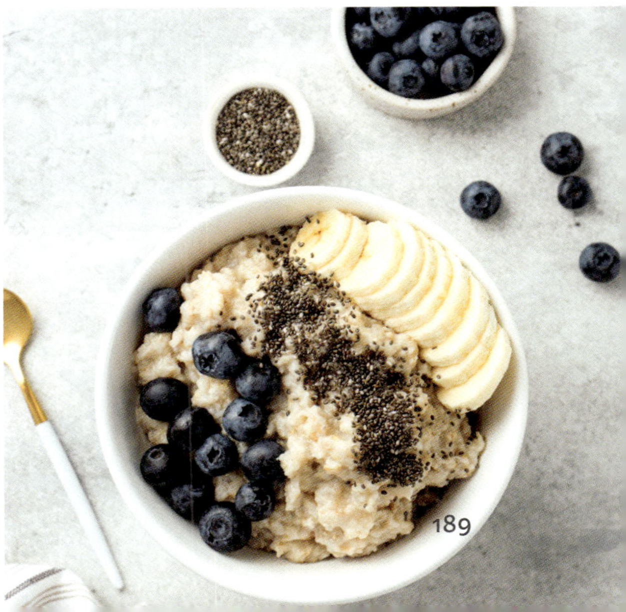

FRÜHSTÜCK

Müsli basenreich

Zu jeder Zeit, auch für unterwegs

Beim Müsli kannst du aus allen basischen Lebensmitteln und ab jetzt auch aus allen guten Säurebildnern wählen. Sieh ruhig in der Säure-Basen-Tabelle nach. Du kannst die Zutaten im Ganzen, geschnitten oder gerieben verwenden. Nimm 2 bis 3 EL Müsli, eine Flüssigkeit deiner Wahl und 1 bis 2 Stück Obst nach Hungerbedürfnis. Dazu trink Kräutertee.

Die Zutaten bekommst du im Bioladen, im Reformhaus oder online. Hilfestellung gibt dir der Link: www.basenreich.at/basische-lebensmittel-bestellen/

Zutaten:

- 1 bis 2 Stück Obst deiner Wahl oder Apfel- oder Obstmus (natürlich ohne Zucker) entsprechend 1 bis 2 Stück Obst
- Samen, Nüsse und Getreide wie Erdmandeln, Walnüsse, Cashewnüsse, Mandeln, Paranüsse, Macadamianüsse, Esskastanien, Hanfsamen geschält, Flohsamen, Sesam, Kokosflocken, Gojibeeren, Sonnenblumen, Kürbiskerne, Chiasamen, Braunhirse, Leinsamen, Hafer-, Hirse-, Dinkelflocken
- Saaten, gekeimt oder ungekeimt, wie Braunhirse und Leinsamen von Bio King (gibt's fertig zum Kaufen), Buchweizen, Hirse oder Quinoa
- Rosinen, Sultaninen, Datteln und Trockenfrüchte (in Maßen)
- Vanille, Zimt, Nelkenpulver, Ingwer, Melisse, Brennnessel(samen), Kräuter und Gewürze deiner Wahl
- Saft einer Zitrone oder Orange
- Pflanzendrinks, Pflanzen-Cuisine oder Pflanzenjoghurts ohne Zucker und ohne Zusatzstoffe wie Mandel-, Cashew-, Kokos-, Soja-, Hafer-, Hirse-, Reisdrink, Kokos-Cuisine, Soja-Joghurt ...
- Superfoods wie Algen, Acerola, Acai, Aronia, Baobab, Maca oder Brennnesselpulver

Smoothie

Wie beim Basenfasten

Wer es in der Früh eilig hat oder sich für unterwegs gern einen Smoothie mitnehmen möchte, sollte langfristig auf die Obst-Gemüse-Balance achten.

Verwende wie beim Basenfasten beschrieben, 30 % Obstanteil und 70 % Gemüseanteil.

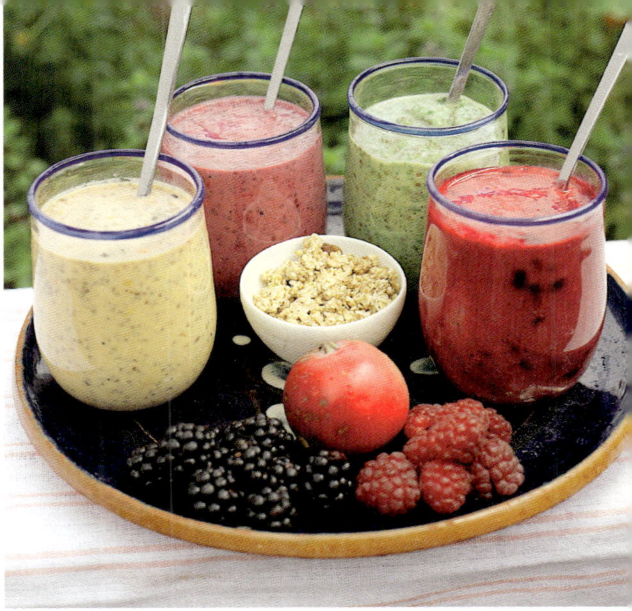

Hirsebrei

Gleich wie in der 100 % basischen Woche, es muss aber nicht zwingend gekeimt sein.

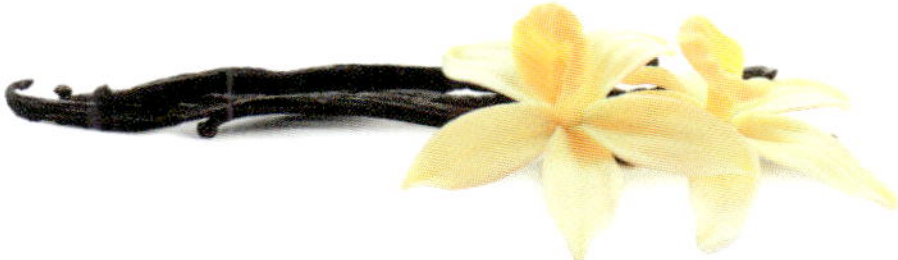

Für 2 Personen:

- 5 EL Gold- oder Braunhirse
- 250 ml Reisdrink oder ein anderer Pflanzendrink deiner Wahl
- 250 ml Wasser
- 1 TL Zimt
- ¼ TL Vanille
- Obst deiner Wahl

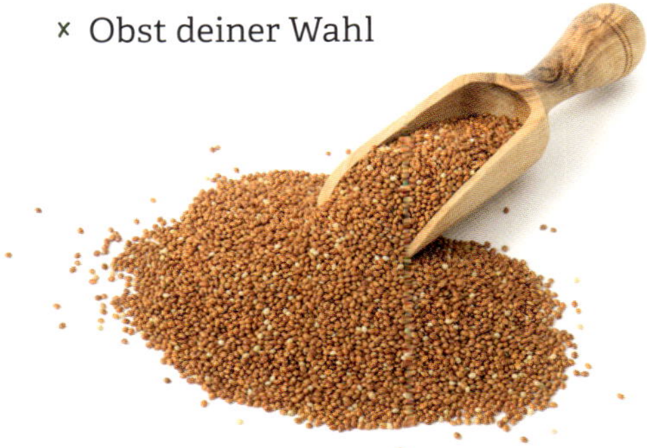

Zubereitung:

1. Die Hirse mit den restlichen Zutaten außer dem Obst in einem Topf aufkochen lassen und bei mittlerer Hitze etwa 30 Minuten köcheln.
2. Über klein geschnittenes Obst geben und wahlweise noch etwas Sesam oder Mandelblättchen drüberstreuen.

Gekeimtes Brot und Gebäck – herrlich zu jeder Zeit

In der basischen Küche muss nicht auf Brot oder Gebäck verzichtet werden, solange es aus gekeimtem Getreide gebacken ist. Durch das Keimen und somit Freisetzen der Nährstoffe und Abbau der Phytinsäure wird das Brot basisch.

Bitte aber während der basischen Woche kein Brot essen. Der erwünschte Basenfasteneffekt ist mit Brot nicht bzw. kaum gegeben, da Brot eine hohe Makronährstoffdichte aufweist. Das Brot aus gekeimtem Getreide wird aber dennoch hier erwähnt, da es basisch ist. Wer dauerhaft auf die basenreiche Kost umstellen möchte, sollte darüber Bescheid wissen und kann dies gerne anschließend an das Basenfasten einbauen.

Die beste und bislang einzige Adresse Österreichs für gekeimtes Dinkelbrot und -gebäck ist der Keimlingsbäcker in Schardenberg, der Bioläden in ganz Österreich beliefert. Du kannst es bei deinem nächstgelegenen Bioladen bestellen und hast so immer basisches Brot und Gebäck zu Hause. Seit Neuestem gibt es auch einen Onlineshop zum Direktbestellen. Im Onlineshop gibt es allerdings nur Brot, kein Gebäck.
shop.keimbrot.at/verkaufstellen
shop.keimbrot.at/bestellen

In Deutschland kenne ich bislang diese beiden Adressen für online bestellbares, aber auch in Bioläden erhältliches Keimbrot:
www.lebenskeimbrot.de
www.baeckerei-spiegelhauer.de

Ungekeimtes Brot und Gebäck

Die basenreiche Küche erlaubt auch nicht gekeimtes Vollkornbrot oder -gebäck ohne Weizen.

Am besten sind Sauerteigbrote, die lange rasten dürfen. Je länger, desto verträglicher werden sie. Dies ist besonders wichtig für Menschen, die einen empfindlichen Darm haben und leicht über Bauchschmerzen und Blähungen klagen. Frag einfach den Bäcker deines Vertrauens über die Gehzeit des Brotes.

Diese Brote zählen zu den guten Säurebildnern, in Maßen genießen.

16 g Eiweiß pro Portion

Linsenaufstrich variantenreich

Auch zur Jause!

Für mindestens 4 Personen:

- 100 g getrocknete Linsen oder 230 g gekochte Linsen
- 1,5 EL Kokosöl
- 1 kleine Zwiebel oder
- ¼ Stange Lauch und 2 Knoblauchzehen
- 150 ml Gemüsebrühe
- 1 Handvoll Paprikaschoten, Zucchini oder frische Pilze
- 1,5 EL getrockneter Majoran oder 1 EL frischer Majoran
- 2 EL Zitronensaft
- ½ TL Steinsalz
- Pfeffer

Zubereitung:

1. Linsen über Nacht einweichen oder bereits gekochte Linsen aus dem Glas verwenden. Zwiebel oder Lauch und Knoblauch kurz anrösten.
2. Gemüse klein schneiden, dazugeben und kurz mitköcheln lassen.
3. Linsen dazugeben und mit Gemüsebrühe ablöschen. Mit Majoran, Zitronensaft, Salz und Pfeffer würzen. Noch etwa 10 Minuten weiterköcheln lassen, bis die Linsen gar sind. Bei Bedarf noch etwas nachwürzen. Pürieren.

Variante:

Schmeckt auch sehr gut mit zusätzlich 1 Lorbeerblatt und 1 Gewürznelke. Diese aber nicht mitpürieren.

Wer möchte, kann auch gern Koriander beifügen. Dies gibt einen indischen Geschmack.

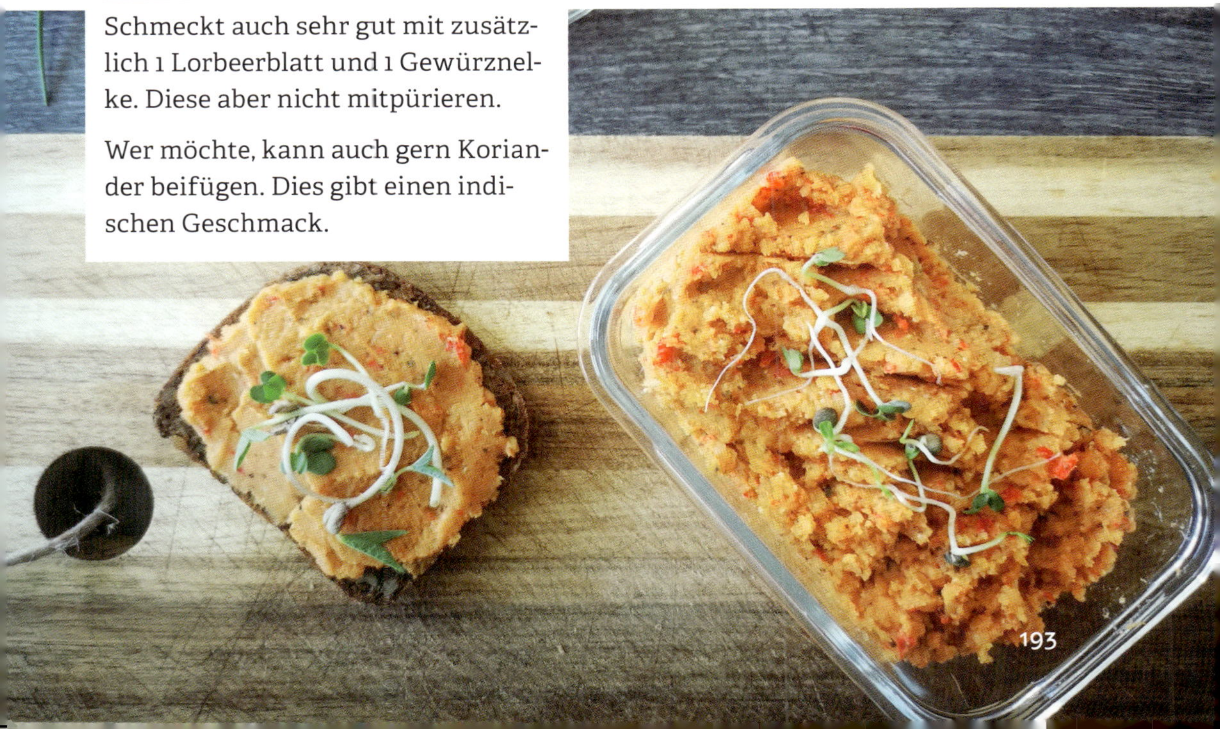

Trauben-Nuss-Aufstrich

17 g Eiweiß pro Portion

Mindestens 4 Personen:

- 100 g kernlose süße Weintrauben
- 100 g Haselnüsse
- ½ TL Flohsamenschalen
- Yaconsirup nach Bedarf

Tipp:

Die Brotaufstriche sind auch bestens geeignet zum Mitnehmen oder als Abendsnack.

Zubereitung:

1. Die Nüsse zuerst im Mixer zerkleinern, anschließend die Trauben dazugeben und am besten mit dem Pürierstab pürieren.
2. Falls es etwas zu flüssig ist, noch ein wenig Flohsamenschalen hinzufügen.
3. Bei Bedarf noch etwas Yaconsirup hinzufügen.

Beerenaufstrich – basisch

Für 2 Personen:

- 50 g geschälte Hanfsamen
- 1 TL Saft einer Zitrone
- 100 g Beeren (Himbeeren, Heidelbeeren, Brombeeren, Erdbeeren)
- 1 EL Dattelsirup
- Zitronenmelisse

Dattelsirup selbst herstellen:

Frische, entkernte Datteln mit etwas Wasser oder Orangensaft in einem Mixer oder mit dem Pürierstab fein pürieren. Hält im Kühlschrank aufbewahrt gut eine Woche.

Zubereitung:

1. Die Hanfsamen idealerweise am Vorabend einweichen.
2. Morgens das Wasser abgießen und mit allen Zutaten außer der Melisse zu einer homogenen Masse pürieren.
3. Die Melisse klein schneiden und über den Aufstrich streuen.

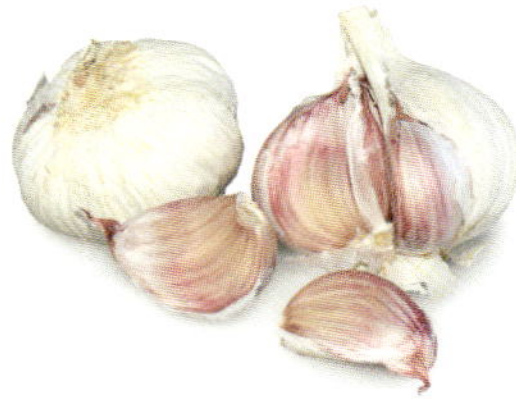

Hummus

Auch zur Jause!

Für mindestens 4 Personen:

- 100 g getrocknete Kichererbsen oder
  230 g gekochte Kichererbsen
- 1,5 EL Olivenöl
- 20 g Cashewnüsse
- 1 Knoblauchzehe
- 2 EL Zitronensaft
- ½ TL Paprikapulver
- ½ TL Currypulver
- etwas Steinsalz
- etwas Kichererbsen-Wasser

Tipp:

Übrig gebliebenes Kichererbsen-Wasser aus dem Glas nicht wegleeren. Dieses kann zu *Eischnee* geschlagen und als solcher anderweitig weiterverarbeitet werden.

Zubereitung:

1. Kichererbsen über Nacht einweichen, weich kochen oder bereits gekochte aus dem Glas verwenden. Alle Zutaten vermengen. Kichererbsen-Wasser nicht wegleeren.
2. Kichererbsen-Wasser (auch aus dem Glas) nach und nach zugeben und die Masse mit dem Pürierstab zu einem cremigen, nicht zu festen Aufstrich pürieren. Nach und nach so viel Wasser langsam hinzufügen, bis die gewünschte Konsistenz erreicht ist.

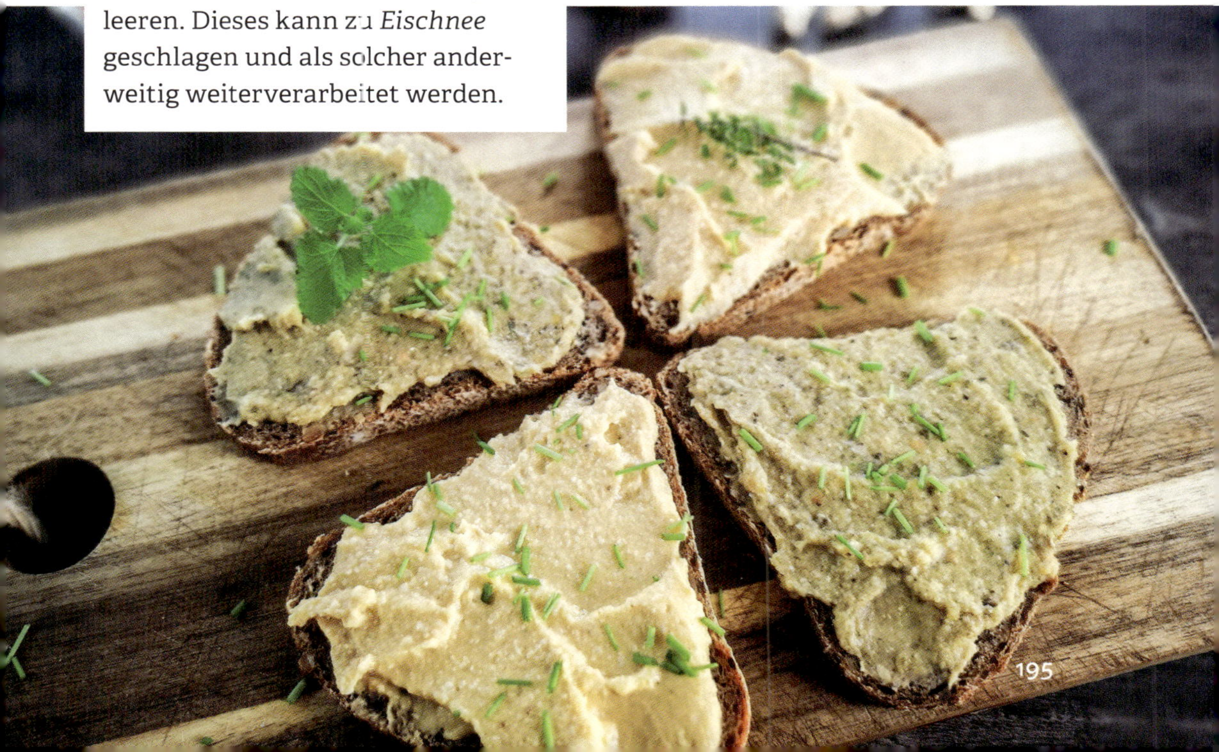

Avocadoaufstrich – basisch

Für 2 Personen:

- 1 Avocado
- Etwas Steinsalz
- Etwas Pfeffer
- Ca. 3 EL Saft einer Zitrone

Zubereitung:

» Das Fruchtfleisch einer Avocado zerkleinern und zerdrücken, Pfeffer, Salz und Zitrone hinzufügen und alles vermengen.

Guacamole – basenreich

Für 2 Personen:

- 1 Avocado
- 1–2 Tomaten
- 1 EL Saft einer Zitrone
- 1 TL Steinsalz
- Etwas Pfeffer
- Etwas Chili

Zubereitung:

» Das Fruchtfleisch einer Avocado zerkleinern und zerdrücken. Die Tomaten ebenso ganz klein schneiden. Zitrone und Salz hinzufügen, mit Pfeffer und Chili nach eigener Schärfe würzen und alles gut vermengen.

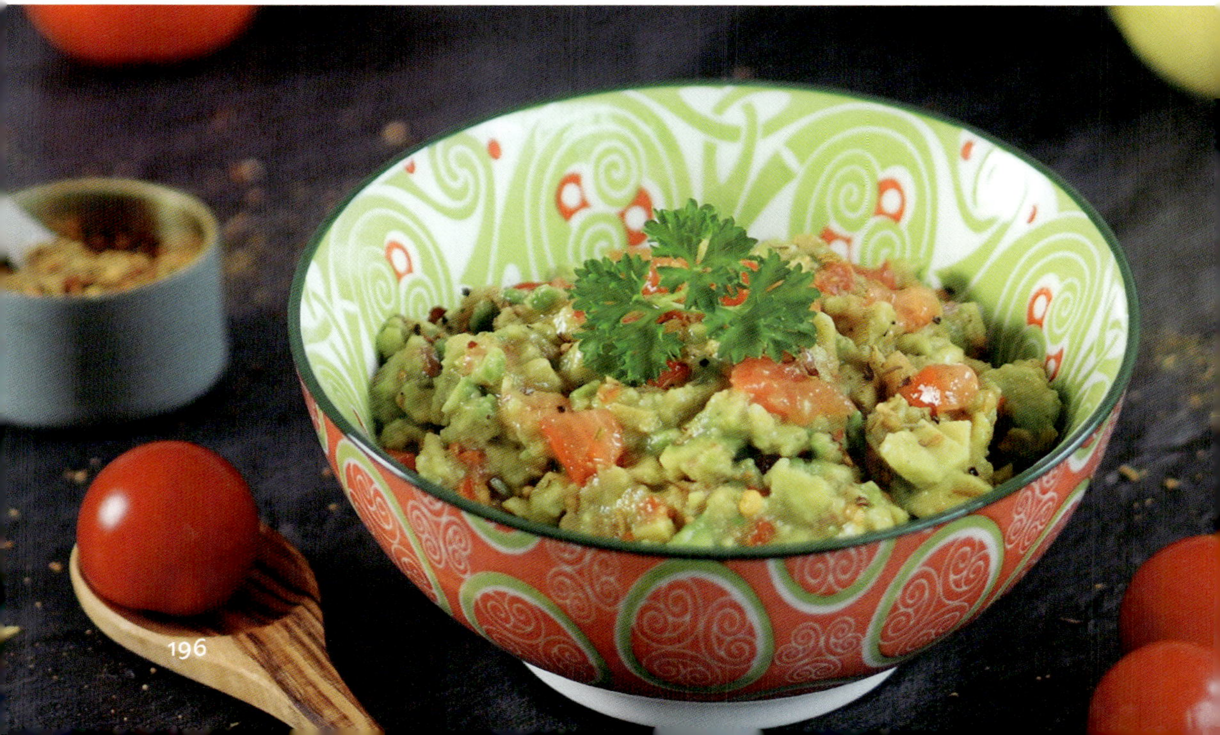

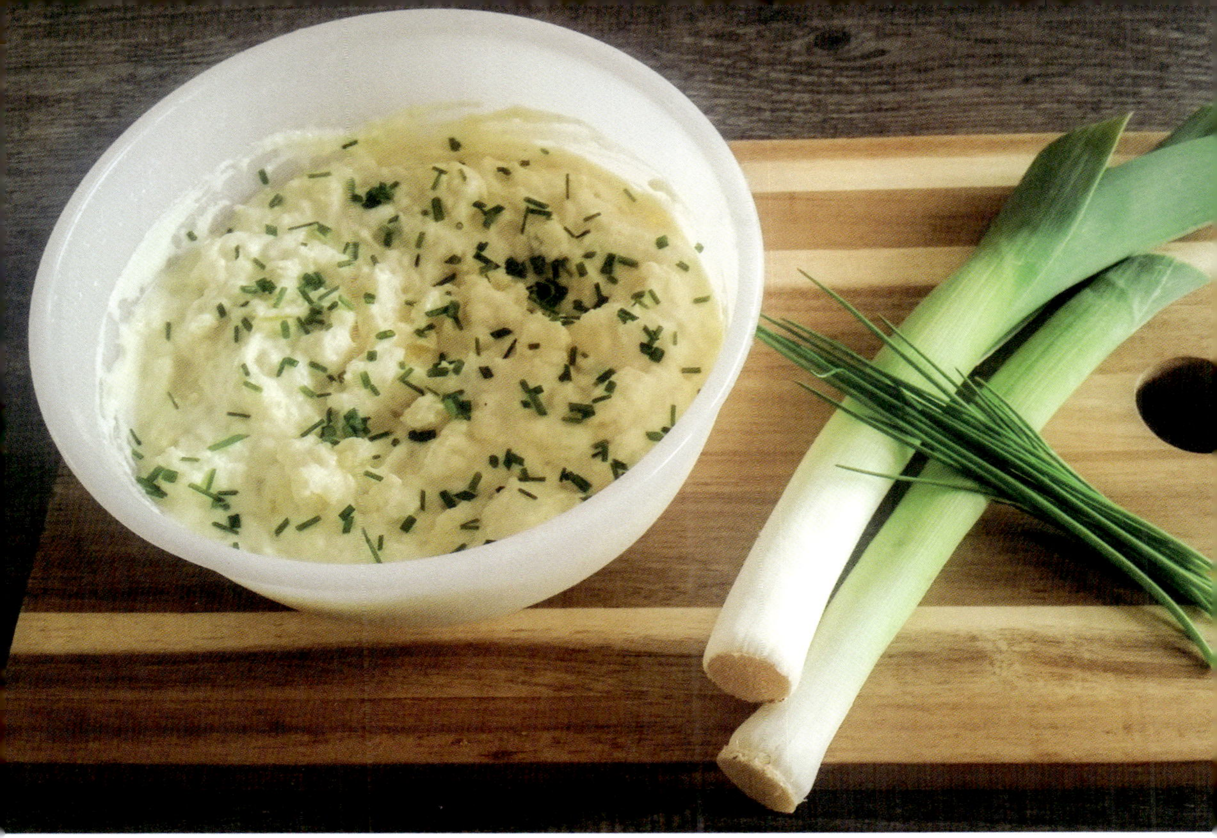

Kartoffelkäse – die basische Variante

Für 2 Personen:

- 150 g gekochte Kartoffeln (ev. vom Vortag)
- 50 ml Mandel-Cuisine
- 1 EL Schnittlauch
- Steinsalz
- Pfeffer

Zubereitung:

» Gekochte Kartoffeln zerdrücken und Mandel-Cuisine unterrühren, bis eine feste, leicht cremige Konsistenz erreicht ist. Gut Schnittlauch hinzugeben und mit Salz und Pfeffer würzen.

Tipp:

Wer es kräftiger im Geschmack mag, gibt noch etwas klein geschnittenen Lauch hinzu.

Variante:

Für die basenreiche Variante Soja-Rahm (von Soyananda) statt Mandel-Cuisine verwenden. Damit kommt es dem Original noch näher.

Gemüseaufstrich

Für 2–3 Personen:

- 200 g Gemüse deiner Wahl (Erbsen, Karotten, Brokkoli, Tomaten, Paprika, Mais …)
- 10 g Lauch
- ein Schuss Apfelessig naturtrüb
- 1 TL Leinöl
- 2 EL Hefeflocken
- Paprikapulver
- Liebstöckel
- Petersilie
- Steinsalz
- Pfeffer
- Kräuter oder Sprossen zum Garnieren

Zubereitung:

1. Das Gemüse dünsten und anschließend klein schneiden, zerdrücken oder pürieren.
2. Den Lauch klein schneiden. Alle Zutaten vermengen und mit Salz und Pfeffer abschmecken. Mit Kräutern oder Sprossen garnieren.

Variante:

Gemüseaufstrich kann in vielen Varianten zubereitet werden. Verwende verschiedene Gewürze wie Koriander, Kreuzkümmel oder Thymian und unterschiedliches Gemüse.

Tomatenaufstrich

Für 2 Personen:

- 1 Zwiebel
- 2 Knoblauchzehen
- 2 EL Olivenöl
- 2 TL Dattelsirup oder -zucker
- Steinsalz
- Pfeffer
- 2 klein gehackte Tomaten
- 2 EL Tomatenmark
- 2 EL frisches Basilikum

Zubereitung:

1. Zwiebel und Knoblauch schälen, fein hacken und in Olivenöl anbraten.
2. Mit Dattelsüße, Salz und Pfeffer würzen. Zum Schluss Tomate, Tomatenmark und Basilikum einrühren, aber nicht mehr mitkochen.

Weitere Brotbeläge

Deiner Fantasie sind keine Grenzen gesetzt

Die Brotaufstriche kannst du zu jeder Zeit nach Lust und Laune abwechseln und kombinieren:

Kokos- oder Mandelmus, Apfel- oder Obstmus (natürlich ohne Zucker), Gemüse, Sprossen, Kräuter, Avocado und vegane Margarine – hier bitte unbedingt auf die Inhaltsstoffe achten und zusatzstofffreie Produkte kaufen.

Ich empfehle Bio-Chia-Kokos von Landkrone oder Veganes Streichfett von Naturli. Diese sind frei von Palmfett und bestehen aus Fetten, die von Natur aus fest sind, ohne gehärtet worden zu sein.

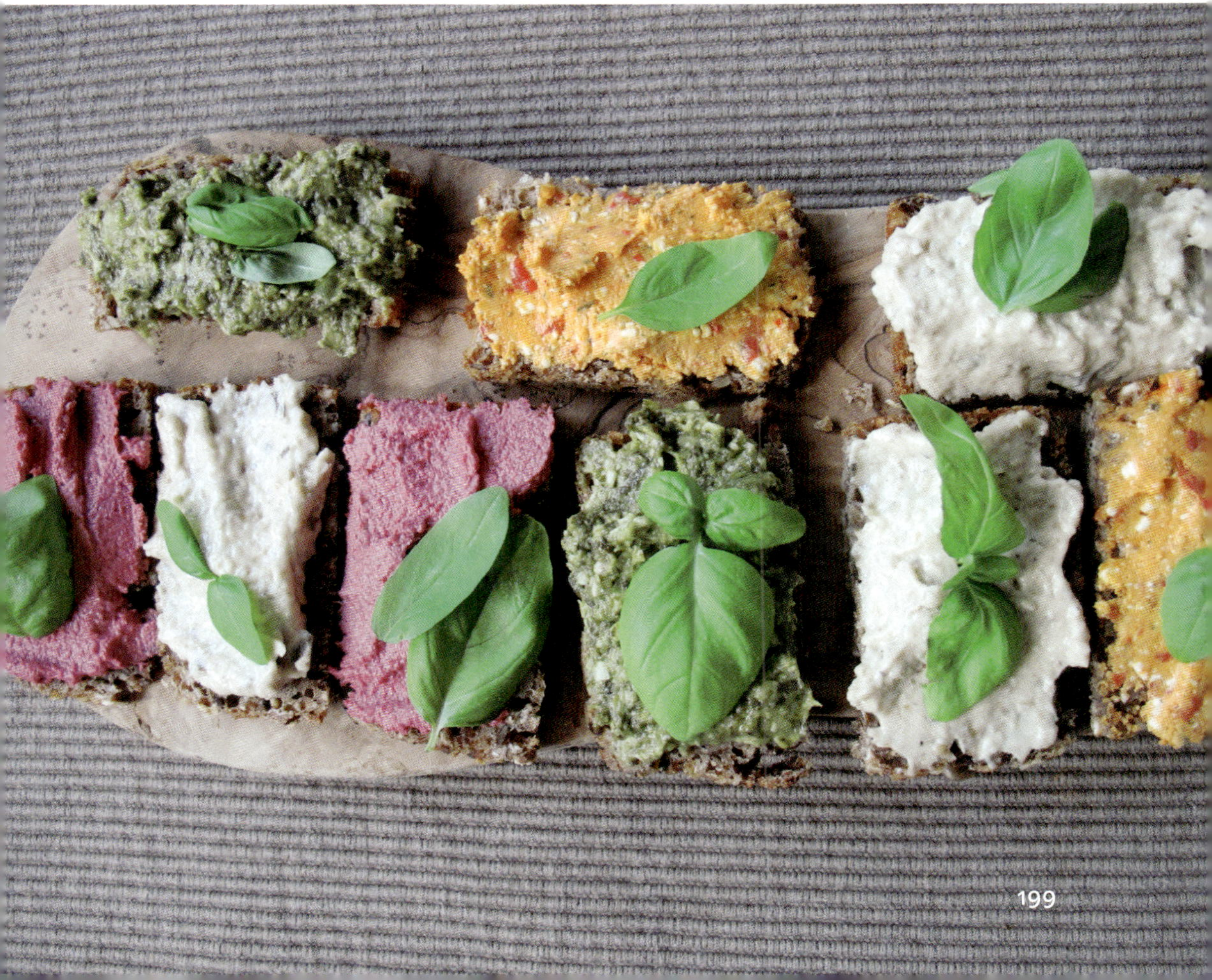

Suppen

Süßkartoffelsuppe mexicana

Für 2 Personen:

- 1 Zwiebel
- 1 Süßkartoffel
- 2 EL Kokosöl
- 500 ml Gemüsebrühe
- ½ rote Paprikaschote
- ½ Glas Mais
- ½ Dose Kidneybohnen
- 100 ml Tomatensauce
- Steinsalz
- Pfeffer
- Chili
- frische Petersilie

Zubereitung:

1. Zwiebel schälen, fein hacken und in Kokosöl anbraten.
2. Die Süßkartoffel schälen, in kleine Würfel schneiden und kurz mitbraten. Mit Gemüsebrühe ablöschen und etwa 10 Minuten köcheln, bis die Süßkartoffel bissfest ist. Suppe pürieren.
3. Klein geschnittenen Paprika, Mais und Kidneybohnen dazugeben und weitere 5 Minuten köcheln.
4. Zum Schluss Tomatensauce einrühren, mit Salz und Pfeffer abschmecken und vor dem Servieren mit Petersilie bestreuen.

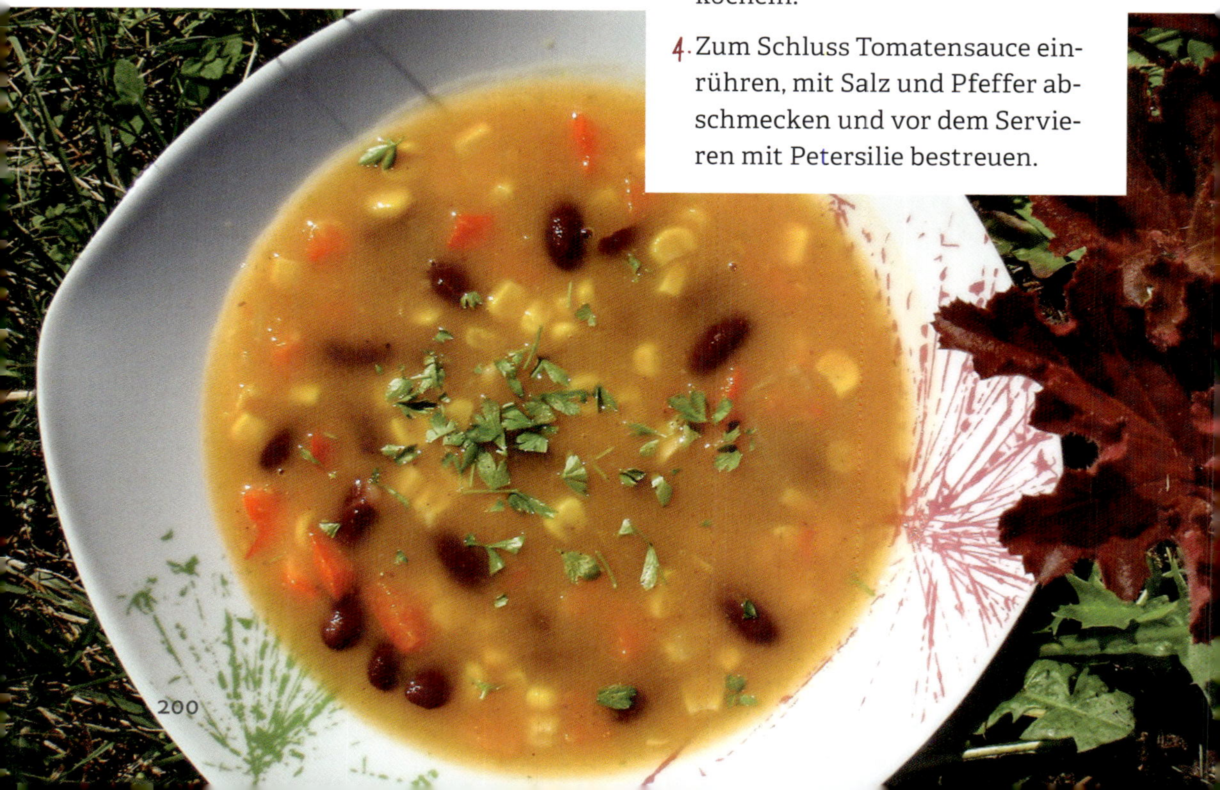

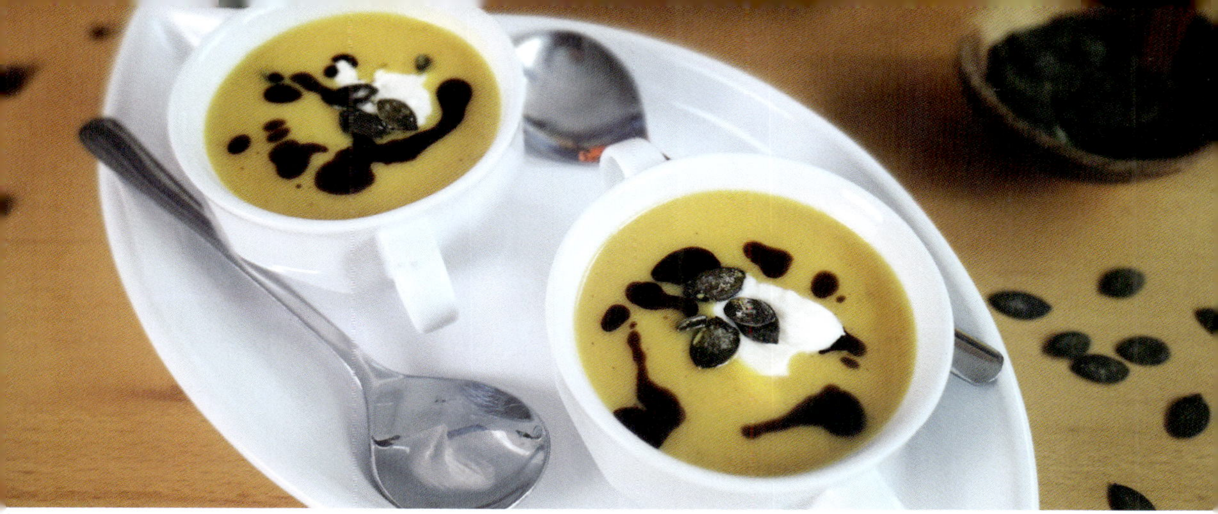

Kürbiscremesuppe

Für 2 Personen:

- 1 EL Kokosöl
- 1 kleine Zwiebel
- 1 Knoblauchzehe
- ½ TL Ingwer
- 300 g Muskat- oder Hokkaido-kürbis
- 400 g Gemüsebrühe
- 1 EL veganer Rahm oder Sahne (z. B. Kokos-Cuisine)
- geriebene Muskatnuss
- eine Prise Steinsalz
- Pfeffer
- Kürbiskernöl
- Kürbiskerne

Variante:

Mit ½ TL Paprikapulver, ½ TL Tomatenmark, 1 Lorbeerblatt, 1 Msp. Kümmel ergänzt, erhält die Suppe Landhaus-Charakter.

Zubereitung:

1. Zwiebel und Knoblauch schälen, fein hacken und in Öl anrösten.
2. Ingwer reiben, Kürbis schälen, in kleine Würfel schneiden und beides dazugeben. Mit Muskatnuss, Salz und Pfeffer würzen und kurz mitrösten. Mit Gemüsebrühe ablöschen und etwa 20 Minuten köcheln lassen. Mit dem Pürierstab pürieren.
3. Rahm oder Sahne dazugeben und nochmals abschmecken. Vor dem Servieren mit etwas Kürbiskernöl und einem Tupfer Rahm verfeinern. Mit Kürbiskernen bestreuen.

Tipp:

Bei Verwendung von Mandel-Cuisine anstatt veganem Soja-Rahm ist die Suppe zu 100 % basisch.

Kastanien-Kartoffel-Suppe

Für 4 Personen:

- 2 Zwiebeln
- 3 EL Kokosöl
- 400 g Kartoffeln
- 1 Liter Gemüsebrühe
- 200 g essfertige Esskastanien (Maroni)
- ½ TL Vanille
- 170 ml Kokos-Cuisine
- 2 EL Dattelsirup
- ¼ TL geriebene Muskatnuss
- Prise Zimt
- Steinsalz
- Pfeffer

Zubereitung:

1. Zwiebel in Kokosöl anbraten und mit Suppe aufgießen.
2. Kartoffeln schälen, klein schneiden, dazugeben und etwa 10 Minuten köcheln. Maroni dazu und weitere 10 Minuten köcheln.
3. Ein paar Maroni für die Deko aus der Suppe nehmen und zerkleinern. Vanille, Kokos-Cuisine und Dattelsirup zur Suppe dazugeben und kurz aufkochen. Die Suppe mit dem Pürierstab pürieren und mit Muskatnuss, Zimt, Salz und Pfeffer würzen. Vor dem Servieren die Suppe mit zerkleinerten Maroni dekorieren.

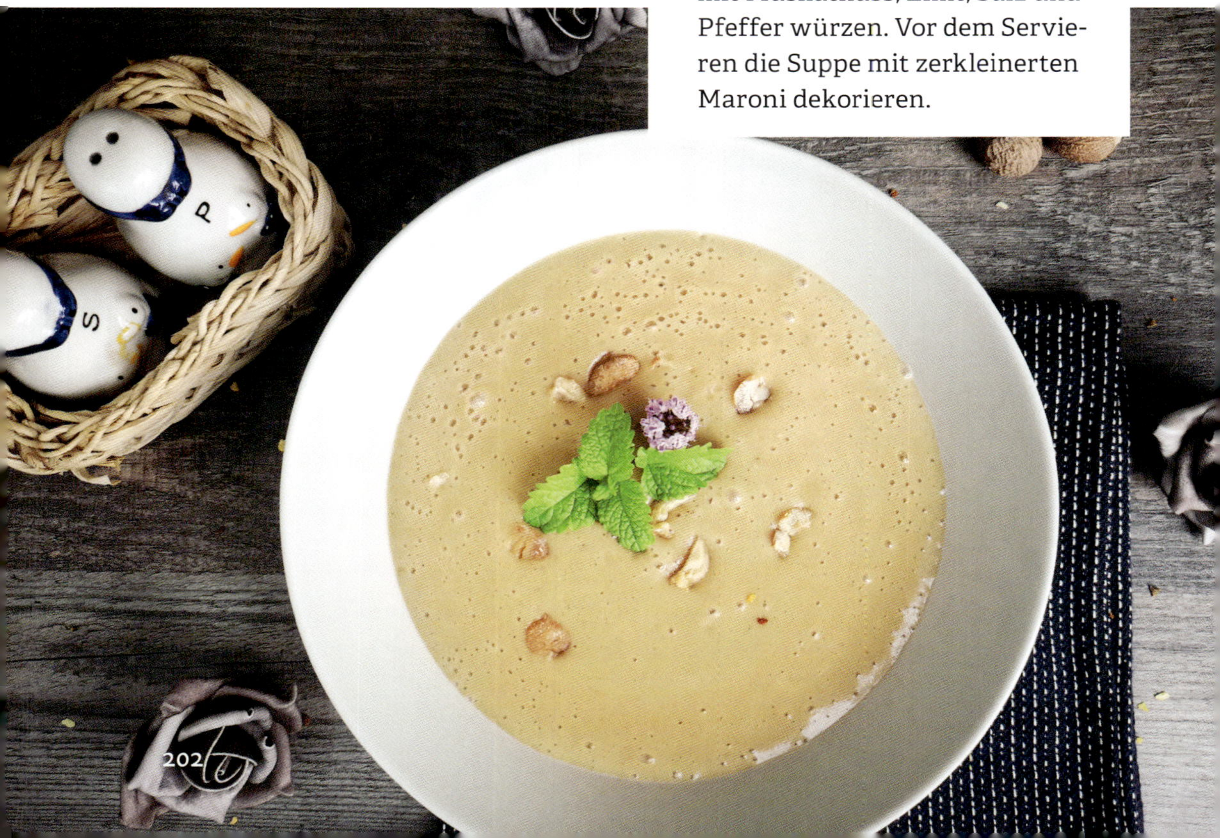

Linsensuppe orientalisch

18 g Eiweiß pro Portion

Für 4 Personen:

- 2 EL Olivenöl
- 1 Zwiebel
- 1 Knoblauchzehe
- 2 EL Tomatenmark
- 1 EL Apfelessig naturtrüb
- 500 ml Gemüsebrühe
- 100 g rote Linsen (idealerweise 6 Stunden eingeweicht)
- 1 Karotte
- 1 Kartoffel
- 2 TL Kreuzkümmel
- Steinsalz
- Pfeffer
- Koriander zum Garnieren

Zubereitung:

1. Zwiebel und Knoblauch in Olivenöl anrösten. Mit Apfelessig und Gemüsebrühe ablöschen.
2. Klein geschnittene Karotte und Kartoffel sowie Tomatenmark und Kreuzkümmel dazugeben.
3. Nicht eingeweichte Linsen waschen, sofort zugeben und etwa 20 Minuten köcheln. Eingeweichte Linsen abtropfen lassen und erst nach etwa 10 Minuten zugeben. Ab und zu umrühren. Anschließend die Suppe pürieren, mit Salz und Pfeffer würzen und vor dem Servieren mit Korianderblättern garnieren.

Tipp:

Durch das Einweichen der Linsen werden diese bekömmlicher für den Darm und damit gibt's kein Tönchen bei den Böhnchen. Einweichwasser wegleeren.

Variante:

Mit der Zugabe von etwas Kokosmilch wird die Suppe noch cremiger.

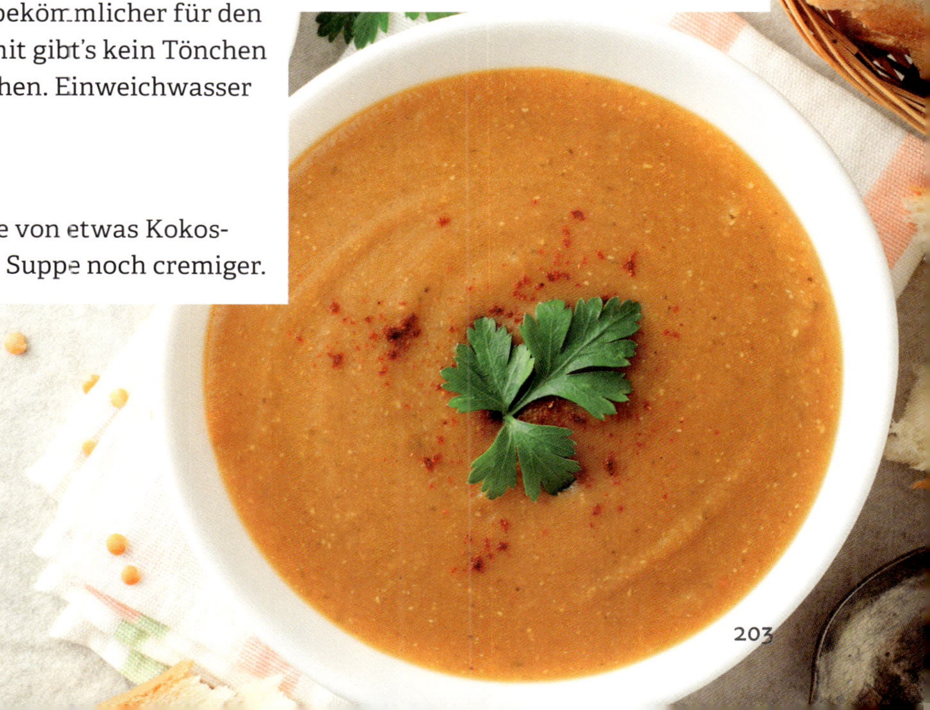

Schnelle Minestrone

Resteverwertung

Für 2 Personen:

- 1 EL Olivenöl
- 1 kleine Zwiebel
- 2 Knoblauchzehen
- ½ kleine Zucchini
- 2 kleine Karotten
- 50 g Staudensellerie
- 1 Tomate oder 2 EL Tomatenmark
- 1 kleine Dose weiße Bohnen oder Erbsen
- 1 Tasse Reis oder Nudeln (auch gern vom Vortag)
- 1 Lorbeerblatt
- 1 EL Basilikum
- 600 ml Gemüsebrühe
- Steinsalz
- Pfeffer
- Schnittlauch zum Bestreuen
- veganer Parmesan zum Bestreuen (*siehe Rezept Linsen-Gemüse-Gratin Seite 220*)

Variante:

So machst du die Suppe 100 % basisch:

- Erbsen anstatt der Bohnen
- Kartoffeln anstatt des Reises oder der Nudeln
- Tomaten erst zum Schluss hinzu

Zubereitung:

1. Zwiebel, Knoblauch und Salz in Öl anrösten.
2. Zucchini, Karotten und Sellerie in kleine Würfel schneiden und etwa 5 Minuten mitdünsten.
3. Klein geschnittene Tomate, Bohnen oder Erbsen, Reis oder Nudeln, Lorbeerblatt, Basilikum, Salz und Pfeffer dazugeben. Mit 600 ml Gemüsebrühe aufgießen und etwa 10 Minuten köcheln. Abschmecken und vor dem Servieren mit Schnittlauch und Parmesan bestreuen.

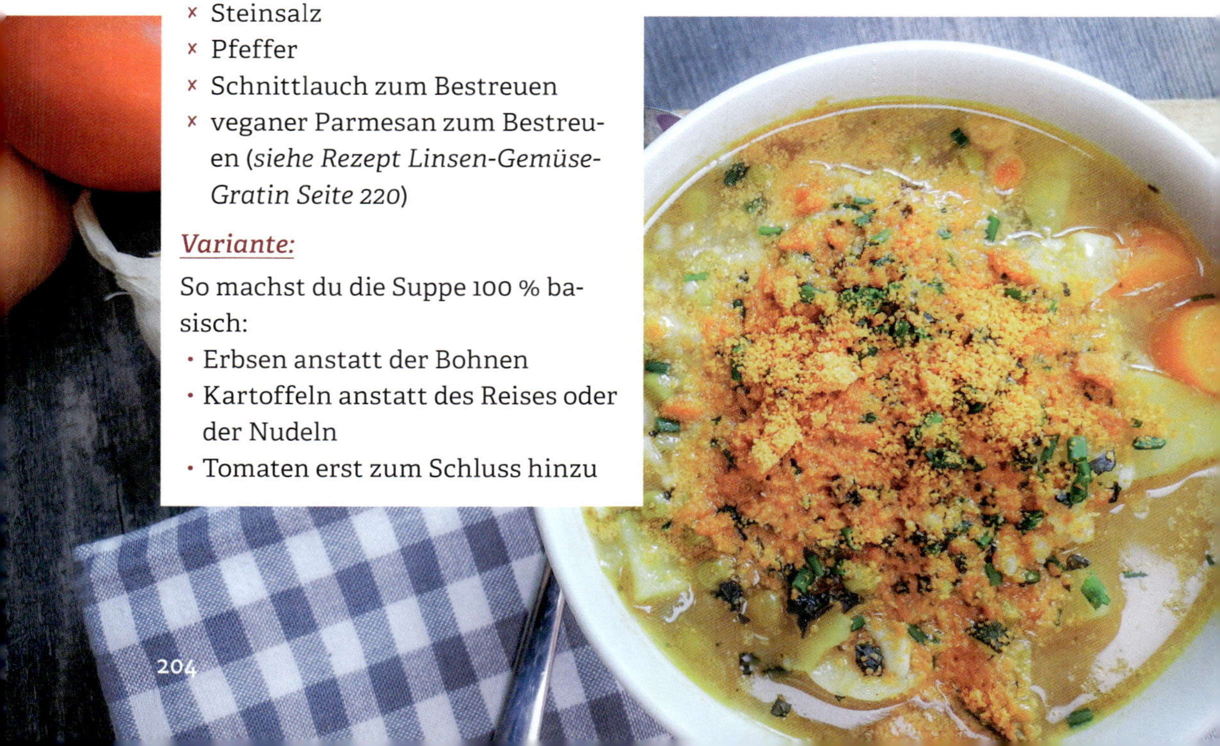

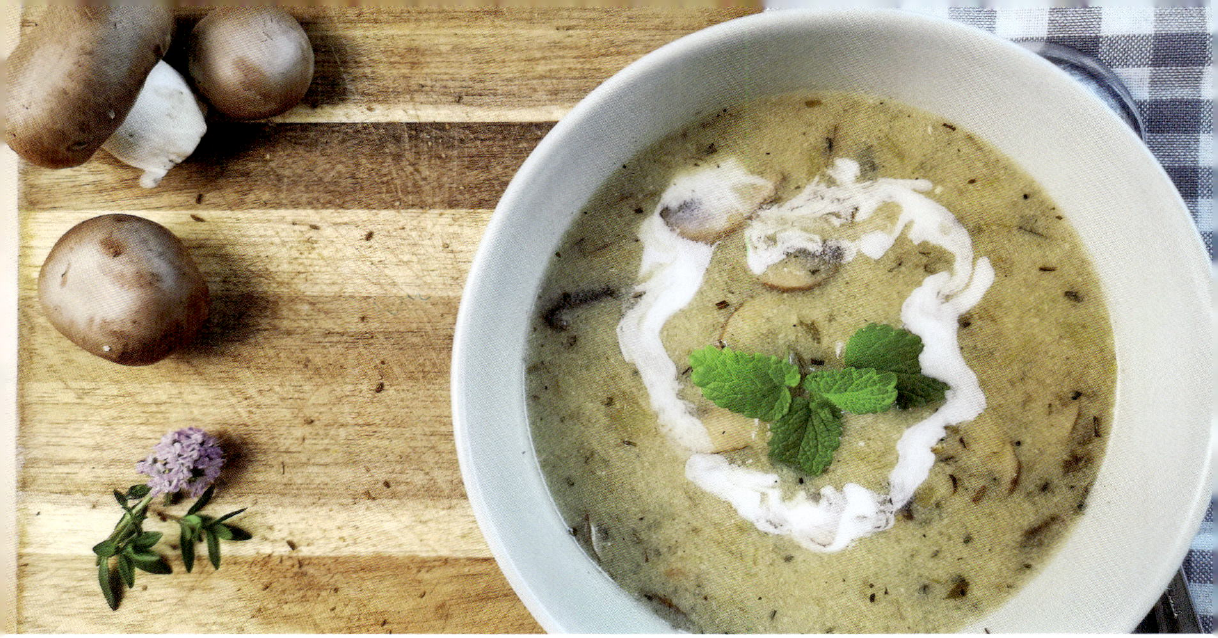

Kartoffel-Schwammerl-Suppe

Für 4 Personen:

- 2 EL Rapsöl
- 1 Zwiebel
- 250 g Schwammerl (Pilze)
- 1 EL Kartoffelmehl
- 1 Liter Gemüsebrühe
- 250 g Kartoffeln
- Saft einer ½ Zitrone
- 3 TL Bohnenkraut
- 1 TL Kümmel
- ¼ TL Pfeffer
- Steinsalz nach Belieben
- 200 g Soja-Rahm (von Soyananda, gibt's im Reformhaus)

Variante:

Entweder Schwammerl oder Kartoffeln weglassen. Die fehlende Menge bei der anderen Zutat dazurechnen.

Zubereitung:

1. Zwiebel schneiden und in Öl anrösten.
2. In der Zwischenzeit Schwammerl klein schneiden und mitrösten. Mit Kartoffelmehl stauben und mit Suppe aufgießen.
3. Kartoffeln schälen, klein schneiden und hinzugeben. Soja-Rahm ebenfalls dazugeben. Etwa 20 Minuten köcheln, bis die Kartoffeln bissfest sind. Mit Zitrone, Bohnenkraut, Kümmel und Pfeffer würzen. Wer es etwas salziger mag, möge noch nachwürzen.

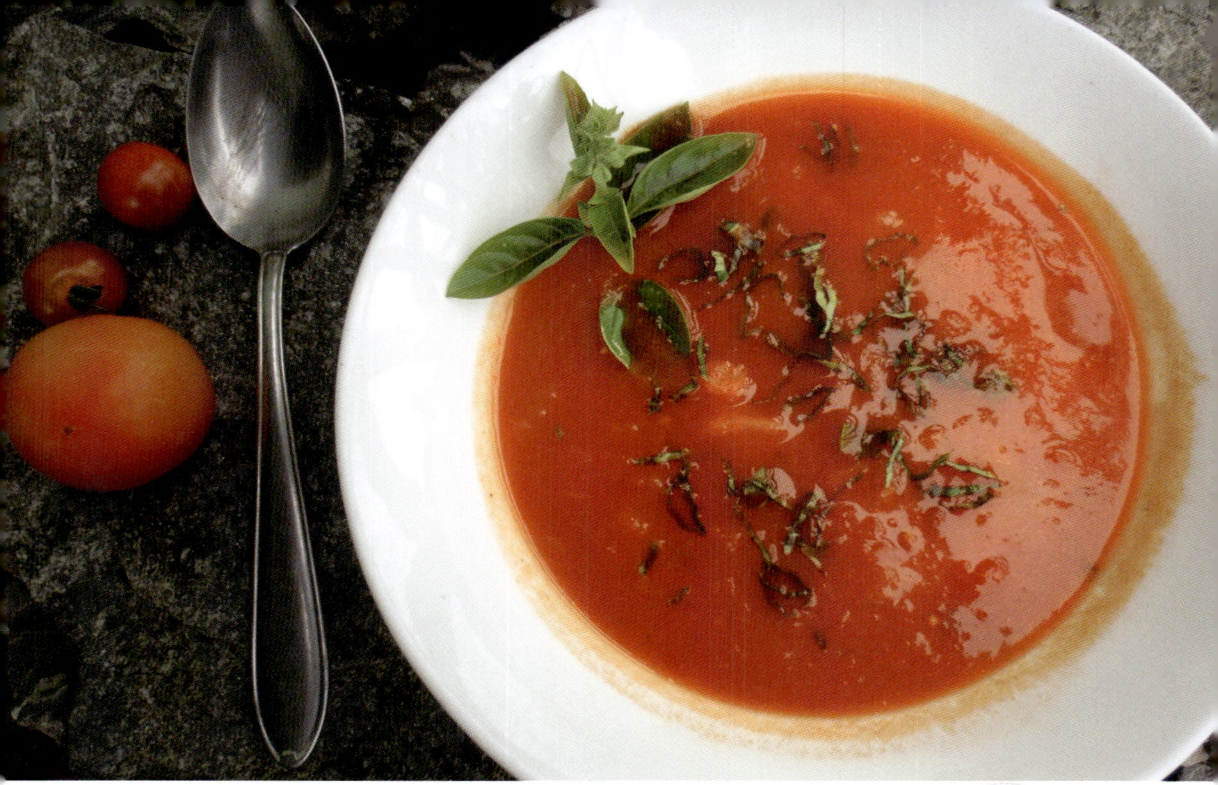

Tomatensuppe mit Süßkartoffeln

Für 2 Personen:

- 1 EL Olivenöl
- 1 kleine Zwiebel
- 150 g Süßkartoffeln
- 350 ml Gemüsebrühe
- ¼ TL Thymian
- 300 g geschälte Tomaten (frisch oder aus der Dose)
- Steinsalz
- Basilikum

Zubereitung:

1. Zwiebel in Öl anrösten, in kleine Würfel geschnittene Süßkartoffeln dazugeben. Mit Salz und Thymian würzen und kurz mitrösten. Mit Gemüsebrühe aufgießen und etwa 10 Minuten köcheln, bis die Süßkartoffeln bissfest sind.

2. Geschälte Tomaten untermischen, noch weitere 5 Minuten köcheln und zum Schluss die Suppe pürieren. Vor dem Servieren mit klein geschnittenem Basilikum und Basilikumblättern garnieren.

SUPPEN

Tipp:

Tomaten werden bei längerem Kochen zu guten Säurebildnern, also nur so lange als unbedingt nötigt köcheln und möglichst zum Schluss hinzufügen.

Variante

Für die typische Tomatencremesuppe die Süßkartoffeln weglassen und nur 150 ml Gemüsebrühe verwenden. Mit ½ TL Tomatenmark, einem Schuss veganer Sahne und ½ TL Birken- oder Dattelzucker ergänzen.

Für Kids noch mit feinen Dinkelnudeln ergänzen.

Knoblauchcremesuppe

Für 2 Personen

- 1 EL Kokosöl
- 5 Zehen Knoblauch
- 3 kleine Kartoffeln
- 400 ml Wasser
- Gemüsebrühewürfel für ¼ l Suppe
- 150 ml Kokosmilch
- ⅛ TL geriebene Muskatnuss
- ½ TL Saft einer Zitrone
- Steinsalz
- Pfeffer

Tipp:

Diese Suppe ist basisch und kann auch in der basischen Woche verwendet werden.

Zubereitung:

1. Knoblauch klein hacken, in Öl kurz anrösten, bis es duftet, und mit Gemüsebrühe aufgießen.
2. Kartoffeln schälen und in kleine Würfel schneiden. Kokosmilch und Muskatnuss dazugeben. Etwa 15 Minuten köcheln, bis die Kartoffeln durchgegart sind.
3. Die Suppe pürieren und zum Schluss mit Zitrone, Salz und Pfeffer abschmecken.

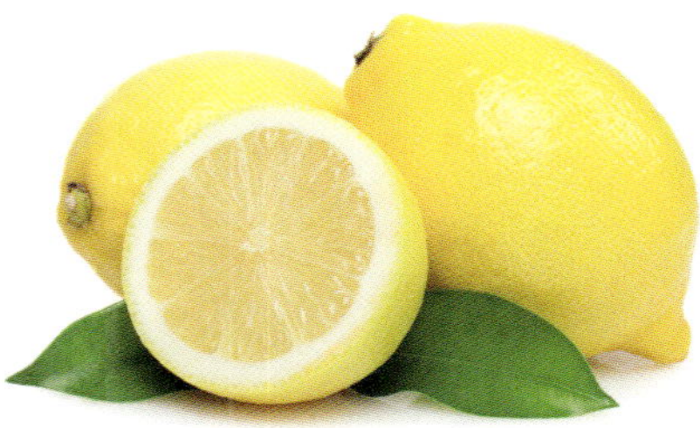

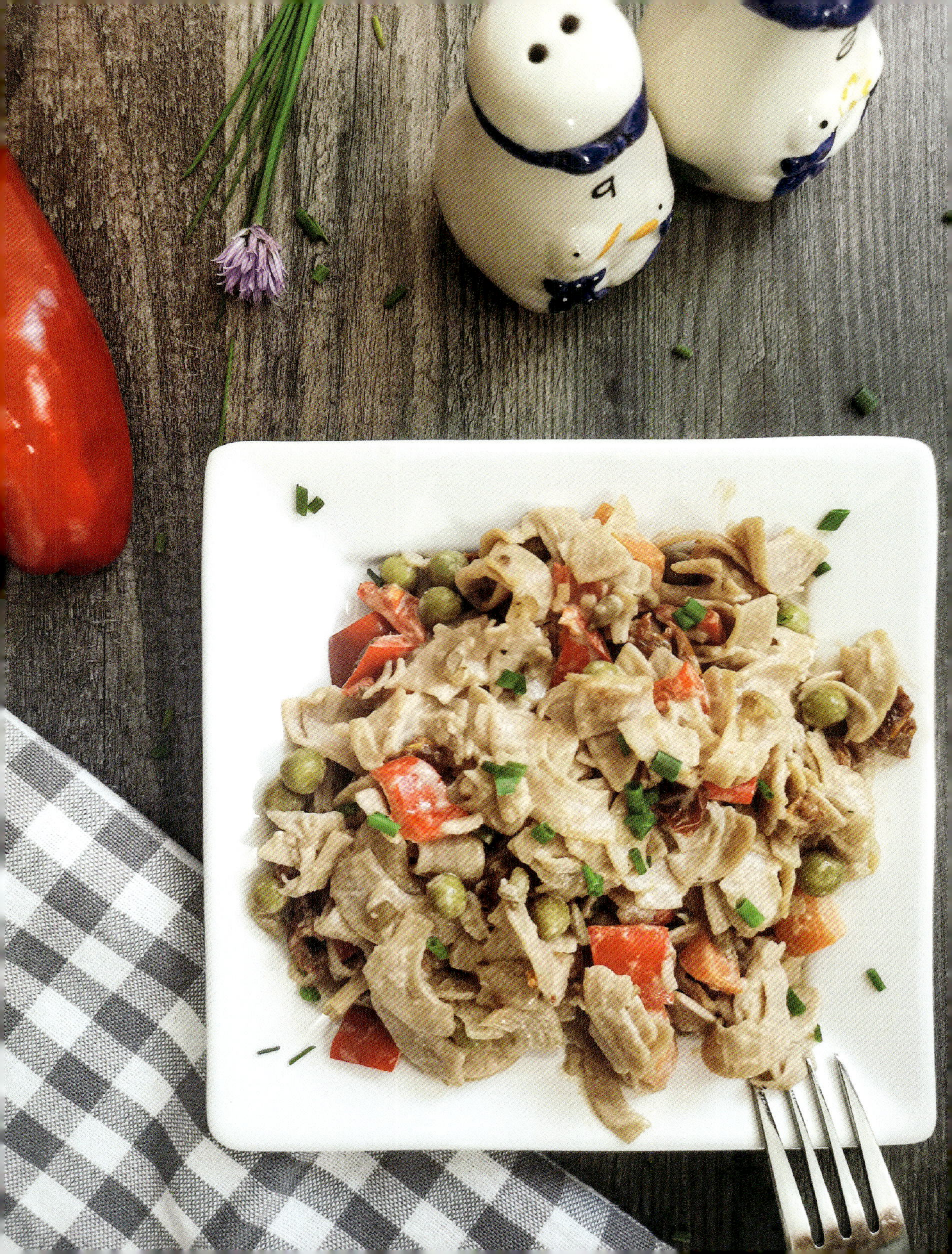

Bunter Nudelsalat mit veganer Mayonnaise

Für 2 Personen:

- 150 g Vollkorndinkelnudeln (ungekocht)
- 80 g grüne Erbsen (aus dem Glas)
- 80 g Karotten
- 2 rote Paprikaschoten
- 4 Stück getrocknete Tomaten in Öl
- 1 kleine Handvoll Sonnenblumenkerne

Für die Mayonnaise:

- 40 g Cashewmus
- 5 EL Zitronensaft
- 5 EL Wasser
- 1,5 TL Tamari (Sojasauce)
- 1,5 TL Dattelsirup
- 1 EL gutes Öl deiner Wahl (Leinöl, Hanföl, Walnussöl, Rapsöl, Chiaöl)
- Steinsalz
- Pfeffer

Zubereitung:

1. Die Nudeln kochen, kalt abschrecken und auskühlen lassen.
2. Gewürfelte Karotten dünsten, Tomaten zerkleinern und alle Zutaten in eine Schüssel geben.
3. Zutaten für die Mayonnaise gut vermischen und in den Salat unterheben.

Variante:

Nüsse deiner Wahl hinzufügen.

Kichererbsen, Mais oder Avocado passen auch sehr gut.

Anstatt Dinkelnudeln können auch Linsen- oder Kichererbsennudeln verwendet werden. Beide haben auch einen hohen Eiweißanteil.

Tipp:

Der Salat eignet sich ideal, wenn Nudeln vom Vortag übrig geblieben sind.

Quinoasalat

19 g Eiweiß pro Portion

Für 2 Personen:

- 250 g Quinoa
- 1 Glas Mais
- 100 g Zucchini
- 100 g Fisolen
- 1 kleine Handvoll Erdnüsse
- 1 EL Sesam

Für das Essig-Öl-Dressing:

- 1 EL Leinöl
- 4 EL Wasser
- 8 EL Apfelessig naturtrüb
- 2 TL Dattelsirup
- Steinsalz
- Pfeffer

Zubereitung:

1. Quinoa waschen und mit der doppelten Menge Wasser etwa 20 Minuten köcheln.
2. In der Zwischenzeit die Zucchini und Fisolen in mundgerechte Stücke schneiden und im Dampfgarer oder im Wasserdampf bissfest dünsten.
3. Quinoa, Mais, Zucchini, Fisolen, Erdnüsse und Sesam in einer Schüssel vermischen. Das Dressing verrühren und in den Salat einrühren.

Tipp:

Schmeckt auch lecker mit Rollgerste anstatt Quinoa.

Variante:

Tomaten, Brokkoli oder Avocado passen auch sehr gut.

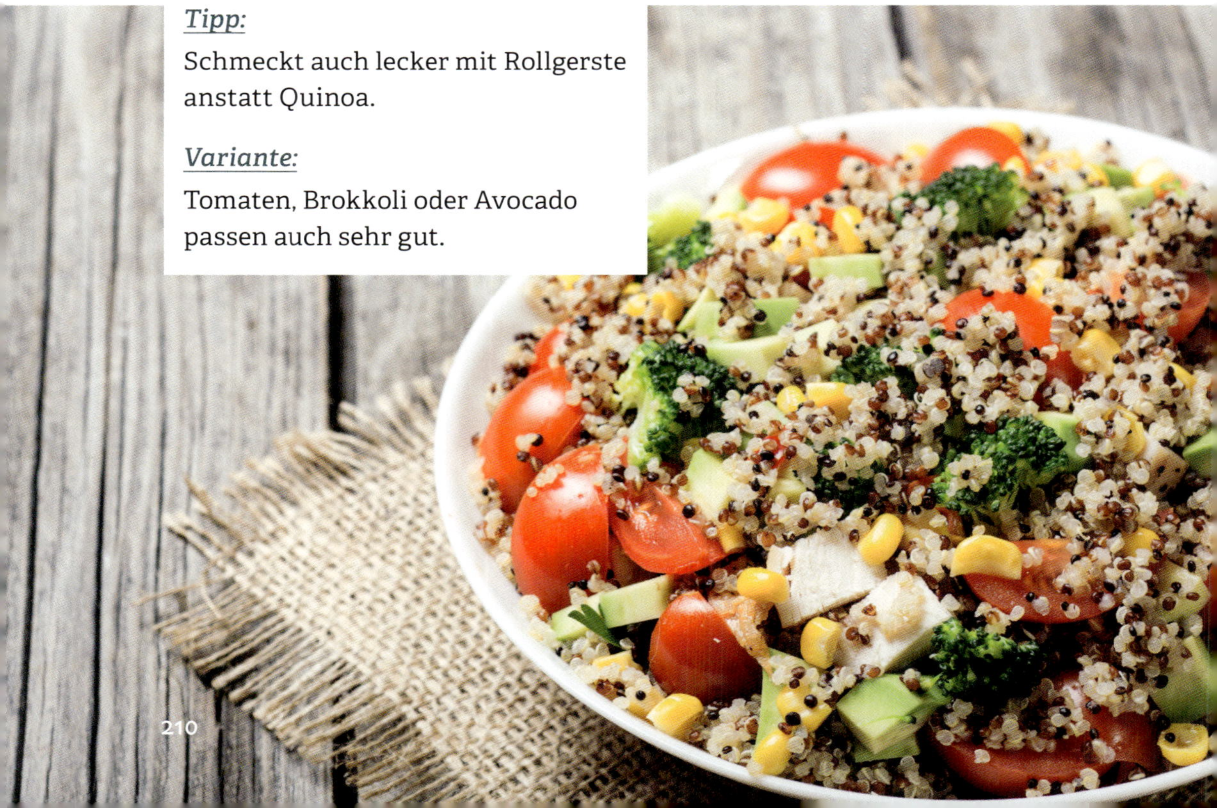

Tomaten mit veganem Mozzarella

Für 2 Personen:

- 6 Tomaten
- 200 g veganer Mozzarella (Mozzarisella)
- Basilikum
- Steinsalz
- Pfeffer

Balsamico Dressing:

- 2 TL Apfelessig naturtrüb
- 2 TL Apfeldicksaft
- 3 TL Wasser (oder fertigen Apfelbalsam von Byoda)
- Kürbiskernöl

Zubereitung:

1. Tomaten und Mozzarella in Scheiben schneiden und auf einen flachen Teller legen. Mit fein gehackten Basilikumblättern belegen, salzen und mit dem Balsamico-Dressing beträufeln.
2. Für das Dressing Apfelessig mit Apfeldicksaft und Wasser vermischen oder fertigen Apfelbalsam verwenden und – wer mag – Kürbiskernöl sparsam drüber verteilen.
3. Dazu Gebäck oder Brot reichen.

Tipp:

Wer mag, kann etwas mehr Apfelessig und Apfeldicksaft in einem Gefäß vermischen und hat damit immer Apfelbalsam bereit, ein leckerer gesunder Balsamicoessig. Im Kühlschrank aufbewahren.

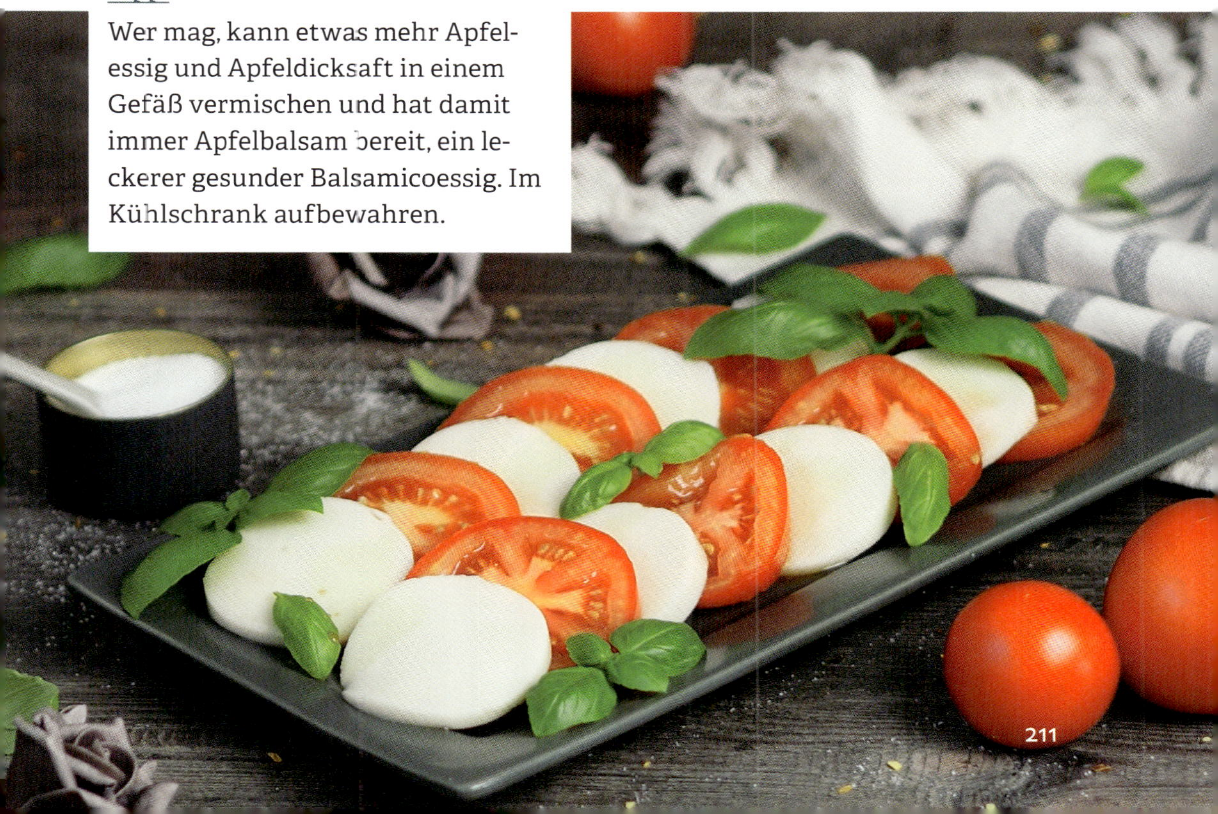

Eiweißreicher Nudelsalat

22 g Eiweiß pro Portion

Für 2-3 Personen:

- 150 g Vollkorndinkelnudeln (ungekocht)
- 150 g Zucchini
- 150 g Karotten
- 150 g Kidneybohnen (aus dem Glas)
- 150 g Kichererbsen (aus dem Glas)
- 1 kleine Handvoll Hanfnüsse
- 1 Bund Schnittlauch

Für das Essig-Öl-Dressing

- 8 EL Apfelessig naturtrüb
- 4 EL Wasser
- 1 EL Hanföl
- 2 TL Dattelsirup
- Steinsalz
- Pfeffer

Zubereitung:

1. Die Nudeln kochen, kalt abschrecken und auskühlen lassen.
2. In der Zwischenzeit gewürfelte Zucchini und Karotten dünsten, abkühlen lassen und in eine Schüssel geben. Bohnen, Kichererbsen und Nudeln hinzufügen. Schnittlauch klein schneiden und bis auf einen kleinen Rest unterrühren.
3. Das Dressing gut vermengen und unter den Salat mischen. Etwas ziehen lassen und nochmals umrühren. Zum Schluss den restlichen Schnittlauch und die Hanfnüsse über den Salat streuen und anrichten.

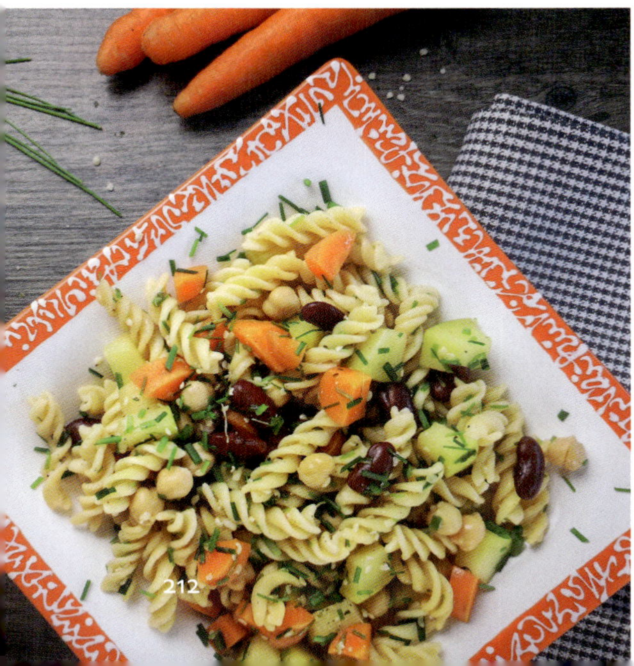

Variante:

Früchte deiner Wahl hinzufügen.

Anstatt Dinkelnudeln können auch andere Nudeln wie Buchweizennudeln, Vollkornreisnudeln oder Maisnudeln verwendet werden.

Tipp:

Der Salat eignet sich ideal, wenn Nudeln vom Vortag übrig geblieben sind.

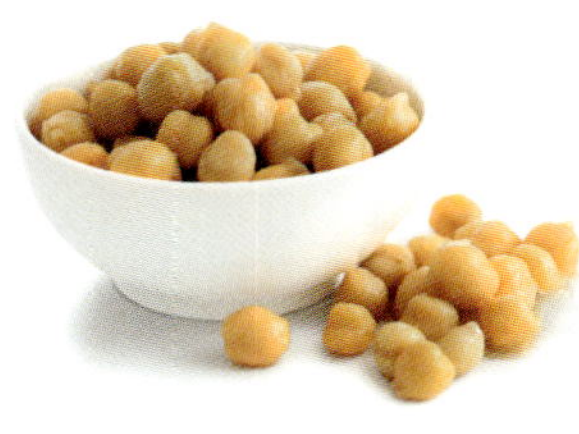

Frühlingskräutersalat

Für 2 Personen:

- 100 g junge Wildkräuter (Löwenzahn, Sauerampfer, Gänseblümchen, Spitzwegerich, Kerbel, Giersch, Gundelrebe, Minze, Melisse, Kapuzinerkresse, Brunnenkresse, Ringelblume ...)
- 200 g grüner Salat
- 100 g Sprossen deiner Wahl (Mungobohnen ...)
- 200 g Schwammerl
- 50 g Beeren deiner Wahl

Für das Essig-Öl-Dressing:

- 1 EL Leinöl
- 3 EL Apfelessig
- Saft einer Orange
- Steinsalz
- Pfeffer

Zubereitung:

1. Junge Wildkräuter aus dem Garten oder im Wald sammeln.
2. Schwammerl roh oder kurz dünsten und mit den klein geschnittenen Kräutern, Salat sowie den Beeren in einer Schüssel vermengen.
3. Dressing abmachen und unter den Salat mischen. Mit Sprossen garnieren.

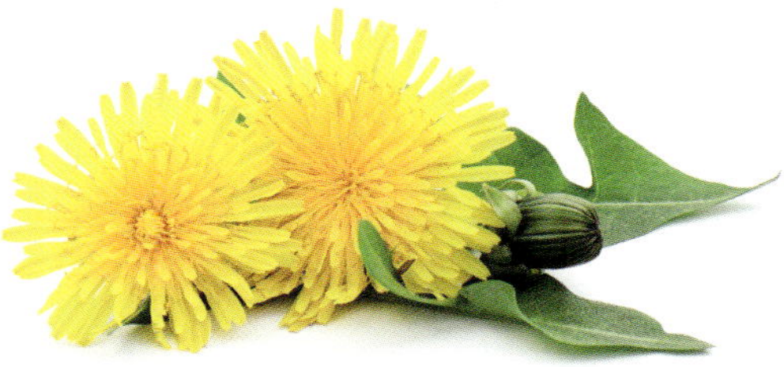

Tipp:

Wildkräuter und Sprossen sind Vitamin- und Mineralstoffbomben. Davon kann man nie genug haben!

Wildkräuter bekommt man entweder auf Wochenmärkten oder sammelt sie selbst beim Spazierengehen oder beim Wandern abseits von befahrenen Straßen.

Unbedingt junge Kräuter verwenden, da diese die gewünschten zarten Blätter haben.

Du kannst die Menge der Zutaten beliebig variieren, je nachdem wie viel du gefunden hast.

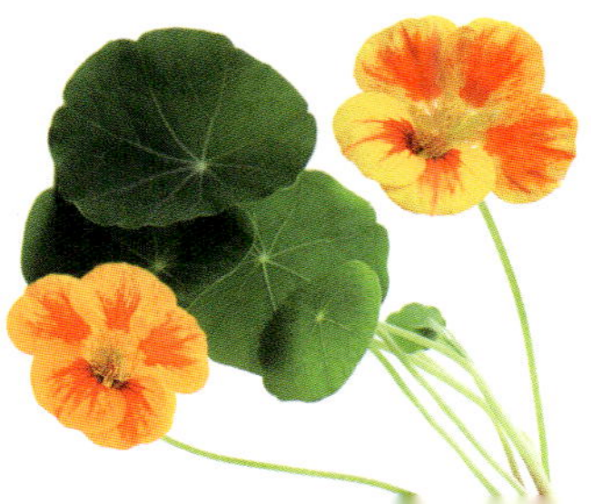

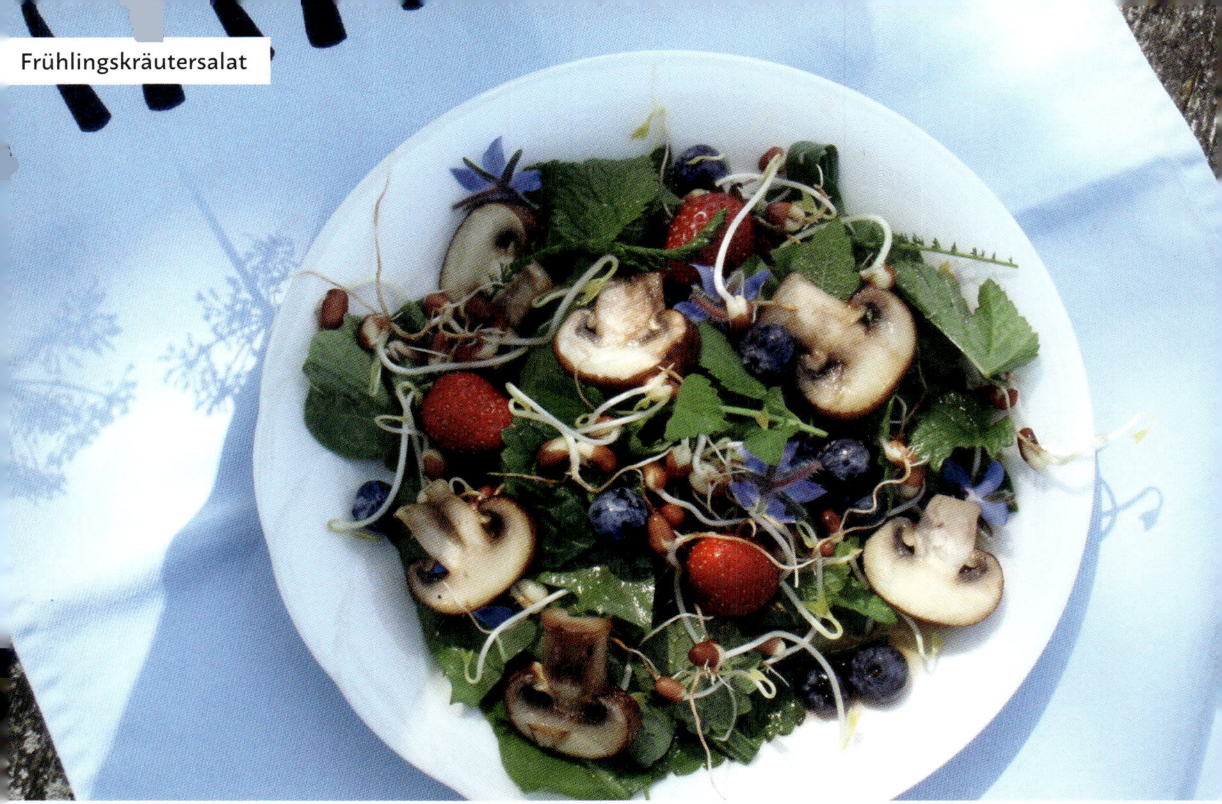
Frühlingskräutersalat

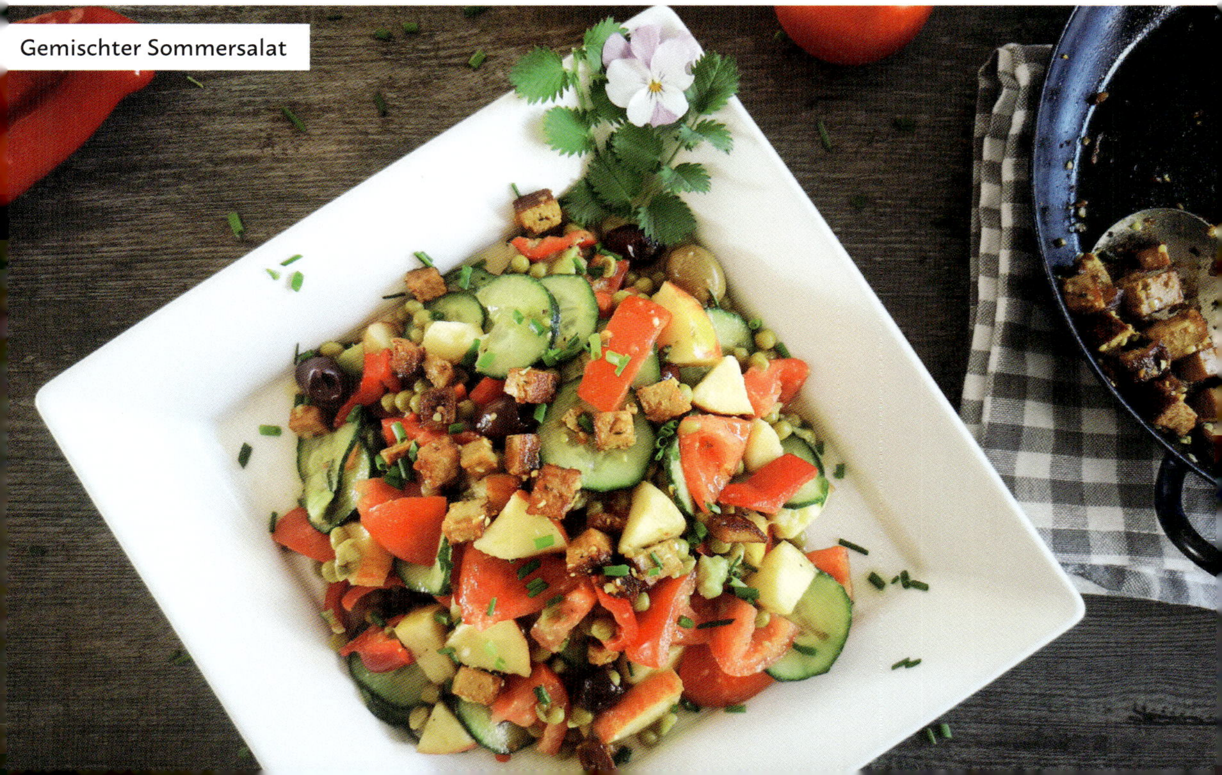
Gemischter Sommersalat

Gemischter Sommersalat mit mariniertem Räuchertofu

17 g Eiweiß pro Portion

Für 2 Personen:

- 100 g Räuchertofu (mir schmeckt der Mandel-Sesam von Taifun am besten)
- 4 Stück Tomaten
- ½ Gurke
- 1 rote Paprikaschote
- 1 Avocado
- 1 Glas Erbsen oder Mais
- 1 kleiner Apfel oder Melone
- 1 kleine Handvoll Oliven
- Basilikum
- Schnittlauch zum Bestreuen

Für die Marinade des Räuchertofus:

- 2 EL Tamari (basische Sojasauce)
- 2 TL basischer Senf (*siehe Rezept Kartoffel-Gurken-Salat Seite 163*)
- 1 EL Hanfnüsse
- 2 TL Olivenöl zum Braten

Für das Orangen-Dressing:

- 1 EL Hanföl
- 4 TL Apfelessig naturtrüb
- Saft einer halben Zitrone
- Saft einer Orange (oder Orangensaft Direktsaft)
- Steinsalz
- Pfeffer

Zubereitung:

1. Den Tofu in kleine Stücke schneiden.
2. Marinade für den Räuchertofu in einer kleinen Schüssel vermischen. Den Tofu darin drehen, bis er von allen Seiten damit bedeckt ist, dann in einer Pfanne in Olivenöl rundherum goldbraun braten und zur Seite stellen.
3. Gemüse und Basilikum klein schneiden und mit den restlichen Zutaten in eine Schüssel geben. Vor dem Anrichten mit dem Räuchertofu belegen und mit Schnittlauch bestreuen.

Varianten:

Probiere Sesam anstatt der Hanfnüsse für die Marinade.

Die Hanfsamen austauschen gegen Braunhirseflakes. Diese etwas zerkleinern und den marinierten Tofu darin wälzen. Ergibt eine crunchige Variante.

Mexikanischer Bohnensalat

15 g Eiweiß pro Portion

Für 2 Personen:

- 150 g weiße Bohnen (aus dem Glas)
- 150 g Kidneybohnen (aus dem Glas)
- 100 g Mais (aus dem Glas)
- 1 Avocado
- 2 Tomaten
- 1 kleine Zwiebel
- 50 g Tortilla Chips (ohne Zusatzstoffe)

Für das Zitronen-Dressing:

- 2 TL Leinöl
- 8 EL Zitronensaft
- 10 EL Wasser
- 2 TL Apfeldicksaft
- Chili
- Steinsalz
- Pfeffer

Zubereitung:

1. Die Bohnen und den Mais waschen. Avocado, Tomaten und Zwiebel in kleine Stücke schneiden, alles vermengen und mit dem leicht scharfen Dressing gut vermischen. Noch etwas ziehen lassen.
2. Die Tortilla Chips mit der Hand etwas zerkleinern und über den Salat streuen oder einfach dazu knabbern.

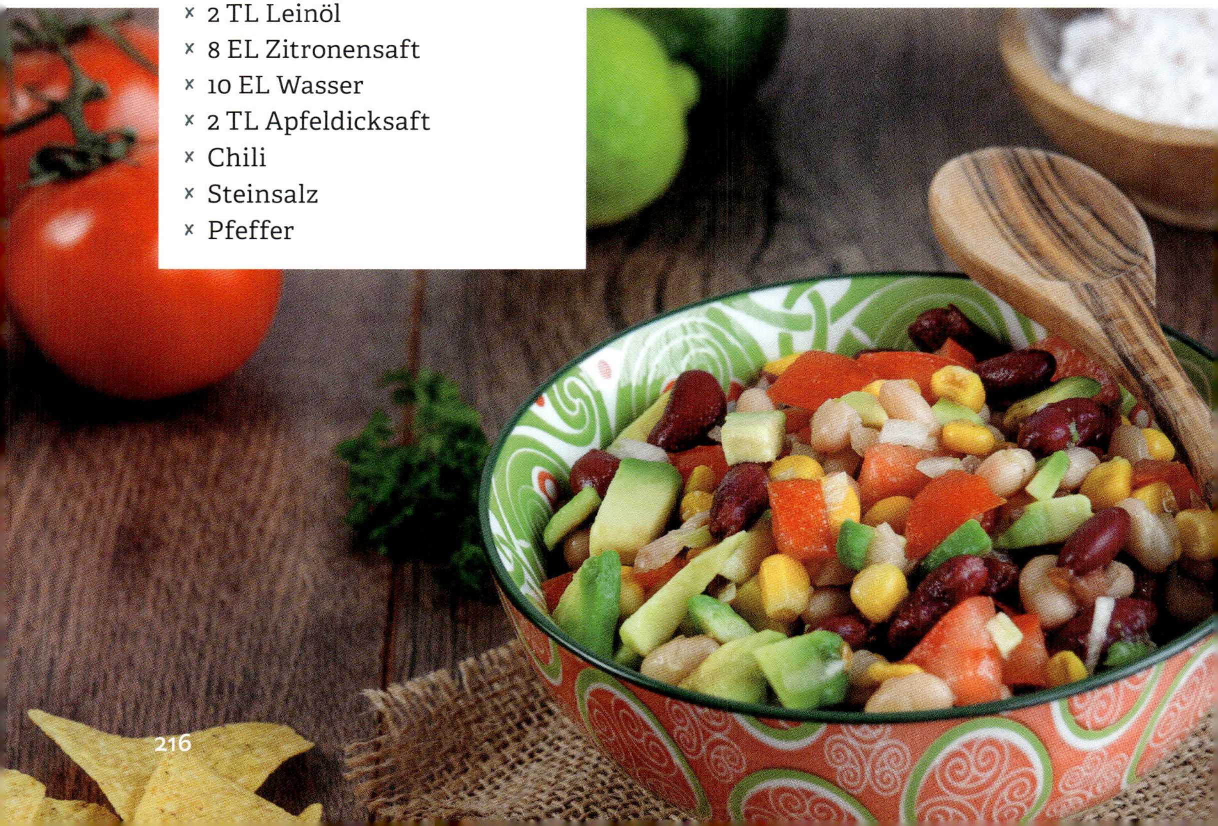

Ofensüßkartoffeln mit dreierlei Saucen

Für 2 Personen:

- 2 große Süßkartoffeln
- Olivenöl
- 4 Knoblauchzehen
- Rosmarin

Mit Knoblauchsauce:

- 200 g Seidentofu
- 2 Knoblauchzehen
- 3 EL Zitronensaft
- Steinsalz
- Pfeffer
- 1 EL Leinöl

Mit Schnittlauchsauce:

- 200 g Seidentofu
- 2 EL Schnittlauch
- 3 EL Zitronensaft
- Steinsalz
- Pfeffer
- 1 EL Leinöl

Mit Paprikasauce:

- 200 g Seidentofu
- ½ rote Paprikaschote
- 2 TL Paprikapulver
- 3 EL Zitronensaft
- Steinsalz
- Pfeffer
- 1 EL Leinöl

Zubereitung:

1. Je 1 Süßkartoffel mit Olivenöl einstreichen, mit 2 Knoblauchzehen und 1 kleinen Rosmarinzweig in Alufolie wickeln und im vorgeheizten Backrohr bei 250 °C etwa 50 Minuten backen.
2. Nach Ende der Bratzeit die Süßkartoffeln auswickeln, oben mit einem Messer einschneiden und mit der Sauce deiner Wahl übergießen.
3. Für die Sauce alle Zutaten außer Leinöl cremig mixen. Zum Schluss Leinöl unterheben.

Tipp:

Zum Prüfen, ob die Kartoffeln durch sind, mit einer Gabel einstechen.

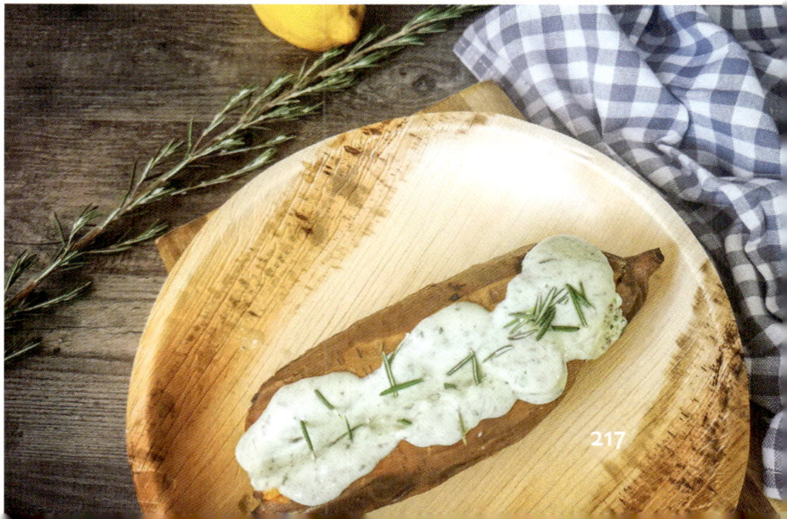

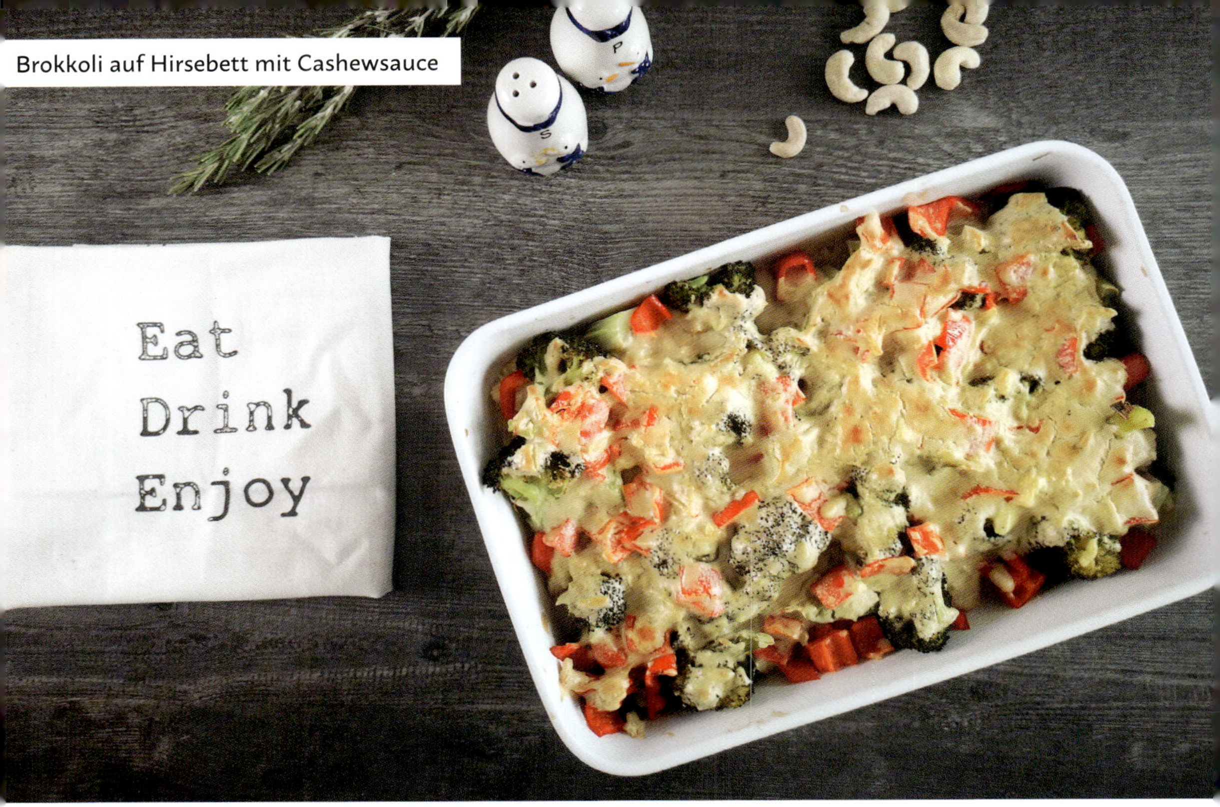

Brokkoli auf Hirsebett mit Cashewsauce

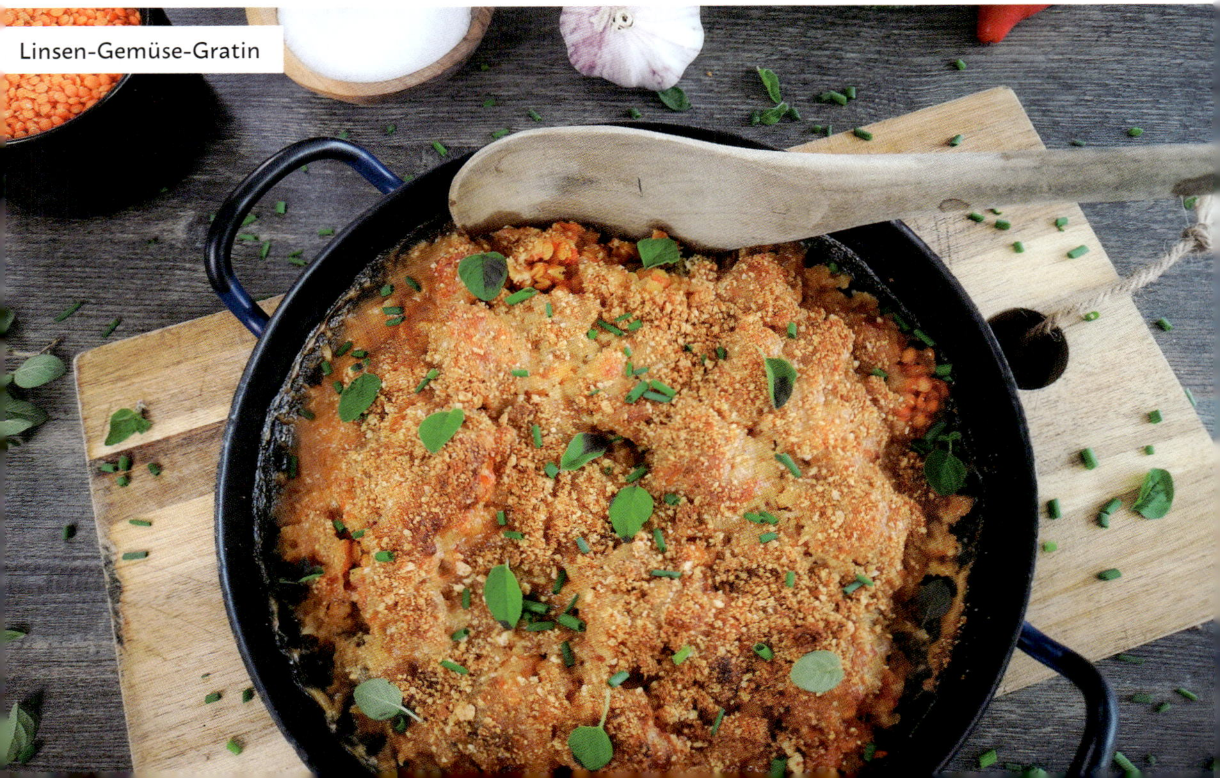
Linsen-Gemüse-Gratin

Brokkoli auf Hirsebett mit Cashewsauce

29 g Eiweiß pro Portion

Für 4 Personen:

Für die Hirse:

- 500 ml Wasser
- 150 g Hirse
- Steinsalz

Für das Gemüse:

- 1 Brokkoli
- 2 rote Paprikaschoten
- Steinsalz
- 1 Zwiebel
- 100 ml Wasser
- ½ Gemüsebrühwürfel

Für die Cashewsauce:

- 150 g Cashewnüsse
- 1 Knoblauchzehe
- 6 EL Hefeflocken
- 250 g Wasser
- Steinsalz
- Pfeffer

Zubereitung:

1. Wasser mit der etwas gesalzenen Hirse zum Kochen bringen, auf halbe Hitze reduzieren und etwa 10 bis 15 Minuten weiterköcheln, bis die Hirse durch ist.
2. In der Zwischenzeit den Brokkoli und den Paprika klein schneiden und im Dampfgarer oder in einem Topf (am besten mit Dampfgareinsatz) in wenig Salzwasser etwa 20 Minuten bissfest kochen.
3. Zwiebel klein schneiden, mit 100 ml Wasser und dem Gemüsebrühwürfel in einer Pfanne weich dünsten.
4. Für die Cashewsauce alle Zutaten in den Mixer geben und 2 Minuten fein pürieren. Die gedünsteten Zwiebeln zur Cashewsauce dazugeben und ganz kurz mitmixen. Sollte die Sauce etwas zu dickflüssig sein, einfach noch ein wenig Wasser nachleeren.
5. Die Hirse in eine Auflaufform streichen, darüber das Gemüse schichten und zum Schluss die Cashewsauce darüber verteilen.
6. Der Auflauf kommt für etwa 20 Minuten bei 200 °C Oberhitze zum Bräunen ins vorgeheizte Backrohr.

Linsen-Gemüse-Gratin

48 g Eiweiß pro Portion

Für 4 Personen:

- 200 g Linsen getrocknet
- 2 EL Olivenöl
- 1 Zwiebel
- 3 Knoblauchzehen
- 1 Paprikaschote
- 50 ml Apfelessig naturtrüb
- 400 g geschälte Tomaten (1 Dose oder frisch)
- 1 EL Oregano
- 1 TL Ingwer
- 2 TL Steinsalz
- ⅛TL Pfeffer
- 1 Brokkoli (optional Karfiol oder anderes Gemüse)
- Schnittlauch zum Bestreuen

Für die Béchamelsauce:

- 30 g Kokosöl
- 5 EL Maismehl
- 500 g Mandeldrink
- 120 g veganer Parmesan
- ½ TL Steinsalz

Für den veganen Parmesan:

- 65 g Cashewkerne
- 50 g Pinienkerne
- 25 g Hefeflocken
- 2 TL Paprikapulver
- Steinsalz

Zubereitung:

1. Linsen 1 Stunde in Wasser einweichen.
2. Zwiebel und Knoblauch in Olivenöl anrösten. Klein geschnittenen Paprika und etwas Wasser zugeben und weich dünsten. Mit Apfelessig ablöschen. Tomaten, Oregano, Ingwer, Salz und Pfeffer zugeben und aufkochen lassen. Linsen abtropfen lassen, zugeben und 5 Minuten köcheln.
3. Brokkoli oder anderes Gemüse deiner Wahl in größere Stücke schneiden, in eine gefettete Auflaufform schichten und das Linsengemüse darüber verteilen.
4. Kokosöl erhitzen, Mehl einrühren, mit Mandeldrink ablöschen, ⅔ des Parmesans zugeben und mit Salz würzen.
5. Die Béchamelsauce über das Linsengemüse geben und mit dem restlichen Parmesan bestreuen. Im vorgeheizten Backrohr bei 200 °C für 35 Minuten backen.

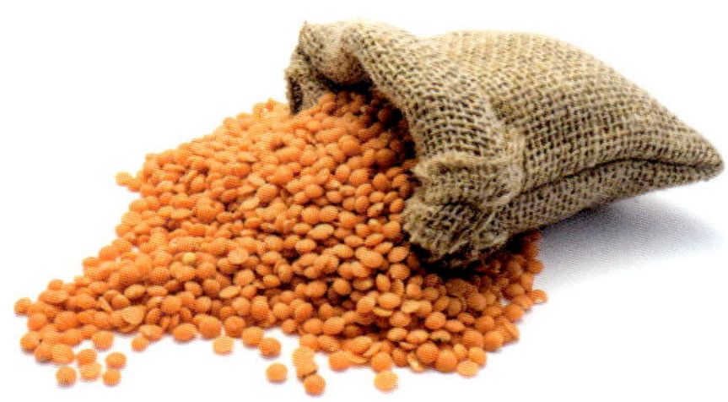

Erdäpfelnudeln mit Zucchini und Rahm

Ergibt ca. 25 Nudeln:

- 150 g Zucchini
- 3 Stück gekochte Kartoffeln
- ca. 50 g Dinkelvollkornmehl
- ¼ geriebene Muskatnuss
- 1 TL Steinsalz
- Olivenöl zum Braten

Für den Rahm:

- 100 g Seidentofu
- Saft einer ½ Zitrone
- Steinsalz
- oder fertigen Rahm von Soyana verwenden

Tipp:

Dazu passt hervorragend grüner Salat.

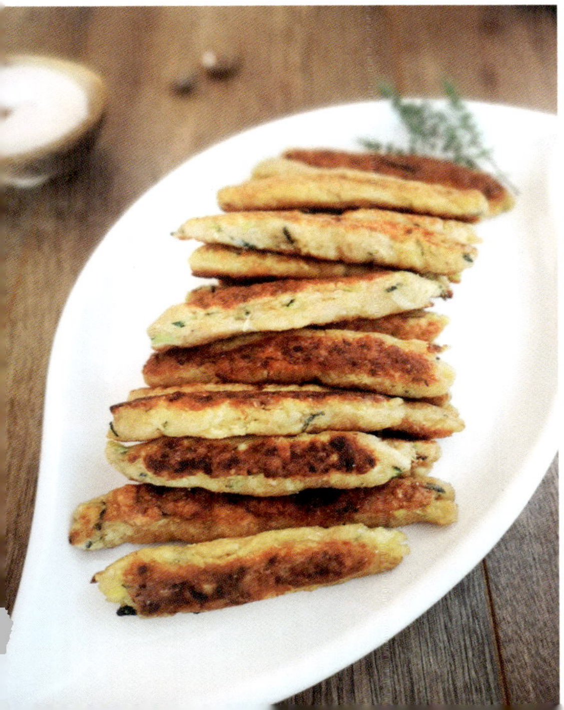

Zubereitung:

1. Die rohe Zucchini fein reiben und danach fest ausdrücken, so dass so gut wie kein Saft mehr austritt.
2. Die gekochten Kartoffeln schälen und ebenfalls fein reiben.
3. Beides zusammen auf eine bemehlte Oberfläche legen und mit geriebener Muskatnuss und Salz bestreuen. Gut durcheinandermischen.
4. Jetzt nach und nach Mehl darüberstreuen und alles zu einer festen Masse verarbeiten. Die Masse soll so fest sein, dass man mit den Fingern nicht mehr am Teig kleben bleibt.
5. Eine lange Wurst daraus formen und kleine Stücke runterschneiden. Diese Stücke mit der Hand zu fingerdicken Nudeln drehen. In einer Pfanne bei guter Hitze beidseitig goldbraun braten.
6. Für den Rahm den Seidentofu, den Zitronensaft und das Salz mit dem Pürierstab gut mixen und zu den Nudeln reichen. Alternativ kann fertiger Rahm (von Soyana) verwendet werden.

22 g Eiweiß pro Portion

Vegane Eierspeise (Rührei)

Auch ideal als Brunch oder als ausgiebiges Sonntagsfrühstück

Für 2 Personen:

- 3 EL Olivenöl
- 1 Zwiebel
- 1 Knoblauchzehe
- 1,5 TL Curry
- 1 gelbe, orange oder rote Paprikaschote
- 100 g Tofu geräuchert
- 100 g Tofu Natur
- Optional 3 EL Seidentofu
- 2 große Tomaten
- 1 Prise Masala oder Chili
- Steinsalz
- Pfeffer

Zubereitung:

1. Zwiebel in Öl anschwitzen. Knoblauch dazugeben und weiterschwitzen. Mit Curry stauben.
2. Paprika klein würfeln und mitrösten.
3. Tofu mit einer Gabel zerdrücken und mitrösten.
4. Tomaten möglichst klein würfeln und nur ganz kurz zum Schluss unterrühren. Mit Masala oder Chili, Salz und Pfeffer würzen.

Tipp:

Dazu Brot oder Gebäck reichen.

Mit dem Gewürz Kala Namak kannst du den Eierspeisengeschmack noch verstärken. Davon aber nur ganz wenig verwenden, da es sehr geschmacksintensiv ist. Erst zum Schluss hinzufügen.

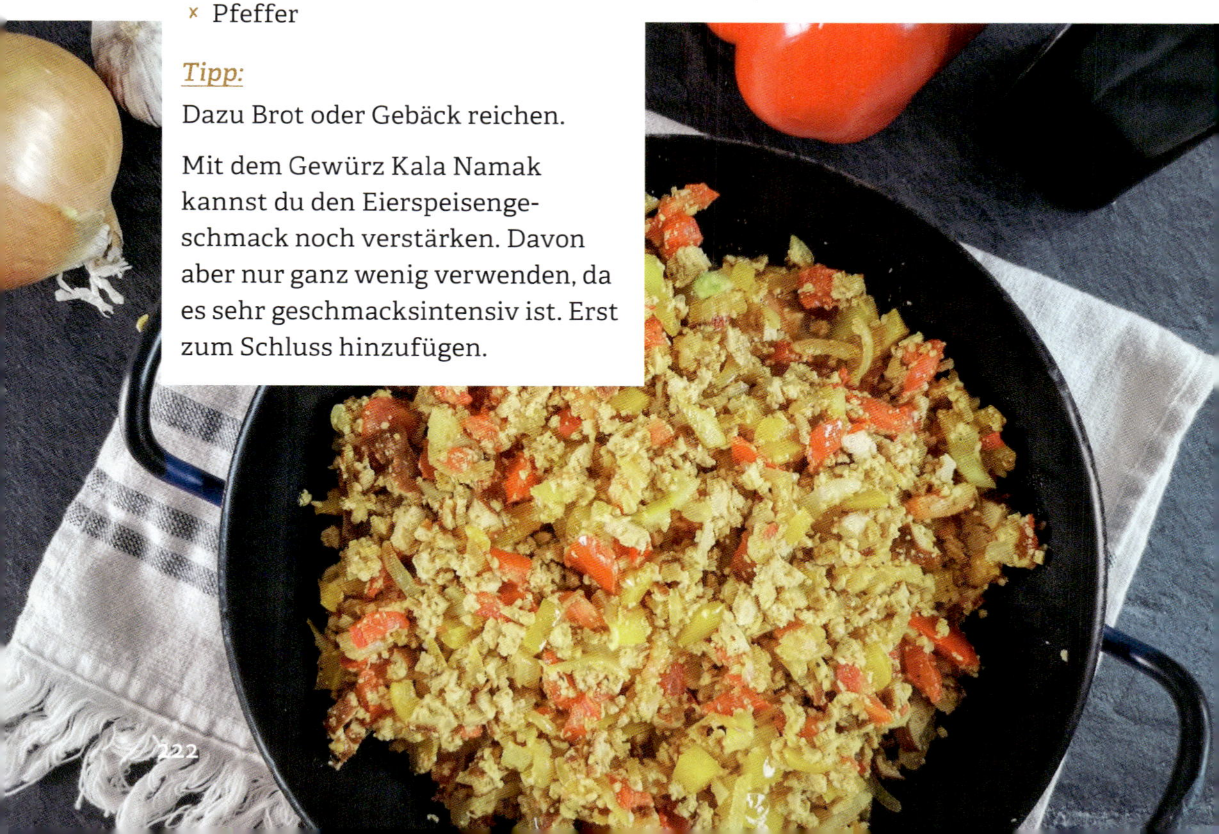

Nudelvariationen

Für 2 Personen:

- 250 g Vollkornreisnudeln

Mit Bärlauchsauce:

- 5 EL Olivenöl
- 1 große Zwiebel
- 5 Handvoll geschnittener Bärlauch
- 75 ml Soja-Cuisine
- 1 EL geschälte Hanfnüsse
- Steinsalz
- Pfeffer

Mit Knoblauchsauce:

- 5 EL Olivenöl
- 5 Zehen Knoblauch
- 1 Bund Schnittlauch
- 75 ml Soja-Cuisine
- 1 TL Saft einer Zitrone
- Steinsalz
- Pfeffer

Mit Tomatensauce:

- 2 EL Olivenöl
- 1 kleine Zwiebel
- 1 Knoblauchzehe
- 200 g Tomaten (frisch oder aus der Dose)
- 1,5 EL Tomatenmark
- 1 EL Apfelessig
- 1 EL Dattelsirup
- Pfeffer
- Steinsalz
- Basilikum

Aglio e Olio:

- 50 ml Olivenöl
- 2 Zehen Knoblauch
- 2 EL Petersilie
- Steinsalz
- Pfeffer
- Chili

Zubereitung:

1. Nudeln in Salzwasser bissfest kochen.
2. In der Zwischenzeit je nach Sauce die Zwiebel, den Knoblauch bzw. den Bärlauch in Olivenöl anrösten, restliche Zutaten zugeben, kurz mitschwitzen lassen und noch einmal mit Salz, Pfeffer, gegebenenfalls Chili und Zitrone abschmecken.
3. Die gekochten Nudeln auf Tellern anrichten, mit der Sauce übergießen und mit Kräutern garnieren.

Tipp:

Es können auch Nudeln z. B. aus Buchweizen, Hirse oder Linsen verwendet werden.

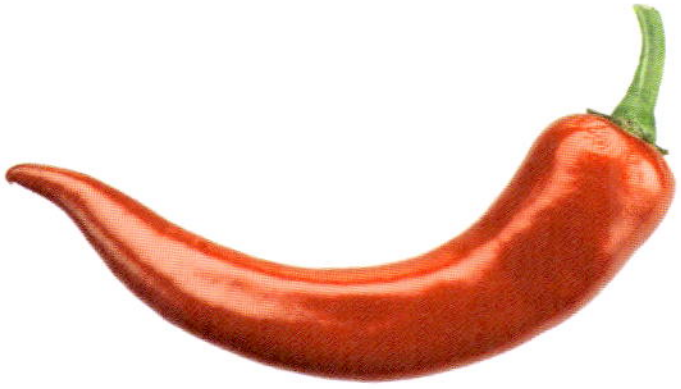

Spargel mit Kartoffeln und veganer Käsesauce

BESTE KÄSESAUCE EVER!

Für 2–3 Personen:

- 6 mittelgroße Kartoffeln
- 500 g Spargel

Extra kochen:

- 1 große Kartoffel
- 100 ml Wasser

Käsesauce:

- 1 mittlere Zwiebel
- 2 kleine Karotten
- 150 ml Wasser
- 60 g Cashewnüsse
- 1 EL Hefeflocken
- 1 Zehe Knoblauch
- 1 TL basischer Senf (*siehe Rezept Kartoffel-Gurken-Salat Seite 163*)
- 1 TL Zitronensaft
- 1 bis 1,5 TL Steinsalz
- 1 Prise Chili
- 30 g Kokosöl

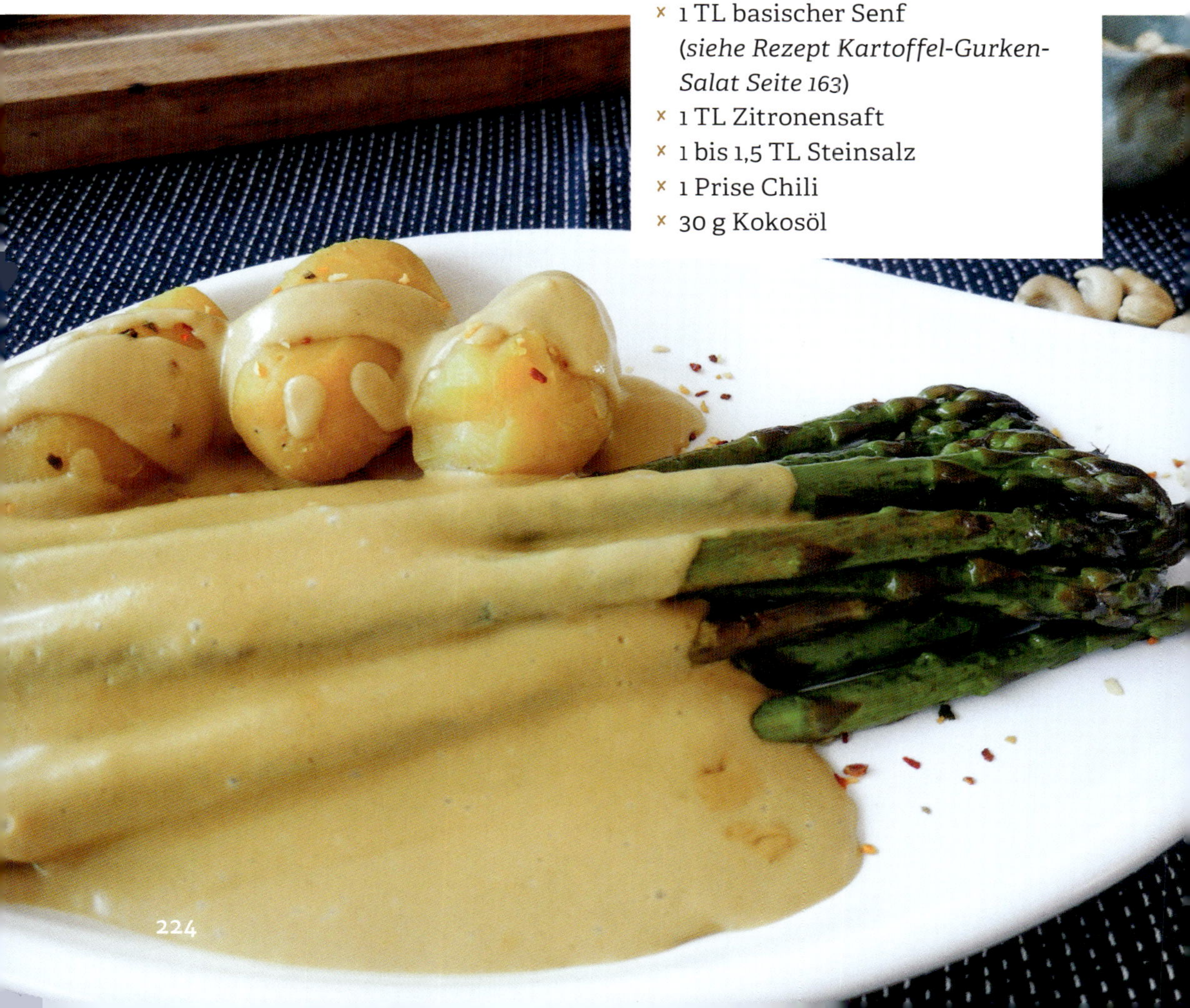

Zubereitung:

1. Kartoffeln kochen. Spargel etwa 20 bis 30 Minuten im Dampfgarer dünsten oder in einem Topf (am besten mit Dampfgareinsatz) in wenig Salzwasser schonend garen.
2. Die Zutaten für die Käsesauce, ausgenommen der rohen Kartoffel, in den Mixer und etwa 8 Minuten auf höchster Stufe mixen.
3. In der Zwischenzeit die geschälte, gewürfelte Kartoffel in etwa 100 ml Wasser kochen, ganz zum Schluss mit dem Wasser zu der Sauce geben und ganz kurz mitmixen.
4. Wer keinen Hochleistungsmixer zur Verfügung hat, kocht die Kartoffel, Karotten und Zwiebel mit 250 ml Wasser und mixt diese anschließend mit den restlichen Zutaten mit einem Pürierstab oder Mixer.
5. Die Käsesauce reicht für 4 Personen. Bleibt etwas übrig, kannst du diese am nächsten Tag z. B. als Sauce über Nudeln verwenden.

Tipps:

Wer die rohe Kartoffel sofort mit in den Hochleistungsmixer gibt, riskiert eine bittere Variante.

Vom Vortag übrig gebliebene gekochte Kartoffeln können sofort mit in den Mixer.

Diese Sauce passt auch hervorragend zu anderem Gemüse und über Nudeln.

Wer es zu 100 % basisch möchte, nimmt anstatt der Cashewnüsse Mandeln.

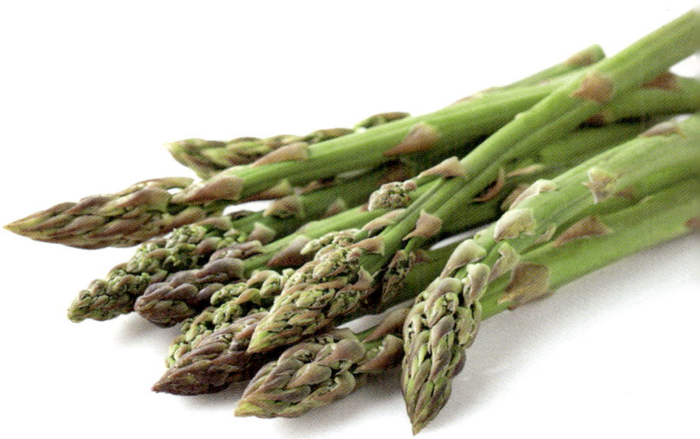

Hascheeknödel mit Sauerkraut und Bratensauce

Ergibt 7 Knödeln:

- 500 g Kartoffeln
- 150 g Dinkelvollkornmehl
- 50 g Dinkelgrieß
- Prise Muskatnuss
- 1 TL Steinsalz

Für die Fülle:

- 2 EL kalt gepresstes Rapsöl
- 1 kl. Zwiebel
- 1 Knoblauchzehe
- 100 g geräucherter Tofu
- 1 TL Majoran
- 1 TL Thymian
- 2 TL Petersilie

Für die Bratensauce:

- 2 EL kalt gepresstes Rapsöl
- 2 große Champignons
- 1 Schuss roter Traubensaft (alternativ 1 EL Apfelessig)
- 175 ml Wasser
- 1 TL Gemüsebrühe
- 1 EL Kartoffelmehl
- 1–2 TL Tamari (Sojasauce aus fermentiertem Soja)

Für das Sauerkraut:

- 500 g Sauerkraut
- 500 ml Wasser
- 1 Lorbeerblatt
- 6 Stk. Wacholderbeeren
- 3 Stk. Pfefferkörner

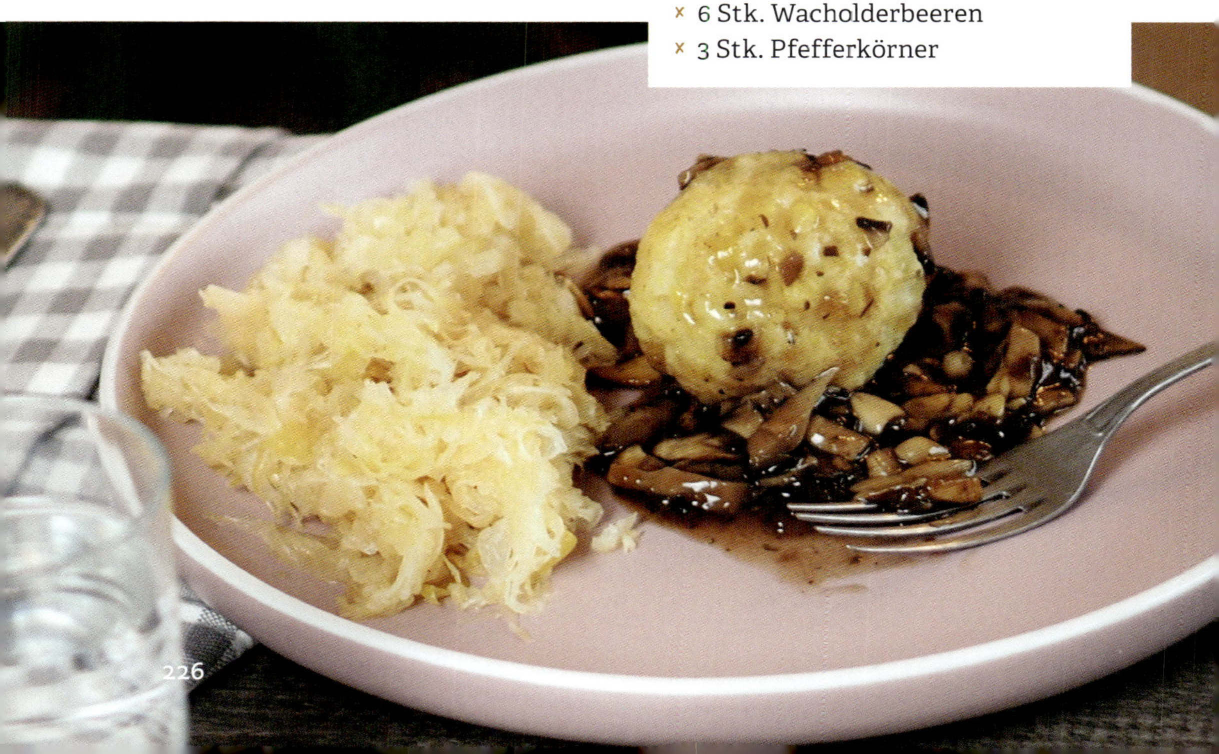

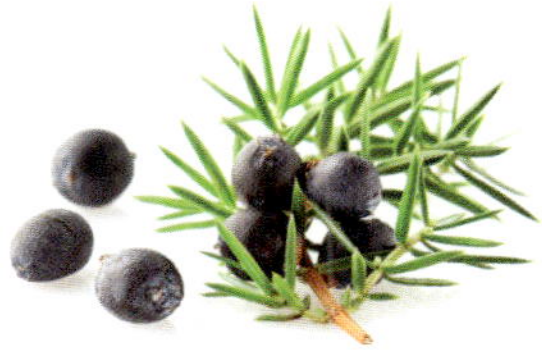

Zubereitung:

1. Kartoffeln kochen, schälen, durch eine Presse drücken und zum Abkühlen zur Seite stellen.
2. Das Sauerkraut in Wasser und mit den Gewürzen etwa eine halbe Stunde köcheln.
3. Inzwischen die Fülle vorbereiten. Dazu klein geschnittene Zwiebel und Knoblauch in Öl leicht anrösten. Tofu klein schneiden, mit einer Gabel zerdrücken und mit der Zwiebel mitrösten. Mit den Gewürzen abschmecken und zur Seite stellen.
4. Einen großen Topf mit etwas gesalzenem Wasser zum Sieden bringen.
5. Für den Teig die zur Seite gestellten Kartoffeln mit Mehl, Grieß, Muskatnuss und Salz zu einem Teig kneten und in knödelgroße Stücke schneiden. Der Teig sollte nicht mehr klebrig sein, sonst noch Mehl zugeben. Die Teigstücke zu runden flachen Fladen drücken, auf die Handfläche legen und mit 1–2 EL Fülle belegen (am besten die Fülle in gleich viele Teile aufteilen, als Knödel vorhanden sind). Nun die Fladen zu einem Knödel formen – wobei der Inhalt in der Mitte bleiben sollte – und in den Händen rund drehen.
6. Im siedenden Salzwasser ca. 15 Minuten ziehen lassen.
7. Für die Sauce die Champignons klein schneiden und im Öl anbraten, mit Traubensaft oder Apfelessig ablöschen. Die Gemüsebrühe in ca. 125 ml Wasser auflösen und hinzugeben. Das Kartoffelmehl in ein Gefäß mit dem restlichen Wasser binden und zur Soße gießen. Mit Tamari abschmecken. Sollte die Soße zu dick sein, einfach etwas Wasser nachgießen. Wer mag, kann die Soße pürieren.

Alternative:

Die Schwammerl in der Sauce können auch weggelassen werden.

Chili sin Carne indisch

31 g Eiweiß pro Portion

Für 4 Personen:

- 3 EL Olivenöl
- 1 Zwiebel
- ½ Lauch
- 2 Knoblauchzehen
- 500 ml Gemüsebrühe
- 2 TL Kreuzkümmel
- 2 TL getrockneter oder 4 EL frischer Koriander
- 2 TL Paprikapulver
- 1 Zimtstange
- 1 TL Oregano
- ½ Muskatnuss gerieben
- 2 TL Tomatenmark
- 100 g getrocknete Linsen
- 1 Glas Kidneybohnen
- 1 Glas Mais
- 1 Dose geschälte oder gewürfelte Tomaten

Zubereitung:

» Zwiebel, Lauch und Knoblauch in Öl anschwitzen, mit Gemüsebrühe ablöschen. Die restlichen Zutaten zugeben (die Kidneybohnen inklusive Bohnenwasser), eventuell noch mit etwas Wasser strecken und 30 bis 45 Minuten köcheln. Abschmecken und gegebenenfalls nachwürzen. Falls es zu dünnflüssig ist, ein paar Bohnen zerdrücken und einrühren.

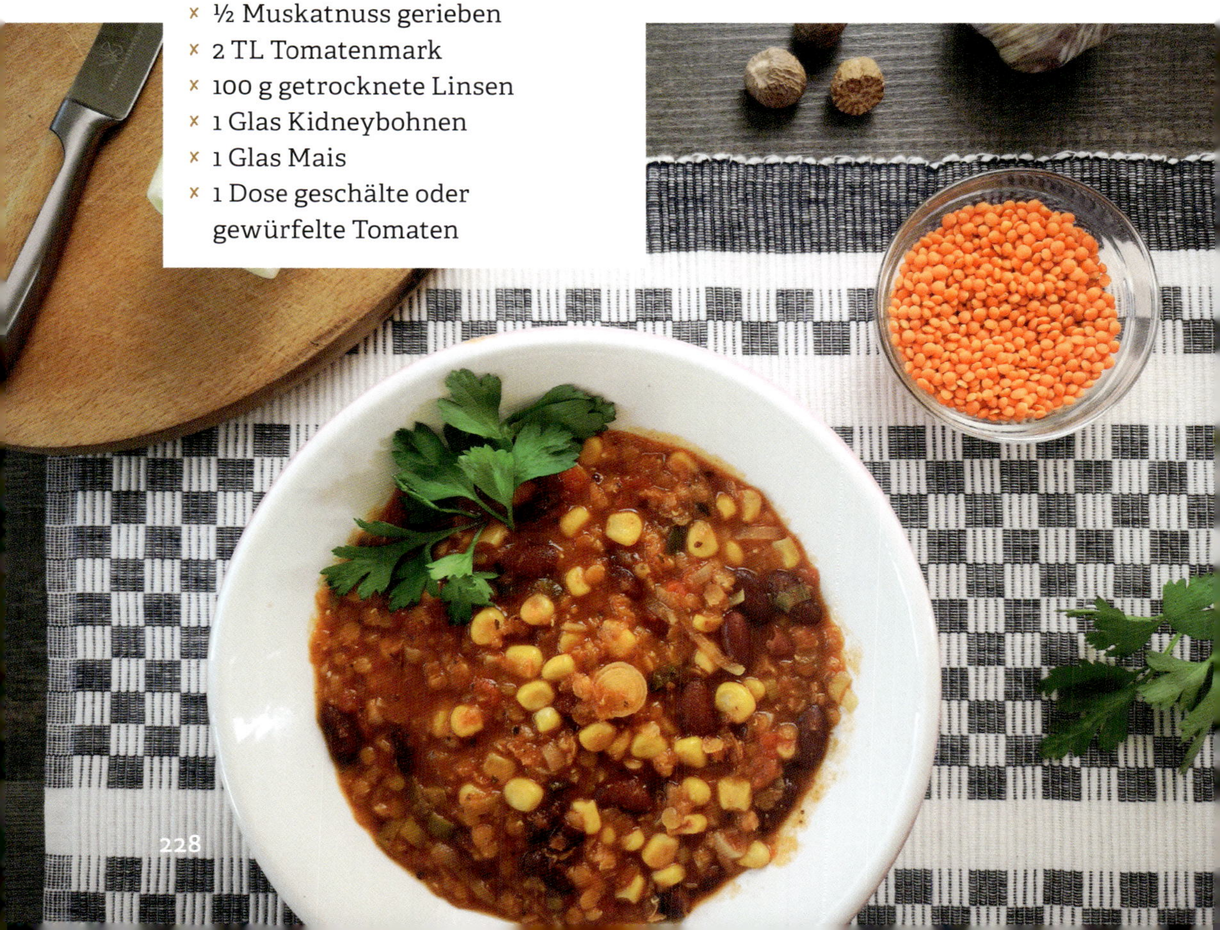

Gemüsereispfanne – mit vielen Varianten

Für 2 Personen:

- 120 g Vollkorn-Basmati-Reis
- 100 ml oder 240 ml Wasser
- ½ Zwiebel
- 4 Gewürznelken
- ¼ Porree
- 1 TL Ingwer (alternativ 1 TL Knoblauch)
- 2 EL Kokosöl
- 350 g Gemüse deiner Wahl (Kürbis, Paprika, Fisolen, Erbsen, Karotten, Fenchel, Champignons, Tomaten ...)
- 100 ml Gemüsebrühe
- 15 g zerkleinerte Cashewnüsse oder andere Nüsse deiner Wahl
- ¼ TL Kurkuma
- Pfeffer
- Steinsalz

Tipp:

Dieses Grundrezept kann beliebig abgeändert werden!

Zubereitung:

1. Reis entweder in einen Topf mit 240 ml oder in den Dampfgarer mit 100 ml gesalzenem Wasser geben. Eine halbe geschälte Zwiebel mit Gewürznelken bespicken und zum Reis geben. Auf dem Herd bei mittlerer Hitze etwa 30 Minuten, im Dampfgarer etwa 60 Minuten köcheln.
2. In der Zwischenzeit Porree, Ingwer (oder Knoblauch) in Öl in einer Pfanne anschwitzen. Das Gemüse klein schneiden und dazugeben. Mit Gemüsebrühe aufgießen und kernig weich köcheln.
3. Den fertigen Reis ohne die mitgekochte Zwiebel untermischen. Mit den Cashewnüssen, Kurkuma und Pfeffer würzen, eventuell noch mit Salz würzen.

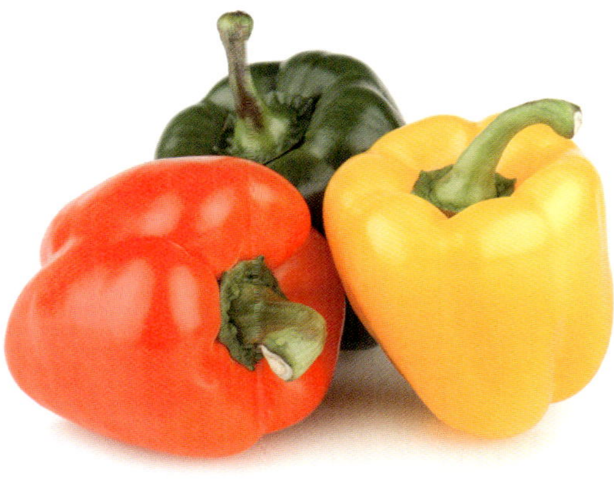

Varianten:

Wer eine Paella-Variante möchte, nimmt als Gemüse Fisolen, Erbsen, Tomaten und Champignons und gibt Oliven, Paprikapulver, Chili, Petersilie und Safran dazu.

Reis mit Wildreis gemischt ergibt eine besonders leckere Variante, auch fürs Auge.

Für die süßsaure asiatische Variante kommen noch etwas klein geschnittene Ananas und Zitronengras dazu und sie wird mit etwas Orangensaft abgelöscht.

Für die indische Variante wird Kokosmilch statt der Gemüsebrühe verwendet. Zusätzlich mit 1 TL Kreuzkümmel, 1 TL Koriander, 1 TL Curry, 1 Prise Chili und 1 Prise Zimt sowie 1 EL Erdnüssen würzen.

Wie verwendet man Zitronengras?

Man kann getrocknetes und anschließend gemahlenes Zitronengras verwenden. Dazu das Zitronengras trocknen lassen und im Mixer fein mahlen. Zitronengras ins Gericht gestreut, verleiht dem Essen eine leicht zitronige Note.

Frisch wird das Zitronengras mit einem harten Gegenstand, z.B. mit einem Messerrücken, weich geklopft. Anschließend in der Mitte auseinanderschneiden, damit das Fruchtmark austreten kann, und mitköcheln lassen. Zum Schluss das Gras wieder entfernen.

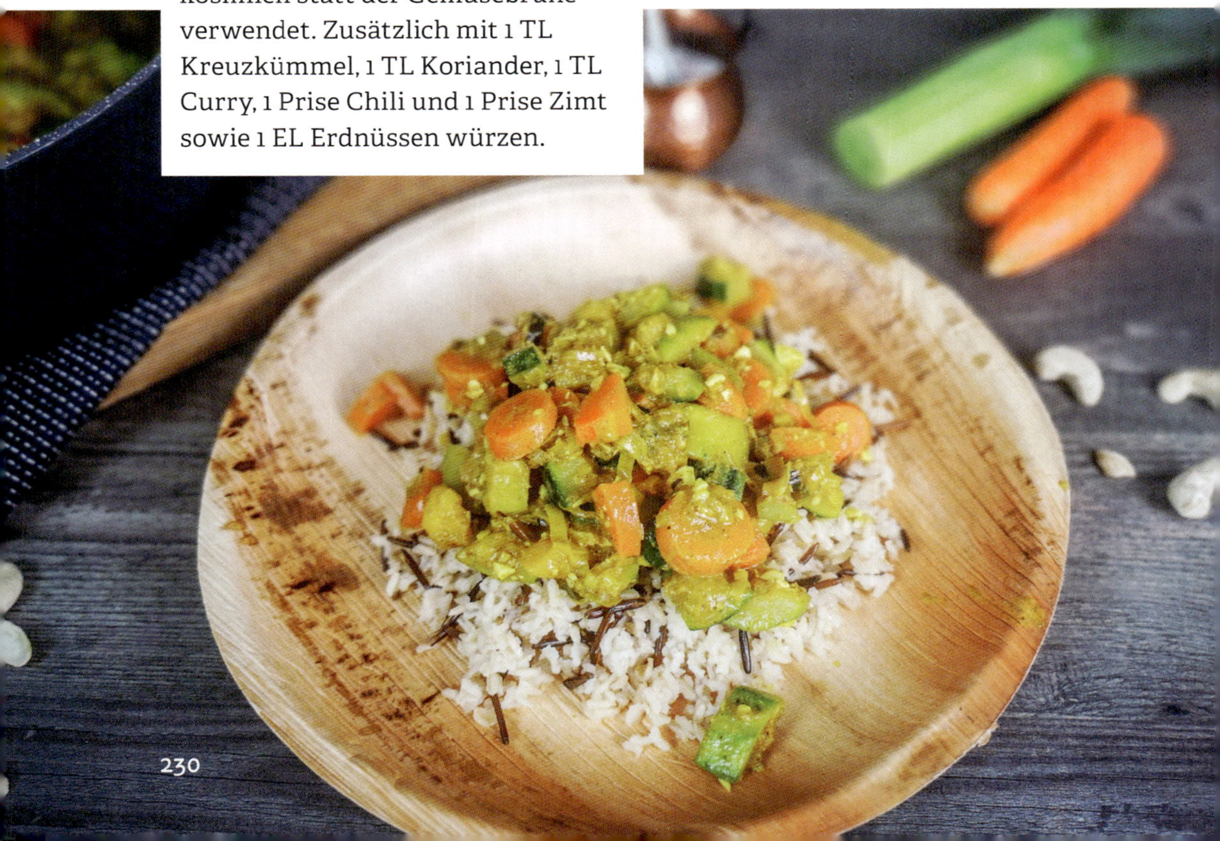

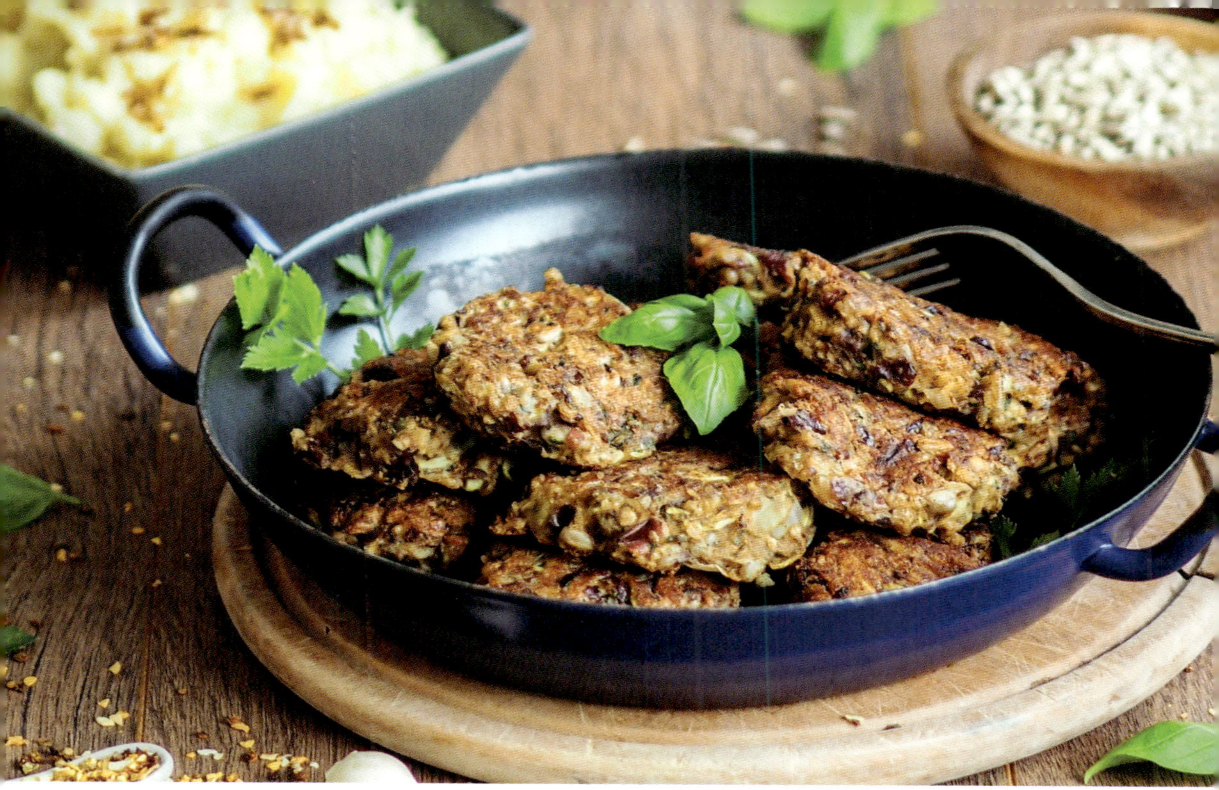

Kidneybohnenlaibchen mit Kartoffelpüree

14 g Eiweiß pro Portion

Für 2 Personen:

- 250 g Kidneybohnen (aus dem Glas)
- 3 TL Leinsamen geschrotet
- 2 EL Olivenöl
- 1 Zwiebel
- 2 Knoblauchzehen
- 2 EL Hirseflocken (optional Haferflocken)
- 2 EL Sonnenblumenkerne
- 2 EL Petersilie geschnitten
- 2 EL Basilikum geschnitten
- 1 TL Wiener Würze (alternativ 1 TL Tamari Sojasauce)
- Prise Zimt
- Prise Kurkuma
- 2 TL basischer Senf (*siehe Rezept Kartoffel-Gurken-Salat Seite 163*)
- ¾ TL Steinsalz
- Pfeffer
- Olivenöl zum Braten der Laibchen

Fürs Püree:

- 400 g gekochte Kartoffeln
- 130 ml Mandeldrink
- Etwas geriebene Muskatnuss
- 1 TL Steinsalz

Zubereitung:

1. Kidneybohnen abgießen, die Flüssigkeit dabei auffangen und den Leinsamenschrot mit etwas Flüssigkeit davon einweichen und zur Seite stellen.
2. Zwiebel und Knoblauch klein schneiden und in Öl anschwitzen. Ein wenig davon zur Seite stellen für das Püree.
3. In der Zwischenzeit die Bohnen mit einer Gabel zerdrücken. Zwiebel und Knoblauch dazugeben und mit den restlichen Zutaten und dem eingeweichten Leinsamenschrot zu einer festen Masse vermischen. Sollte es zu weich sein, noch etwas Hirseflocken hinzufügen. Ist es zu fest, noch etwas Wasser beimengen.
4. Laibchen formen und bei mittlerer Hitze auf jeder Seite etwa 5 Minuten in Olivenöl goldbraun braten.
5. Gekochte, geschälte, noch warme Kartoffeln in einen Topf geben und mit einer Gabel oder einem Stampfer zerdrücken.
6. Etwa 130 ml – am besten vorgewärmten – Mandeldrink, geriebene Muskatnuss und Salz mit dem Stampfer untermengen. Nicht fest schlagen oder quirlen. Das Püree wird sonst zäh.
7. Vor dem Anrichten die gerösteten Zwiebeln auf dem Püree garnieren.

Tipp:

Dazu passt hervorragend grüner Salat.

Die Laibchen schmecken auch kalt zur Jause oder können zur Arbeit mitgenommen werden.

Varianten:

Kokosmilch anstatt dem Mandeldrink verwenden. Schmeckt himmlisch gut, hat aber mehr Kalorien.

Du kannst anstatt der Kidneybohnen auch Bohnen, Kichererbsen, Mais, Linsen, Hirse oder Reis verwenden oder Gemüse fein reiben und daruntermischen.

Bei Verwendung von getrockneten Hülsenfrüchten oder Getreide, diese vorher garkochen.

Lass deiner Fantasie freien Lauf und experimentiere ruhig drauflos.

Schwammerlgulasch

Für 2 Personen:

- 300 g Kartoffeln
- 1 Zwiebel
- 3 EL Rapsöl
- 250 g Schwammerl deiner Wahl (Kräuterseitlinge, Champignons, Steinpilze, Eierschwammerl ...)
- 1,5 EL Kartoffelmehl
- 300 ml Wasser
- 4 EL Zitronensaft
- 1 Bund Petersilie
- 1 EL Cashewmus oder gemahlene Cashewkerne
- 1 EL Schwammerlpulver
- 100 ml Sojarahm oder Cuisine
- 2 TL Tamari (Sojasauce)
- Steinsalz
- Pfeffer

Schwammerlpulver:

Schwammerlpulver macht das Gulasch noch geschmacksintensiver.

Zubereitung des Schwammerlpulvers:

» Entweder getrocknete Schwammerl im Mixer mahlen oder, wenn keine getrockneten Schwammerl zur Hand sind, einfach um 50 g mehr Pilze nehmen und im Mixer oder mit dem Pürierstab etwas klein hacken.

Zubereitung:

1. Kartoffeln extra kochen.
2. Zwiebel klein schneiden und in Öl anschwitzen. Schwammerl klein schneiden und dazugeben, mitschwitzen, mit Kartoffelmehl stauben und mit Wasser ablöschen. Den Zitronensaft, fein gehackte Petersilie, Cashewmus, Schwammerlpulver, Sojarahm und Tamari zugeben und etwa 15 Min. köcheln.
3. Zum Schluss salzen und pfeffern und eventuell mit etwas Zitronensaft abschmecken. Dazu die Kartoffeln servieren.

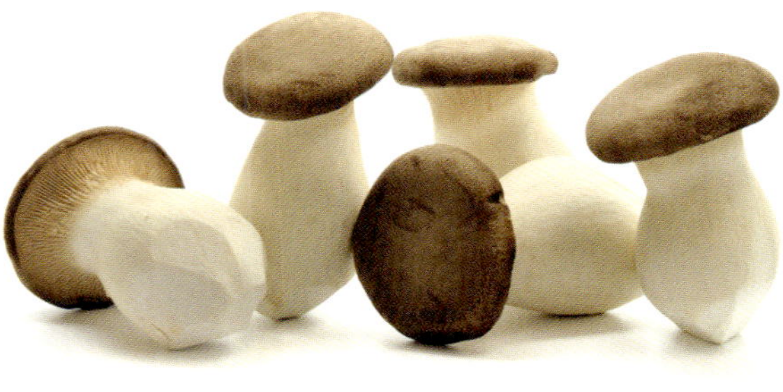

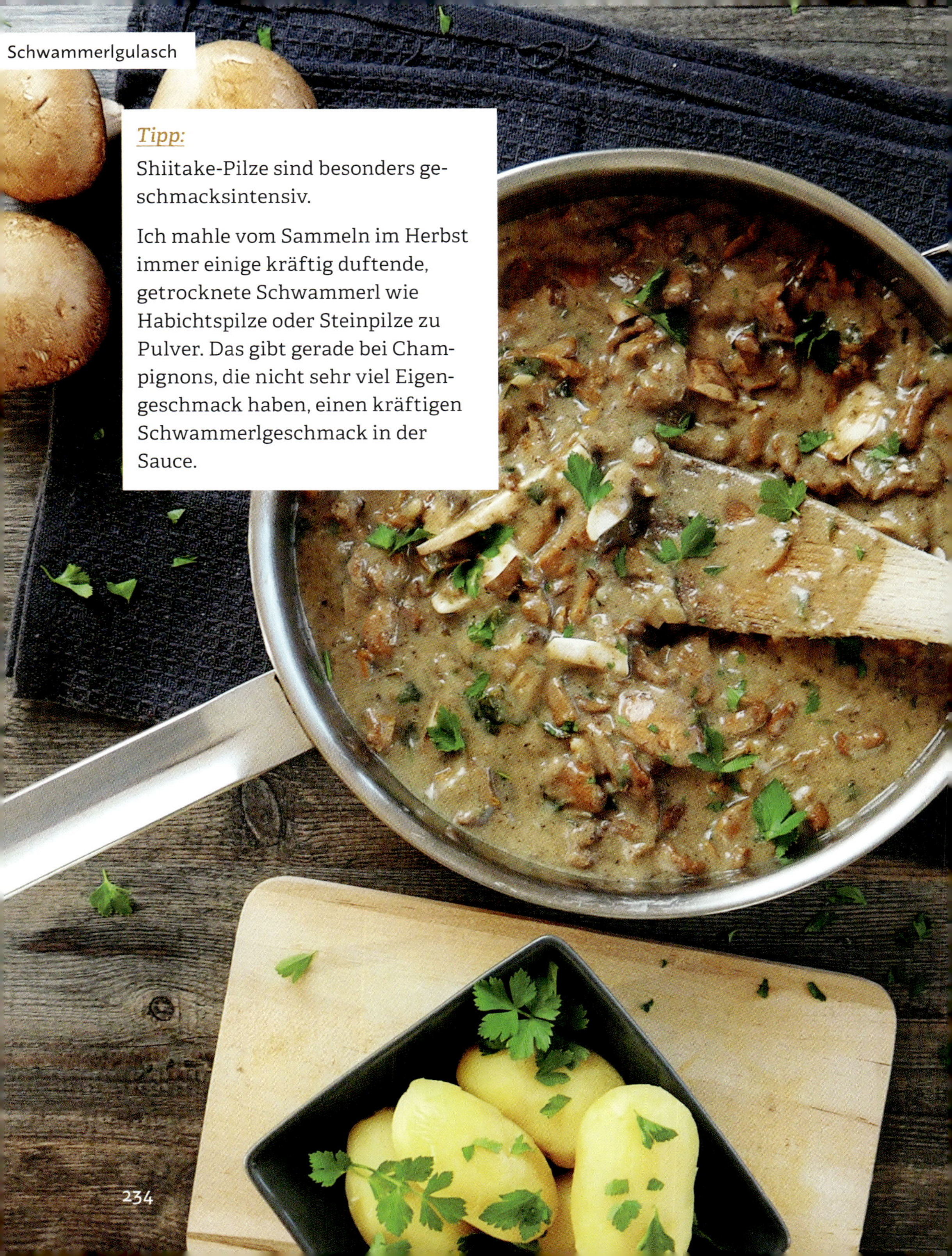

Tipp:

Shiitake-Pilze sind besonders geschmacksintensiv.

Ich mahle vom Sammeln im Herbst immer einige kräftig duftende, getrocknete Schwammerl wie Habichtspilze oder Steinpilze zu Pulver. Das gibt gerade bei Champignons, die nicht sehr viel Eigengeschmack haben, einen kräftigen Schwammerlgeschmack in der Sauce.

Chiapudding mit Mangomus

auch perfekt zum Frühstück

Für 2 Personen:

Für den Chiapudding:

- 6 EL Chiasamen
- 300 ml Kokos-Reis-Drink
- ¼ TL Zimt
- 1 Prise Vanille

Für das Mangomus:

- 1 Mango

Zubereitung:

1. Alle Zutaten außer der Mango für den Chiapudding vermischen und im Kühlschrank etwa 2 Stunden ziehen lassen Dazwischen gelegentlich umrühren, damit die Chiasamen gleichmäßig quellen.
2. Die Mango schälen und im Mixer zu einem Mus mixen. Es tut's auch ein Pürierstab.
3. Nach den 2 Stunden den Chiapudding aus dem Kühlschrank holen und abwechselnd mit dem Mangomus in 2 Gläser schichten. Mit Zimt und Nüssen bestreuen.

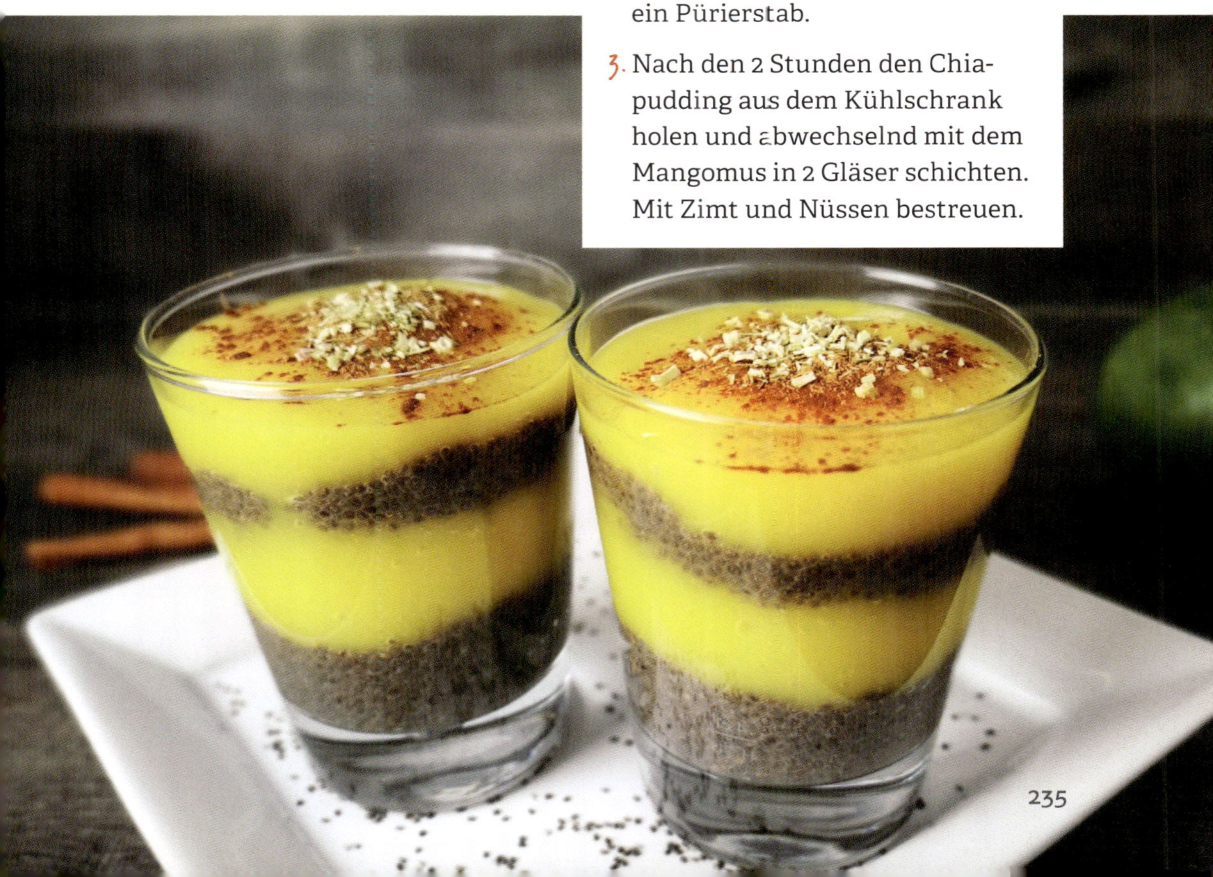

Kokos-Nuss-Bällchen

Ergibt etwa 12 Kugeln:

- 50 g Macadamianüsse
- 3 EL Reissirup
- ¼ TL Vanille
- 20 g Kokosflocken
- 10 g Kakaobutter

Tipp:

Diese Nachspeise eignet sich auch für Personen, die auf Histamin empfindlich reagieren.

Zubereitung:

1. Die Nüsse klein mixen, Reissirup, Vanille und Kokosflocken hinzufügen.
2. Kakaobutter sanft erwärmen, bis sie flüssig ist, und zu der Masse hinzugeben.
3. Nun zu kleinen Kugeln formen und in Kokosflocken wälzen. Im Kühlschrank aufbewahren.

Bananenmuffins

Zutaten für etwa 10–12 Muffins:

- 2 Bananen
- 50 g Mandeln
- 200 g Buchweizenmehl
- 2 TL Zimt
- 180 ml Mandeldrink
- 50 g Kokosöl
- 100 g Apfelsüße
- 1 TL Apfeldicksaft
- 2 EL Birkenzucker
- 1 TL Natron
- 2 EL Apfelessig naturtrüb
- Vanille

Zubereitung:

1. Backofen auf 170 °C Umluft vorheizen.
2. Bananen zerdrücken, Mandeln fein hacken, die restlichen Zutaten in einer Schüssel vermengen und die Bananen und Mandeln anschließend unterheben.
3. Den Teig in Muffin-Förmchen geben und etwa 40 Minuten im Rohr backen. Mit einer Gabel prüfen, ob sie fertig sind. Wenn nichts mehr an der Gabel kleben bleibt, können sie aus dem Rohr.

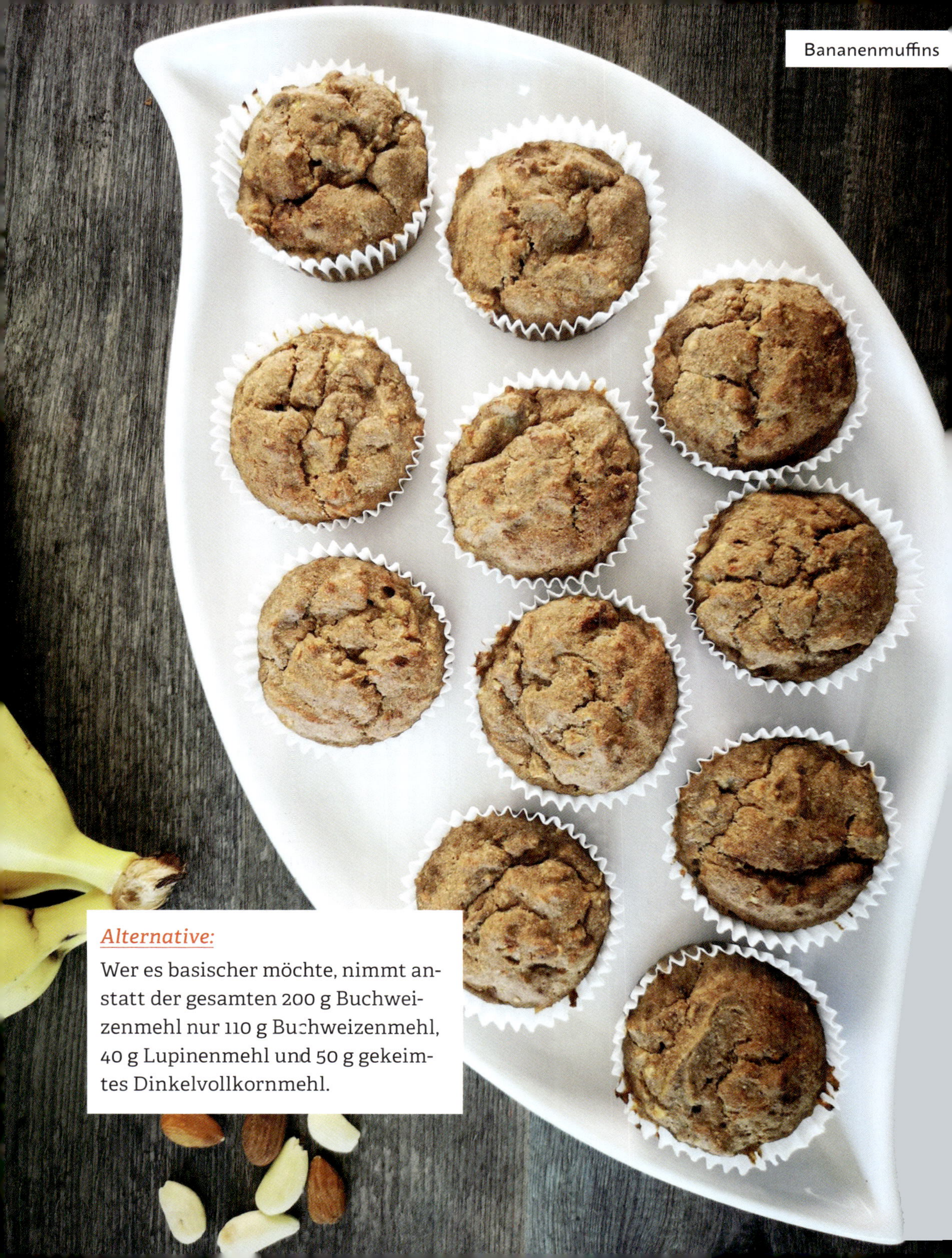

Alternative:

Wer es basischer möchte, nimmt anstatt der gesamten 200 g Buchweizenmehl nur 110 g Buchweizenmehl, 40 g Lupinenmehl und 50 g gekeimtes Dinkelvollkornmehl.

Schoko-Bananencreme

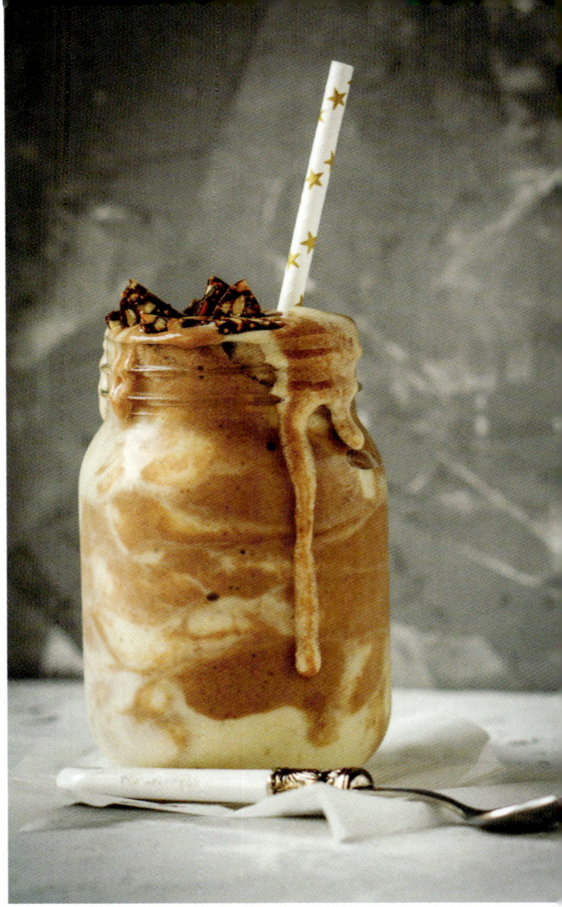

Für 2 Personen:

- 2 Bananen
- 2 EL Erdnussmus
- 20 ml Kokosdrink oder Kokosmilch
- 2 EL Rohkakao oder 3 EL Carob
- 1 EL Dattelsirup

Zubereitung:

» Alle Zutaten mit dem Pürierstab zu einer sämigen Masse mixen.

Tipp:

Die Creme schmeckt auch wunderbar gefroren als Eis. Einfach in Behälter füllen und ab in die Gefriertruhe.

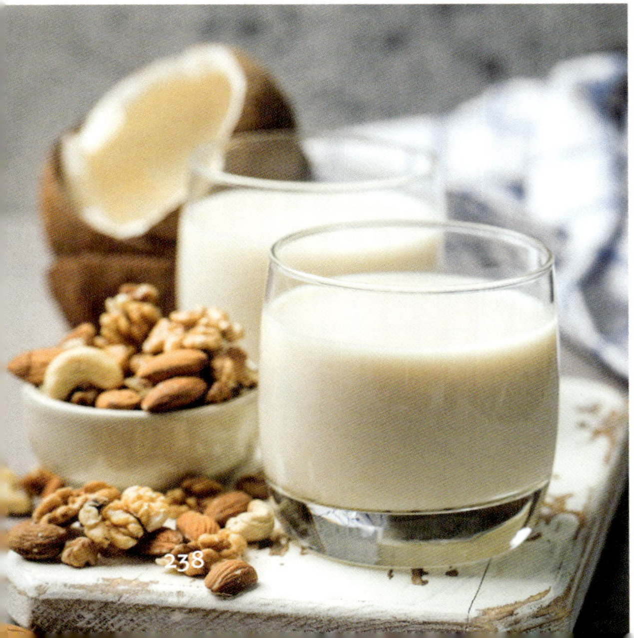

Weißer Kokosnussshake

Für 2 Personen:

- 400 ml Kokosdrink
- 2 EL Kokosflocken
- 3 EL Kokosblütenzucker
- 20 g Haselnüsse

Zubereitung:

» Alle Zutaten im Mixer verrühren.

Schoko-Nuss-Kugeln

Ergibt etwa 10 Kugeln:

- 50 g Walnüsse
- 6 Stück Datteln
- 2 gestrichene TL Rohkakao
- ¼ TL Vanille
- 5 g Kakaobutter

Tipp:

Nüsse sind Hirnnahrung, eiweißreich und sättigen sehr gut, sind aber auch kalorienreich. Bei 3 Kügelchen sollte der Heißhunger gestillt sein.

Zubereitung:

1. Die Nüsse klein mixen.
2. Die Datteln ganz klein schneiden, mit den Nüssen, dem Rohkakao und der Vanille vermengen.
3. Kakaobutter sanft erwärmen, bis sie flüssig ist, und zu der Masse hinzugeben.
4. Nun zu kleinen Kugeln formen und etwas in Kakao wälzen. Im Kühlschrank aufbewahren – bei Verlangen nach Süßem.

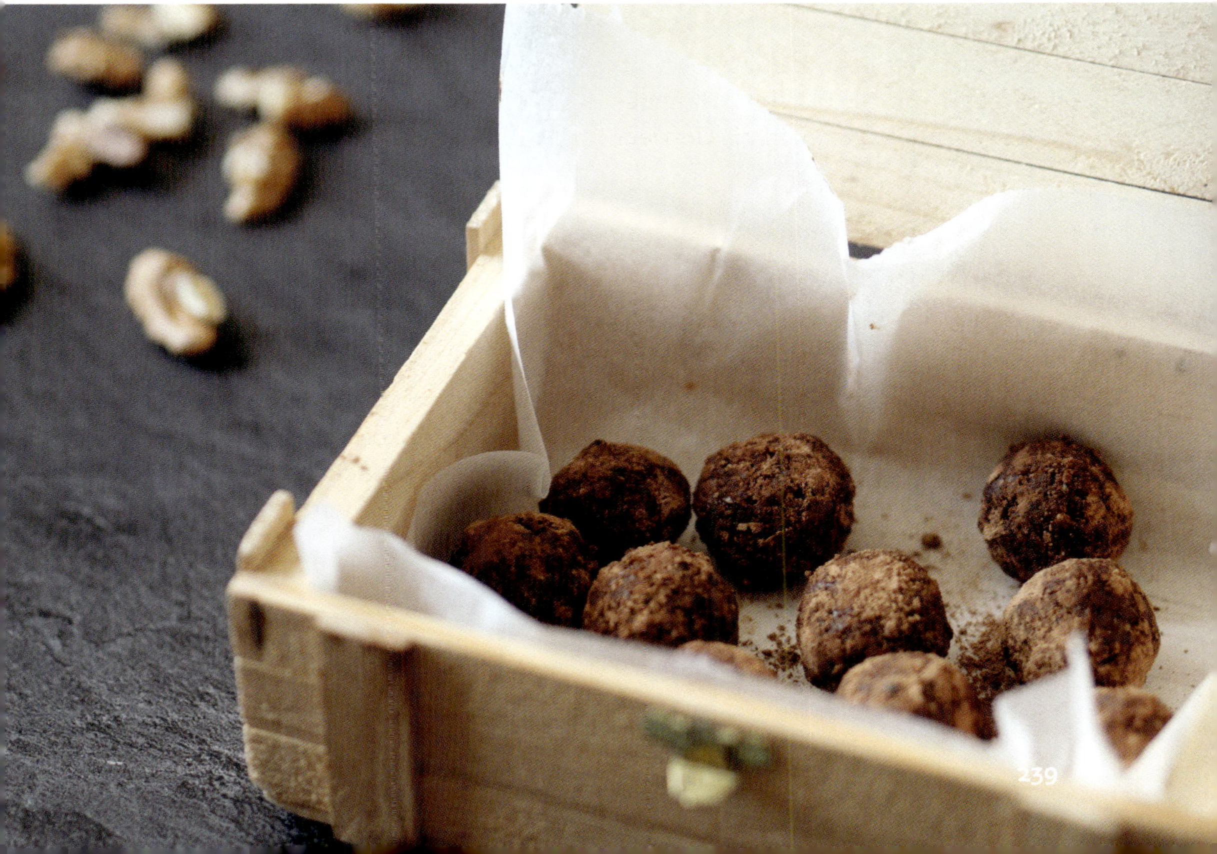

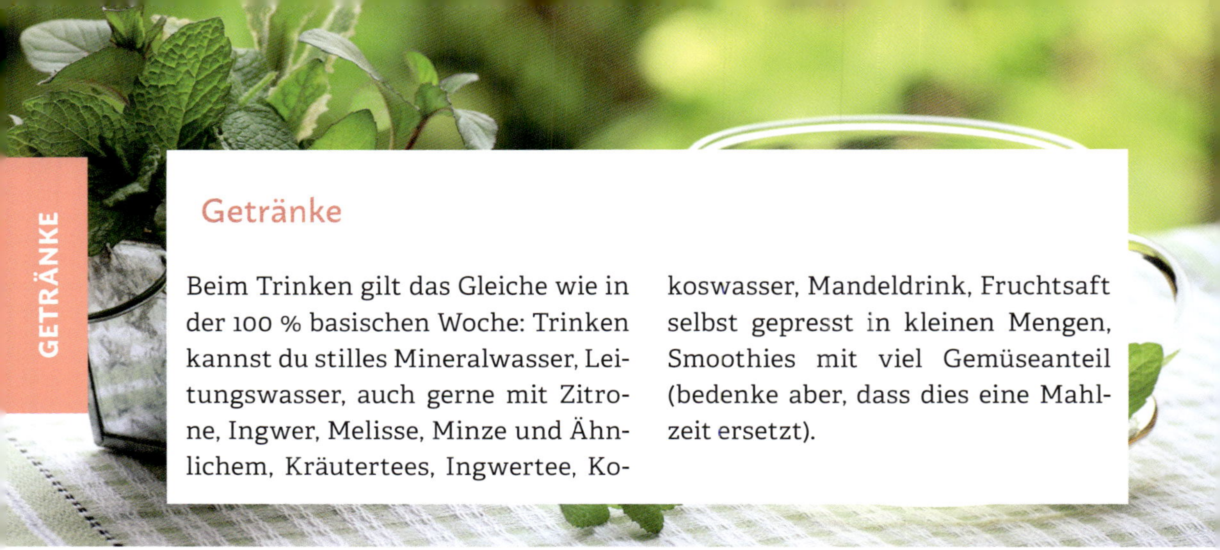

Getränke

Beim Trinken gilt das Gleiche wie in der 100 % basischen Woche: Trinken kannst du stilles Mineralwasser, Leitungswasser, auch gerne mit Zitrone, Ingwer, Melisse, Minze und Ähnlichem, Kräutertees, Ingwertee, Kokoswasser, Mandeldrink, Fruchtsaft selbst gepresst in kleinen Mengen, Smoothies mit viel Gemüseanteil (bedenke aber, dass dies eine Mahlzeit ersetzt).

Wenn's mal schnell gehen muss und für zwischendurch

- Für morgens ein paar Tropfen Zitrone, eine Handvoll Nüsse und 2 Blätter Basilikum. Damit kommt der Stoffwechsel in Schwung.
- Ein Gemüse-/Obstsmoothie ist schnell gemixt oder gibt's auch in größeren Supermärkten (auf Inhaltsstoffe achten und Zusatzstoffe vermeiden).
- Obst zwischendurch geht immer.
- Bei den Frühstücksrezepten findest du eine Menge Brotaufstriche. Sie sind ideal für die Jause, für unterwegs oder als einfache Mahlzeit.
- Esskastanien und Studentenfutter habe ich praktisch immer dabei.
- Eine Handvoll Nüsse rettet den Nachmittag, wenn's mal wieder länger dauert in der Firma. Nüsse sind sehr eiweißreich, aber auch fettreich und sättigen daher gut.
- Eine Tasse heiße Suppe nur mit einem Gemüsebrühwürfel schmeckt lecker und nimmt den Hunger.
- Auch Eingelegtes, wie Apfelmus oder Kirschenkompott, ist eine schnelle Alternative.
- Es gibt schon gute Kokosmilchfruchtjoghurts bei größeren Supermärkten.
- Ein paar Oliven oder Datteln helfen auch gut über die Runden.

- Es spricht auch nichts gegen ein weizenfreies Vollkorngebäck und einen Gemüseaufstrich aus dem Supermarkt, solange der Aufstrich zusatzstofffrei ist.

- Warum nicht mal ein Müsli zu Mittag oder am Abend.

- Mittags oder abends am besten größere Portionen vorkochen und einen Teil davon einfrieren, dann ist das Essen im Dampfgarer oder im Topf schnell aufgewärmt. Oder im Kühlschrank aufbewahren und abends oder am nächsten Tag nochmal aufwärmen.

- Nudeln kochen und fertiges Pesto oder Tomatensauce aus dem Glas drüber.

- Die vegane Eierspeise ist innerhalb von 20 Minuten, das Gemüsecurry, das Chili- und das Ofengemüse in 30 Minuten essbereit.

- Eine Portion Salat ist schnell geschnitten und mariniert. Darüber noch ein Glas Bio-Bohnen, Fisolen oder Erbsen. Karotten, Mais oder ein weizenfreies Vollkornbrot oder -gebäck dazu.

- Fertige Falafel gibt es in Reformhäusern (auf die Inhaltsstoffe achten). Diese eignen sich hervorragend als Fingerfood, auch mit Sauce oder über den Salat. Eingefroren sind sie schnell aufgetaut und ideal als Ergänzung für Reste vom Vortag oder über den Salat für eine schnelle Mahlzeit. Zudem eiweißreich und sättigend.

- Fertige Gemüseaufstriche und Hummus ohne Zusatzstoffe finden sich immer öfter in den Kühlregalen. Zwergenwiese, Hiel und Soyana kann ich empfehlen. Dazu ein Dinkelvollkornweckerl.

- Energiekugeln und ein Glas Reis-Kokos-Drink oder eine Tasse Kräutertee anstatt dem Nachmittagskaffee und der Torte.

- Zur Not gehen auch Baked Beans, fertige Lupinenlaibchen oder Gemüselaibchen, Fertiggerichte aus der Dose von Amy's Kitchen oder Alnatura, alle ohne Zusatzstoffe. Es kommen auch immer neue Anbieter mit guten Produkten auf den Markt. Hier muss man leider immer wieder die Inhaltsstoffe auf der Rückseite checken.

WIE GEHT'S NUN WEITER

Wenn du Gefallen an der gesunden Lebensweise gefunden hast und du spürst, wie gut dir das neue Essen und Wohlgefühl tut, dann wiederhole für den Anfang einfach die Rezepte oder wandle sie etwas ab. Du kannst auch ruhig noch 1 bis 2 Wochen die rein basischen Rezepte weiter kochen und zusehen, wie die Kilos purzeln und es dir gut dabei geht.

Du findest auch eine Menge Alternativen bei den Rezepten. Du weißt jetzt, welche Lebensmittel gut für dich sind, und kannst sämtliche Rezepte abwandeln. Sei erfinderisch und probiere einfach mal eigene Rezeptideen, stöbere im Internet nach neuen Rezepten oder schau auf meiner Webseite *www.basenreich.at* nach. Ich stelle immer wieder neue Rezepte ein. Wenn du den Newsletter abonnierst, bleibst du auf dem Laufenden.

Unter dem Kapitel **Welche Lebensmittel und Getränke sind erlaubt?** findest du eine gute Orientierungshilfe zu den Lebensmitteln, sortiert nach basischen Lebensmitteln und guten Säurebildnern.

Orientiere dich dabei immer nach der 80-zu-20-Regel oder iss zumindest mehr als 50 % basisch, dann bist du auf dem richtigen Weg.

Wenn dir das alles zu anstrengend ist, dann nutze die neu gewonnenen Erfahrungen und nimm dir ein Stück Veränderung mit auf den Weg, eine zumindest um ein Stückchen gesündere und bewusstere Ernährungs- und Lebensweise. Denke daran, jeder Schritt ist besser als kein Schritt!

Überleg dir

- Wie habe ich mich in der Zeit gefühlt?
- Was hat mir besonders gutgetan?
- Was ist mir besonders leichtgefallen?
- Was habe ich gelernt?
- Was möchte ich beibehalten?

Du kannst dich gern jederzeit von mir weiter coachen lassen. Auf meiner Webseite *www.basenreich.at* findest du weitere Infos.

Ich freue mich, wenn ich dir zu einem neuen Lebensgefühl verhelfen konnte!

SACHREGISTER

A
abnehmen 18, 59, 60, 137
Acrolein 46
Alkohol 23, 31, 51, 55, 61, 88, 101, 136
Aminosäure 23, 30, 35
Ausdauersport 58, 84, 85, 189
Autogenes Training 83

B
Ballaststoffe 15, 17, 19, 20, 32, 33, 34, 66, 88, 89, 90, 91, 92, 108, 110, 117
Basen 10, 11, 14, 15, 18, 20, 21, 22, 23, 24, 25, 27, 28, 29, 34, 36, 54, 58, 61, 62, 71, 76, 77, 81, 87, 89, 92, 94, 98, 99, 100, 101, 102, 137, 189, 190, 246
Basenbad 81, 87
Basenfasten 137
Basengehalt 29
Basenlieferanten 54, 92, 94
basenreich 11, 14, 15, 21, 28, 60, 71, 91, 92, 100, 120, 134, 173, 190, 242
Basen-Säure-Anteil 15, 77
Basics 118, 151
basisch 14, 89
Bauchspeicheldrüse 24, 34, 61, 106, 108, 109, 154
Bentonit 79
Bewegung 18, 20, 58, 60, 61, 71, 84, 85, 86, 87, 133, 146
Bewegungseinheit 60, 75
Bewegungsmangel 23, 31
Bewegungsübungen 86
Bindegewebe 28
Bittersalz 77, 78, 139, 147
Blutdruck 27, 30, 41, 43, 53, 54
Bluthochdruck 28, 61
Blutzucker 33, 109
Blutzuckerachterbahn 17, 34, 67, 108, 154
Blutzuckerspiegel 34, 66, 108
Brot 192
B-Vitamine 47, 67

C
Cholesterin 30, 41, 42, 43, 54, 79, 93
Cholesterinspiegel 34, 247
Cholesterinwert, hoch 30, 41

D
Dampfgarer 122, 123
Darm 27, 30, 33, 77, 78, 79, 90, 108, 109, 136, 192, 203, 245
Darmreinigung 77, 78, 87

E
Eiweiß 22, 30, 32, 35, 36, 37, 40, 60, 64, 75, 90, 93, 102, 114, 121, 123, 134, 173, 193, 194, 203, 210, 212, 215, 216, 219, 220, 222, 228, 231
Entgiftung 76, 80, 81, 84, 139, 141, 143, 145, 246
entsäuern 76
Entsäuerung 28, 76, 77, 86, 87
entschlacken 26, 89
Enzyme 19, 30, 47, 49, 55, 56, 79, 102, 110, 126, 127
Ernährungsumstellung 2, 72, 76, 86, 124

F
fermentieren 50, 91
Fette 17, 23, 26, 30, 32, 34, 41, 42, 43, 45, 46, 48, 60, 61, 85, 90, 102, 120, 121, 122, 153, 199
Fettleber 102, 108
Fettsäuren 30, 41
Fettsäuren, gesättigt 30, 41, 42
Fettsäuren, ungesättigt 41, 42, 43, 93
Fruchtzucker 108
Fructose 33, 106, 108, 109
Fructoseanteil 61, 106, 107, 109, 153, 154

G
Gelenkbeschwerden 27, 61
Gemüse, fermentiert 50
Giftstoffe 80, 81, 87, 134, 136
Glaubersalz 77, 78, 139, 147
Glucose 106, 108
Gluten 115
Glutenanteil 109
Glykämischer Index 67, 106, 107, 108, 109

H
Harnsäure 21, 31, 100, 108
Haushaltszucker 17, 33, 101, 102, 106, 108
Haut 24, 29, 58, 62, 81, 85, 167, 176
Heilerde 79, 81, 139, 140, 141, 142, 143, 144, 145, 147, 148, 149, 150
Heilreaktionen 87
Herz-Kreislauf-System 84
Hilfsstoffe 67
Hülsenfrüchte 34, 36, 37, 40, 55, 66, 70, 88, 92, 93, 99, 110, 118, 119, 121, 123, 152, 232
Hürden 64

I
Immunsystem 27, 43, 53, 55, 58, 62, 79, 180
Inhaltsstoffe 19, 66, 68, 104, 107, 112, 113, 134, 199, 240, 241
Insulin 33, 34, 102, 109
Insulinspiegel 59

K
Kalzium 59, 104, 172
keimen 18, 49, 93, 110, 115, 121, 135, 151, 192
Ketchup 179
Kinder 64, 65, 66, 87, 119, 128
Klimaschutz 63, 116
Kohlenhydrate 16, 32, 33, 34, 60, 61, 85, 102
185
Selbst herstellen 124
Kräutertee 71, 88, 91, 97, 118, 151, 188, 190, 240, 241
Küchengeräte 126

L
Leber 25, 27, 29, 30, 58, 61, 80, 88, 102, 106, 108, 109, 153, 154
Leberbelastung 153

Leberwickel 80, 87, 139, 140, 141, 142, 143, 144, 145
Lunge 24, 25, 29, 58, 85

M

Makronährstoffe 20, 32, 61, 99
Manuka Honig 107
Margarine 46, 118, 199
Mikronährstoffe 15, 32, 47, 61, 66, 110, 121
Mineralstoffe 15, 16, 17, 18, 19, 20, 25, 28, 30, 31, 32, 49, 53, 54, 59, 66, 67, 76, 89, 90, 91, 92, 102, 105, 108, 109, 110, 121, 128, 134, 153, 154
Mixer 127
Motivation 75

N

Nährstoffe 16, 17, 18, 26, 30, 31, 32, 33, 55, 67, 92, 110, 119, 134, 189, 192
Nährstoffverluste 31
neutrale Nahrungsmittel 98
Niere 24, 25, 27, 29, 30, 58, 85, 91

O

Öle 43, 90, 93, 98, 103
Ölziehen 79, 80, 139, 140, 141, 142, 143, 144, 145, 147, 148, 149, 150
Omega 3 17, 42, 43, 44, 45, 46, 90, 93, 247
Omega 6 43, 44, 45, 46, 90, 93
Omega 9 42, 45, 93

P

Pflanzenstoffe, sekundär 15, 19, 32, 54, 66, 76, 88, 89, 90, 91, 110, 126, 127
pH-Wert 24, 27, 31
Phytinsäure 54, 110, 121, 152, 192
Protein 26, 35, 36, 123, 246
Pufferkapazität 29
Purin 21, 31, 45

R

Rahm, vegan 221
Rauchen 23, 31, 41
Restaurant 70
Ruhe 16, 18, 73, 75
Rührei, vegan 222

S

Säfte 154
Salz 20, 78, 104, 105, 110, 115, 120
Sattmacher-Woche 138
Sauerkrautsaft 78, 140, 142, 144
Sauna 58, 81
Säure-Basen-Gleichgewicht 10, 14, 20, 22, 23, 25, 34, 36, 58, 189
Säure-Basen-Tabelle 11, 18, 61, 89, 92, 94, 98, 99, 101, 190
Säure-Basen-Verhältnis 18, 21, 22, 77, 246
Säurebildner 13, 18, 20, 61, 69, 92, 93, 94, 99, 100, 101, 102, 123, 124, 189, 190, 192, 207, 242
Säurebildner, gute 18, 61, 92, 93, 94, 99, 102, 123, 124, 189, 190, 192, 207, 242
Säurebildner, schlechte 13, 20, 69, 92, 100, 101, 102
Säurefallen 29, 30
Säurehaushalt 29
Säuren 10, 11, 14, 15, 18, 20, 21, 22, 23, 24, 25, 27, 29, 30, 34, 36, 47, 53, 54, 56, 58, 61, 62, 71, 74, 76, 77, 79, 81, 85, 89, 92, 94, 98, 99, 100, 101, 102, 189, 190, 246
Säurestatus 28
Schlacken 27, 58, 76
Schüßler Salze 87
Sport 19, 31, 58, 61, 84, 85, 87, 141, 142, 143, 144, 146
Spurenelemente 19, 53, 54, 89, 92, 104, 105, 109, 110
Stoffwechsel 20, 23, 25, 34, 47, 49, 53, 55, 58, 62, 91, 92, 102, 110, 240
Stoffwechselfunktion 25
Stoffwechselvorgänge 47, 62
Stress 20, 23, 31, 43, 73, 74, 82, 136
Suppen-Salat-Woche 146

T

Telomere 82, 247
Transfette 45, 46, 153

U

Übergewicht 25, 30, 34, 41, 61
Übersäuerung 10, 21, 22, 27, 28, 56, 85, 246
unterwegs 68, 118, 151, 153, 156, 160, 171, 190, 191, 240

V

Verstoffwechslung 30, 54, 100, 102
Vitalstoffe 15, 16, 33, 89, 90, 91, 102, 109, 110, 122, 152, 189
Vitamin A 48, 153
Vitamin B 48, 49, 89
Vitamin B12 45, 47, 50, 51, 52
Vitamin C 21, 47, 48, 53, 67, 172, 247
Vitamin D 42, 47, 48, 84, 153
Vitamine 15, 16, 17, 18, 19, 20, 28, 30, 31, 32, 47, 48, 49, 53, 54, 66, 67, 76, 89, 90, 91, 92, 102, 104, 109, 110, 120, 121, 122, 127, 128, 134, 153, 154
Vitamin E 48, 153
Vitamin K 48, 153, 172

W

Weizen 17, 67, 69, 70, 74, 88, 99, 101, 109, 192, 245, 246

Y

Yaconsirup 108
Yogaübungen 83

Z

Zeolith 79, 87, 139, 140, 141, 142, 143, 144, 145, 147, 148, 149, 150
Zucker 17, 23, 34, 59, 61, 67, 69, 74, 88, 95, 97, 98, 99, 101, 102, 105, 106, 108, 109, 111, 113, 118, 123, 151, 190, 199
Zusatzstoffe 16, 17, 19, 23, 29, 54, 55, 67, 68, 74, 98, 99, 104, 118, 119, 122, 134, 151, 181, 187, 190, 216, 240, 241

EMPFEHLENSWERTE LITERATUR

- Buchinger, Andreas (2018). Buchinger Heilfasten. Mein 7-Tage-Programm für zu Hause. Stuttgart: TRIAS Verlag
- Campbell Colin T./Campbell Thomas M. (2015). China Study. Pflanzenbasierte Ernährung und ihre wissenschaftliche Begründung. Bad Kötzting: Verlag Systemische Medizin AG
- Davis, William (2013). Weizenwampe. Warum Weizen dick und krank macht. München: Wilhelm Goldmann Verlag
- Elmadfa, Ibrahim/Leitzmann, Claus (2019). Ernährung des Menschen. Stuttgart: Utb GmbH
- Enders, Giulia (2018). Darm mit Charme. Alles über ein unterschätztes Organ. Berlin: Ullstein Verlag
- Fischer, Elisabeth (2013). Heilsames Basenfasten für Berufstätige. 120 Genussrezepte. Mit Wochenplänen und Einkaufslisten. Wien: Kneipp Verlag
- Fließer, Margarethe/Zausnig, Karin (2010). Bauch gut. Alles gut. Heilsam kochen für die ganze Familie. Treffling: Freya Verlag
- Fürstler, Angelika (2017). Sprossen & Mikrogrün. Die ultimativen Superfoods aus dem eigenen Küchengarten. Freiburg: Hans-Nitsch-Verlag
- Greger, Michael (2019). DAS HOW NOT TO DIE KOCHBUCH. Über 100 Rezepte, die Krankheiten vorbeugen und heilen. Kandern: Unimedica im Narayana Verlag
- Greger, Michael (2016). HOW NOT TO DIE. Entdecken Sie Nahrungsmittel, die Ihr Leben verlängern und bewiesenermaßen Krankheiten vorbeugen und heilen. Kandern: Unimedica im Narayana Verlag
- Lützner, Hellmut (2013). Wie Neugeboren durch Fasten. München: Gräfe und Unzer Verlag
- Rittenau, Niko (2018). Vegan-Klischee ade! Wissenschaftliche Antworten auf kritische Fragen zu veganer Ernährung. Mainz: Ventil Verlag UG
- Rittenau, Niko/Copien, Sebastian (2020). Vegan-Klischee ade! Das Kochbuch. München: Dorley Kindersley Verlag
- Wacker, Sabine (2015). Basenfasten für Eilige. Das 7-Tage-Erfolgsprogramm. Stuttgart: TRIAS Verlag

QUELLENVERZEICHNIS

Basenreich leben – so geht's

1 Davis, W. (2013). Weizenwampe. Warum Weizen dick und krank macht. München: Wilhelm Goldmann Verlag, 9ff.

2 Grimm, H-U. (2011). Die Ernährungslüge. Wie uns die Lebensmittelindustrie um den Verstand bringt. München: Droemer Verlag, 13.

Übersäuerung und das Säure-Basen-Verhältnis

3 Elmadfa, I./Leitzmann, C. (2015). Ernährung des Menschen. Stuttgart: Eugen Ulmer KG, 21ff.

4 Elmadfa, I. (2015). Ernährungslehre. Stuttgart: Eugen Ulmer KG, 249f

5 https://www.chemie.de/lexikon/PH-Wert.html [Stand: 2020-08-20].

6 Elmadfa, I. (2015). Ernährungslehre. Stuttgart: Eugen Ulmer KG, 39.

7 Rehner, G./Daniel H. (2010). Biochemie der Ernährung. Heidelberg: Spektrum Akademischer Verlag, 268.

8 https://de.statista.com/statistik/daten/studie/327830/umfrage/anteile-chemischer-elemente-am-menschlichen-koerper-nach-gewicht-und-menge-der-atome/ [Stand: 2020-08-22].

9 Elmadfa, I./Leitzmann, C. (2015). Ernährung des Menschen. Stuttgart: Eugen Ulmer KG, 34.

10 Treutwein, N. (1998). Übersäuerung. Das Selbsthilfe-Programm. München: Südwest Verlag, 33.

11 Han E et al. (2016). Association between dietary acid load and the risk of cardiovascular disease: nationwide surveys (KNHANES 2008-2011), Cardiovascular Diabetology, 15(1):122, (Zusammenhang zwischen ernährungsbedingter Säurelast und dem Risiko auf Kardiovaskuläre Krankheiten: landesweite Umfragen (KNHANES 2008-2011))

12 Minich, DM./Bland, JS. (2007). Acid-alkaline balance: role in chronic disease and detoxification. Altern Ther Health Med., 13(4):62-5. (Säure-Basen-Balance: Rolle bei chronischen Erkrankungen und Entgiftung.)

13 Elmadfa, I. (2015). Ernährungslehre. Stuttgart: Eugen Ulmer KG, 40

14 Giovannucci E. et al. (2016). Association of Animal and Plant Protein Intake With All-Cause and Cause-Specific Mortality. JAMA Internal Medicine. (Zusammenhang zwischen dem Verzehr tierischen und pflanzlichen Proteins und der Gesamtsterblichkeit sowie der ursachenspezifischen Sterblichkeit).

15 Choi, H. K./Liu, S./Curhan, G. (2005). Intake of Purine-Rich Foods, Protein, and Dairy Products and Relationship to Serum Levels of Uric Acid: the Third National Health and Nutrition Examination Survey. Arthritis Rheum, 52(1): 283-9. (Verzehr von purinreichen Lebensmitteln, Proteinen und Milchprodukten und Zusammenhang mit Harnsäurespiegel im Serum)

16 https://de.m.wikipedia.org/wiki/PH-Wert [Stand: 2020-08-22]

Unser Nährstoffbedarf

17 https://www.oege.at/index.php/bildung-information/nahrungsinhaltsstoffe/2-uncategorised/1118-nahrungsinhaltstoffe-kohlenhydrate [Stand: 2018-02-18]

18 Campbell, T.C./Campbell, T.M. (2015). China Study. Pflanzenbasierte Ernährung und ihre wissenschaftliche Begründung. Bad Kötzting: Verlag Systemische Medizin AG, 157.

19 Campbell, T.C./Campbell, T.M. (2015). China Study. Pflanzenbasierte Ernährung und ihre wissenschaftliche Begründung. Bad Kötzting: Verlag Systemische Medizin AG, 178ff.

20 Wendt, L. (1987). Eiweißspeicherkrankheiten. Proteothesaurismosen. Marktoberdorf: Schnitzer Verlag.

21 Rittenau, Niko (2018). Vegan-Klischee ade! Wissenschaftliche Antworten auf kritische Fragen zu veganer Ernährung. Mainz: Ventil Verlag UG, 31.

22 Campbell, T.C./Campbell, T.M. (2015). China Study. Pflanzenbasierte Ernährung und ihre wissenschaftliche Begründung. Bad Kötzting: Verlag Systemische Medizin AG, 120.

23 Campbell, T.C./Campbell, T.M. (2015). China Study. Pflanzenbasierte Ernährung und ihre wissenschaftliche Begründung. Bad Kötzting: Verlag Systemische Medizin AG, 86f.

24 Campbell, T.C./Campbell, T.M. (2015). China Study. Pflanzenbasierte Ernährung und ihre wissenschaftliche Begründung. Bad Kötzting: Verlag Systemische Medizin AG, 85ff.

25 De Souza, RJ. et al. (2015). Intake of saturated and trans unsaturated fatty acids and risk of all

cause mortality, cardiovascular disease, and type 2 diabetes: systematic review and meta-analysis of observational studies. British Medical Journal. (Verzehr von gesättigten Fettsäuren und Transfettsäuren und das Risiko der Gesamtmortalität, das Risiko von Herz-Kreislauferkrankungen und Typ-2-Diabetes: Eine Meta-Analyse)

26 World Health Organization, 2015, 394.

27 Food and Agriculture Organization of The United Nation, 2008, 14.

28 Vannice, Rasmussen, 2014, 136ff.

29 Deutsche Gesellschaft für Ernährung, 2011, 2f.

30 Janice, K./Kiecolt-Glaser et al. (2012). Omega-3 supplementation lowers inflammation in healthy middle-aged and older adults: A randomized controlled trial. Brain, Behaviour and Immunity. (Omega-3-Supplementierung verringert Entzündungen bei gesunden Erwachsenen mittleren und höheren Alters: eine randomisierte Kontrollstudie)

31 Robinson, JG/Stone, NJ. (2006). Antiatherosclerotic and antithrombotic effects of omega-3 fatty acids. Am J Cardiol, 98(4A):39i49i. (Antiarteriosklerotische und antithrombotische Wirkungen von Omega-3-Fettsäuren)

32 Zhao, G./Etherton, TD./Martin, KR./Gillies, PJ./West, SG./Kris-Etherton PM. (2007). Dietary alpha-linolenic acid inhibits proinflammatory cytokine production by peripheral blood mononuclear cells in hypercholesterolemic subjects. American Journal of Clinical Nutrition. (ALA aus der Nahrung hemmt die Produktion entzündungsfördernder Zytokine über die peripheren mononuklearen Blutzellen bei Probanden mit hohem Cholesterinspiegel)

33 Joshi, K./Lad, S./Kale, M. et al. (2006). Supplementation with flax oil and vitamin C improves the outcome of Attention Deficit Hyperactivity Disorder (ADHD). Prostaglandins Leukot Essent Fatty Acids, 74:1721, (Nahrungsergänzung mit Leinöl und Vitamin C verbessert das Befinden bei ADHS)

34 Rittenau, Niko (2018). Vegan-Klischee ade! Wissenschaftliche Antworten auf kritische Fragen zu veganer Ernährung. Mainz: Ventil Verlag UG, 62.

35 Kaunitz, H./Dayrit, CS. (1992). Coconut oil consumption and coronary heart disease. Philippine Journal of Internal Medicine, (3):165–171. (Kokosölkonsum und koronare Herzkrankheiten.)

36 Stender, S et al. (2004). Influence of trans fatty acids on health. Ann Nutr Metab, 48(2):61-6. (Der Einfluss von Transfettsäuren auf die Gesundheit)

37 McKeith, G. (2005). Du bist, was du isst. Das Ernährungsprogramm, das Ihr Leben verändern wird. Schlanker gesünder glücklicher. München: Wilhelm Goldmann Verlag. 330.

38 Watanabe, F./Takenaka, S./Kittaka-Katsura, H./Ebara, S./Miyamoto, E. (2012). Characterization and bioavailability of vitamin B12-compounds from edible algae. J Nutr Sci Vitaminol (Tokyo). 48 (5), S. 325–331.

39 Max Rubner-Institut. Karlsruhe. Bundesforschungsinstitut für Ernährung und Lebensmittel. (2008). Nationale Verzehrstudie II, Ergebnisbericht Teil 1, 121f.

40 Strunz, U./Jopp, A. (2005). Mineralien. Das Erfolgsprogramm. München: Wilhelm Heyne Verlag, S. 22ff

41 https://www.dge.de/wissenschaft/weitere-publikationen/fachinformationen/sekundaere-pflanzenstoffe-und-ihre-wirkung/ [Stand: 2020-09-15]

42 Wigmore, A. (1990). Lebendige Nahrung ist die beste Medizin. Die Hippocrates-Diät. München: Droemersche Verlagsanstalt Th. Knaur Nachf., 31.

43 Schwalfenberg, G.K. (2012). The Alkaline Diet: Is There Evidence That an Alkaline pH Diet Benefits Health?. J Environ Public Health. 2012: 727630. Published online 2011 October 12. doi: 10.1155/2012/727630 (Die Basische Ernährung: Gibt es Anzeichen dafür, dass die Ernährung mit basischem pH der Gesundheit dient?)

Umstellung

44 Frohn, B. (2016). Die Ölzieh-Kur. Einfach und wirksam entgiften. Murnau am Staffelsee: Mankau Verlag GmbH, 21ff.

45 Alpha, K./Sirén, I./Kivimäki, M./Ripatti, S./Aromaa, A./Lönnqvist, J./Hovatta, I. (2012). Work-related exhaustion and Telomere length: a population-based study.

46 Taleb, H et al., Date syrup shows promise for fighting bacteria infections, März 2015, Society for General Microbiology, Annual Conference 2015, (Dattelsirup scheint vielversprechend im Kampf gegen bakterielle Infektionen)

47 Kilty SJ et al., "Methylglyoxal: (active agent of manuka honey) in vitro activity against bacterial biofilms." Int Forum Allergy Rhinol. 2011 Sep-Oct;1(5):348–50 doi: 10.1002/alr.20073. (Methylglyoxal (Ein Wirkstoff von Manuka-Honig): In vitro Aktivität gegen bakterielle Biofilme.)

freya BUCHTIPPS

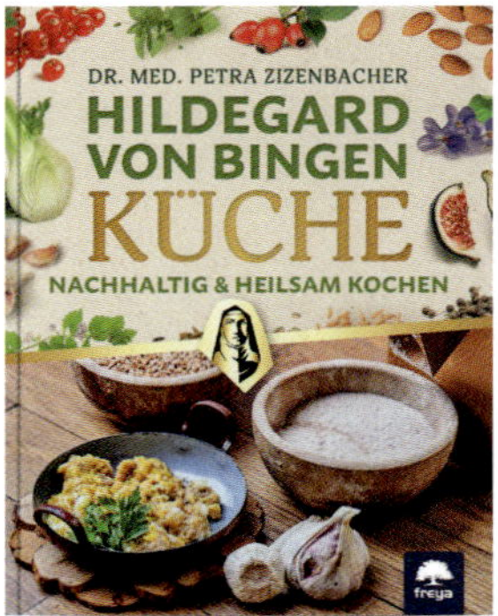

Dr. med. Petra Zizenbacher

Hildegard-von-Bingen-Küche

Die Medizinerin Dr. Petra Zizenbacher stellt die klassischen Gewürze, Getreide und Gemüsearten der heiligen Hildegard von Bingen vor.

Sie schreibt über den Gesundheitsnutzen und die Verarbeitung in einfache Menüs. Vorspeisen, Suppen, Beilagen, Hauptspeisen und Nachspeisen: viele runde Rezepte für ein rundes Leben – man nimmt dabei sogar ab.

ISBN 978-3-99025-413-4

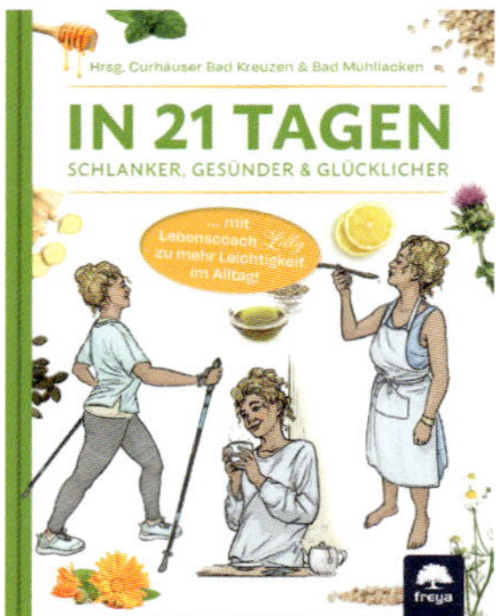

Curhäuser Bad Kreuzen & Bad Mühllacken

In 21 Tagen

Lilly ist dein Lebenscoach, der dich in 21 Tage lang durch dein LEICHTER-LEBEN-PROGRAMM begleitet, damit du schlanker, gesünder und glücklicher wirst.

Das Mitmachbuch ist ein Begleiter für lebenslustige Frauen oder Familien, die komplizierte Diäten und strengen Drill satt haben. Mit Kalender zum Tage-Abhaken im Buch, Infos zu Anwendungen aus der TEM, und immer mit einem kleinen Augenzwinkern ...

ISBN 978-3-99025-436-3

BILDVERWEISE: © AdobeStock **Kern:** Corinna Gissemann S.5, 163 (Feige), S. 105 (Apfelmus) / pavelkant S. 4, 162 (Mandel) / xamtiw S. 5, 167 (Pfeffer) / unverdorbenjr S. 6, 158 / fotoliaanjak S. 7, 195 (Knoblauch) / yodaswaj S. 7, 170 (Champions) / Marek Gottschalk S. 7, 159 (Liebstöckel) / Scisetti Alfio S. 8, 165 (Koriander) / sebra S. 9 / Pixel-Shot S. 10, 97 / mizina S. 13 / monticellllo S. 15 / groisboeck S. 16 (Apfel) / GrumJum S. 16 (Gemüse) / photocrew S. 17 (Weizen) / smspsy S. 18, Illustration Wasserfarbenfläche / memorystockphoto S. 19 / Evrymmnt S. 20 (Pulver) / grey S. 20 (Beeren) / Michael Flippo S. 23 / Björn Wylezich S. 24 / Prostock-studio S. 25 / Mara Zemgaliete S. 26 / photophonie S. 27 / Christian Jung S. 29 / Elena S. 30 / New Africa S. 31, 122, 191 (Vanille) / evgenia sh S.33 / Liddy Hansdottir S. 34 / dule964 S. 36, 119 (tomaten) / uwimages S. 39 / Lena Balk S. 42 / wollertz S. 45 / Olha S. 46 / M.studio S. 47, 145 / shishiga S. 51 / shironagasukujira S. 52 / Shawn Hempel S. 53 / 9dreamstudio S. 56 / Tom Bayer S. 57 / Liddy Hansdottir S. 58 / Jenny Sturm S.63 / yanadjan S. 65 / alinamd S. 66 / MaxWo S. 68 / Elena Schweitzer S. 69 / almaje S. 70 / sveta S. 71 / VRD S. 72 / Ivan Kruk S. 73 / krstrbrt S. 74 / womue S. 77, 78, 90, 98 / ExQuisine S. 79 (Zeolith) / Tim UR S. 79 (Kokos), 223 / WavebreakmediaMicro S. 82 / Africa Studio S.83, 87, 100, 130 / Alexander Raths S. 88 / toomler S. 89 / Picture Partners S. 92 / domnitsky S. 103 / jonnysek S. 105 (Steinsalz) / Prostock-studio S. 106 / srekap S. 107 / photocrew S. 109 / Bongkochrut S. 111 (Kaffee) / Moving Moment S. 111 (Hafermilch) / nataliazakharova S. 113 / nedim_b S. 115 / Roman Ivaschenko S. 116 / vitals S. 117 (Schokolade) / Tim UR S. 117 (Trauben) / Elenathewise S. 119 (Sojabohne) / anaumenko S. 123 / katinkah S. 124 / eyewave S. 125 / lewal2010 S. 126 (Zwiebel) / metamorworks S. 126 (Küche) / monticellllo S. 127 / Alisa S. 128 Gemüsenudeln / sucharat S. 128 (rote Rübe) / Lucky Dragon S. 129 (Pürierstab) / tomispin S. 129 (Zitruspresse) / akulamatiau S. 129 (Waage) / tim trunschke/ EyeEm S. 132, 136 / Brent Hofacker S. 138 / Pichsel S. 141 / nerudol S. 143 / tpzijl S. 144 / saschanti S. 146 / Nitr S. 148 / sunabesyou S. 149 / nblxer S. 150 / ExQuisine S. 153 (Erdbeeren) / Maresol S. 158 / M.studio S. 161 / ilietus S. 166 (Avocado) / kovaleva_ka S. 167 (rote Rüben) / nataliazakharova S. 169 (Spinat) / Adelya S. 171 (Müsli) / nata777_7 S. 173 (Muskatnuss) / mates S. 174 (Fenchel) / emuck S. 175 (Porree), 233 / Mara Zemgaliete S. 176 / LIGHTFIELD STUDIOS S. 180 / pavel_shishkin S. 188 / Vladislav Nosik S. 189 / Thamarai S. 191 (smoothie) / emuck S. 191 (Hirse) /romy mitterlechner S. 199 / nesavinov S. 203 / valery121283 S. 207 / whitestorm S. 210 / Moving Moment S. 212 (Kichererbsen) / Le Do S. 213 (Kresse) / Anatolii S. 213 (löwenzahn) / oxie99 S. 220 / Dionisvera S. 225, 227 / vaaseenaa S. 238 (oben) / petrrgoskov S. 238 (unten) / Reika S. 240 /telmanbagirov Illustration (Eiweiß-Icon) / dstarky Illustration (Pin-Icon) / © pixabay: congerdesign S. 32 / Mrs_schu S. 65 / Zerocool S. 81 / pasja1000 S. 85 / StockSnap S. 110 (Kräuter) / nikkiwjourney S. 153 // © AdobeStock **Cover:** dolphy_tv (Front) / Zerbor (Anhänger mit Kordel) / Ton Kung (Marmorhintergrund)